临床常见疾病康复治疗

主编 全莉娟 等

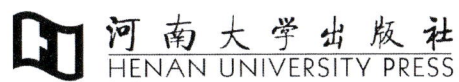

·郑州·

图书在版编目（CIP）数据

临床常见疾病康复治疗 / 全莉娟等主编 . -- 郑州：河南大学出版社, 2021.12
 ISBN 978-7-5649-4928-0

Ⅰ.①临… Ⅱ.①全… Ⅲ.①常见病 - 康复医学
Ⅳ.① R49

中国版本图书馆 CIP 数据核字 (2021) 第 257796 号

责任编辑： 阮林要
责任校对： 孙增科
封面设计： 陈盛杰

出版发行：	河南大学出版社
地址：	郑州市郑东新区商务外环中华大厦 2401 号
邮编：	450046
电话：	0371-86059750（高等教育与职业教育出版分社）
	0371-86059701（营销部）
网址：	hupress.henu.edu.cn
印　刷：	广东虎彩云印刷有限公司
版　次：	2021 年 12 月第 1 版
印　次：	2021 年 12 月第 1 次印刷
开　本：	880 mm × 1230 mm　1/16
印　张：	9.5
字　数：	308 千字
定　价：	56.00 元

（本书如有质量问题，请与河南大学出版社营销部联系调换）

编 委 会

主　编	全莉娟	南昌大学第一附属医院
	潘爱琴	梅州市人民医院
	丁连芹	深圳市萨米医疗中心
	余东亮	深圳市宝安区中医院
	赵　晓	四川省资阳市第一人民医院
	李媛媛	中国人民解放军联勤保障部队北戴河康复疗养中心
	张建华	襄阳市中医医院（襄阳市中医药研究所）

副主编	徐　宁	黑龙江中医药大学附属第一医院
	郑瑞芳	河南中医药大学第三附属医院
	王　宁	河南省洛阳正骨医院（河南省骨科医院）
	李瑞青	河南中医药大学第一附属医院
	刘文英	河南省洛阳正骨医院（河南省骨科医院）
	王永福	河南中医药大学第一附属医院

编　委	陈　梅	南京中医药大学附属盐城市中医院
	冯　岩	河南省洛阳正骨医院（河南省骨科医院）

主编简介

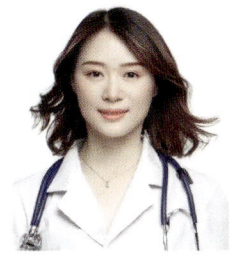

全莉娟　南昌大学第一附属医院

全莉娟，女，1980年出生，籍贯：江西省抚州市，汉族。2003年毕业于南昌大学医学院临床医学系，2011年获南昌大学神经内科学硕士学位，2019年赴美国北德克萨斯大学健康科学中心以访问学者身份从事康复研究工作1年。现工作于南昌大学第一附属医院康复医学科，任科室副主任，副主任医师，硕士生导师。熟练掌握康复医学科常见病、多发病的康复评定和康复治疗技术，擅长儿童神经系统疾病、神经发育障碍性疾病、肌肉骨骼系统疾病等的康复评估、早期干预、治疗。中国残疾人康复协会康复评定专业委员会常务委员；中国康复医学会儿童康复专业委员会委员；江西省残疾人康复协会第二届理事会副会长；江西省康复医学会儿童康复专业委员会副主任委员；主持及参与省、厅级课题6项，其中主持5项，目前在研2项，发表论文13篇，参编著作2本。

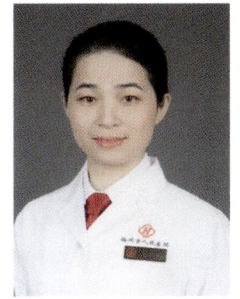

潘爱琴　梅州市人民医院

潘爱琴，女，1986年5月出生，籍贯：广东省梅州市，汉族。2010年6月本科毕业于广州医科大学（原广州医学院）临床医学专业，现工作于梅州市人民医院，主治医师，主要研究方向：内科学、康复医学科。多年从事康复医学工作，具有相当丰富的理论与实践经验。参与省级课题2项：2018年广东省卫生经济学会科研课题《医养结合模式下的老年卫生服务模式研究》与广东省中医药局课题《针刺治疗脑卒中后膈肌功能障碍的临床研究》。

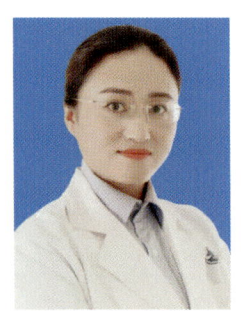

丁连芹　深圳市萨米医疗中心

丁连芹，女，1978年8月出生，籍贯：山东省济宁市，汉族。2006年6月硕士研究生毕业于佳木斯大学医学院，现工作于深圳市萨米医疗中心（深圳市第四人民医院），副主任医师，主要研究方向：冠心病心肌梗死、心衰的康复治疗，高血压病的诊断、鉴别诊断及精细管理，多年从事心血管内科工作，具有相当丰富的理论与实践经验。任国家心血管病中心高血压专病医联体深圳市分中心理事会理事，深圳市医院协会血栓与栓塞性疾病防治管理专业委员会委员，大庆市心脏康复医学会委员，黑龙江省中西医结合及重症医学委员会委员。先后承担多项科研项目，参与市局级科研4项，其中科技进步奖一等奖3项，三等奖1项；获黑龙江省新技术应用奖一等奖1项，二等奖2项，三等奖1项；发表学术论文包括SCI等核心文章10余篇，论著3篇。2007年取得GCP证书，先后多次承担全球多中心药物临床试验研究。

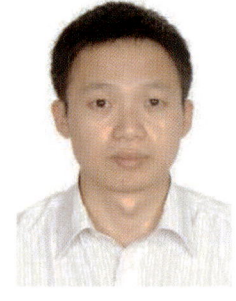

余东亮　深圳市宝安区中医院

余东亮，男，1983年11月出生，籍贯：广东省高州市，汉族。2011年本科毕业于湖南中医药大学，现工作于深圳市宝安区中医院，主管技师，主要从事脑卒中、颅脑损伤、截瘫、骨折术后、运动损伤等功能障碍的治疗。曾获得医院"最佳治疗师奖"，现为深圳市医学会第四届康复医学专业委员会康复治疗专业学组委员。

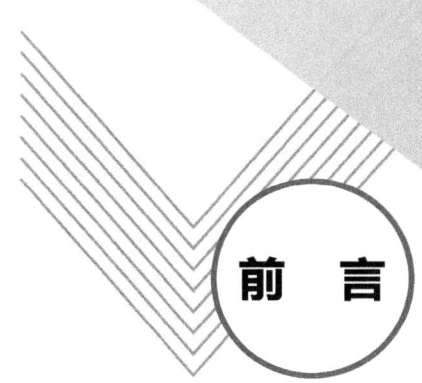

前言

康复医学是一门研究残疾人及患者康复的医学应用学科，其目的在于通过物理疗法、运动疗法、生活训练、技能训练、言语训练和心理咨询等多种手段使病伤残者尽快地得到最大限度的恢复，使身体残留部分的功能得到最充分的发挥，达到最大可能的生活自理、劳动和工作的能力，为病伤残者重返社会打下基础。临床上的康复医师更是把减轻患者痛苦，帮助患者早日融入社会当做自己的目标，不断学习新的方法和技术，提高自身的水平。因此，我们编写了此书，希望能为临床医师提供一些帮助。

本书开篇对康复医学进行了阐述，同时介绍了一些常用的康复治疗技术，接着详细介绍了神经系统和循环系统疾病的康复、骨科疾病的康复、中医及中医推拿康复、特殊儿童和老年患者的康复，最后简要介绍了常见疾病的康复护理。本书内容丰富，从基础的学科介绍到疾病的康复治疗再到常见疾病的康复护理，层次分明，适合各级康复医师阅读和参考。

编写此书时，我们参阅了大量国内外最新的文献和案例，从病人角度出发，将临床与实践相结合，力求做到科学实用。但由于本书在编写时，编者风格不尽一致，难免存在不足之处，还请参阅此书的广大读者不吝批评指正，以便再版时改进提高。

编　者
2021 年 12 月

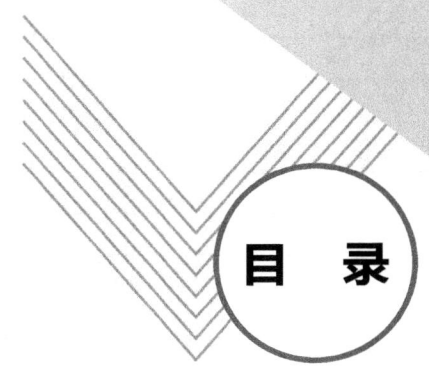

目　录

第一章　康复医学基础 ... 1
　第一节　运动学基础 ... 1
　第二节　运动对机体的生理效应 ... 4
　第三节　制动对机体的影响 ... 6

第二章　康复治疗技术 ... 9
　第一节　磁场治疗技术 ... 9
　第二节　直流电疗法 ... 15
　第三节　感应电疗法 ... 18

第三章　神经系统疾病的康复 ... 21
　第一节　康复训练与神经再生和功能重塑 ... 21
　第二节　神经源性膀胱 ... 23
　第三节　神经源性肠道 ... 29

第四章　循环系统疾病的康复 ... 36
　第一节　冠心病 ... 36
　第二节　心力衰竭 ... 53

第五章　骨科疾病的康复 ... 66
　第一节　风湿性关节炎 ... 66
　第二节　类风湿性关节炎 ... 68
　第三节　退行性关节炎 ... 70

第六章　骨科疾病的中医康复 ... 73
　第一节　肩关节僵硬（肩痹病） ... 73
　第二节　肩袖损伤（肩部伤筋病） ... 80

第七章　骨科疾病的中医推拿康复 ... 88
　第一节　慢性腰肌劳损 ... 88
　第二节　腰椎退行性脊柱炎 ... 89
　第三节　第3腰椎横突综合征 ... 91

第八章　特殊儿童的康复 ... 93
　第一节　脑性瘫痪 ... 93
　第二节　孤独症 ... 107
　第三节　智力低下 ... 112

第九章 老年常见疾病的康复 117
第一节 老年脏器系统生理功能和代谢变化 117
第二节 老年心脏疾病 123

第十章 老年患者的康复护理 134
第一节 概述 134
第二节 老年疾病的康复护理 134

参考文献 147

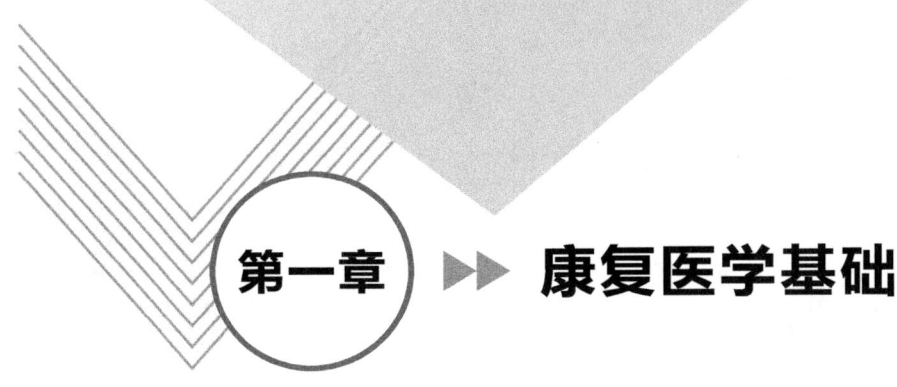

第一章　康复医学基础

第一节　运动学基础

一、运动学概念

运动学是研究人体活动时，神经、肌肉、骨骼、关节的生物力学和运动生理变化的一门学科，是研究活动时机体各系统生理效应变化的科学，以生物力学和神经发育学为基础，以作用力和反作用力为治疗因子，以改善身、心的功能障碍为主要目标。

二、骨与关节的运动学

（一）人体运动的面与轴

人体运动的面与轴是以人体运动的基本姿势为基准来划分的，人体运动的基本姿势定义为身体直立，面向前，双目平视，双足并立，足尖向前，双上肢自然下垂于体侧。

1. 人体运动的面（图1-1）
（1）横截面：此面与地面平行，将人体分为上下两部分。
（2）冠状面：此面与地面垂直，将人体分为前后两部分。
（3）矢状面：此面与地面垂直，将人体分为左右两部分。

2. 人体运动的轴（图1-1）
（1）矢状轴：矢状面与横截面相交所形成的前后贯穿于人体的直线。
（2）额状轴：冠状面与横截面相交所形成的左右贯穿于人体的直线。
（3）纵轴：矢状面与冠状面相交所形成的上下贯穿于人体的直线。

（二）关节运动的常用术语

1. 屈曲与伸展

关节的屈曲与伸展运动是指组成关节的骨骼以关节为中心所做的运动。组成关节的两骨逐渐接近，角度变小称为屈曲。组成关节的两骨逐渐远离，角度增大称为伸展（图1-2）。

2. 内收与外展

关节的内收与外展运动是指肢体以矢状轴为中心在冠状面上所做的运动。远离躯干为外展，靠近躯干为内收（图1-3）。

3. 内旋与外旋

关节内旋与外旋运动是指肢体以肢体长轴为中心在水平面上的运动。转向躯干的运动为内旋，转离躯干的运动为外旋（图1-4）。

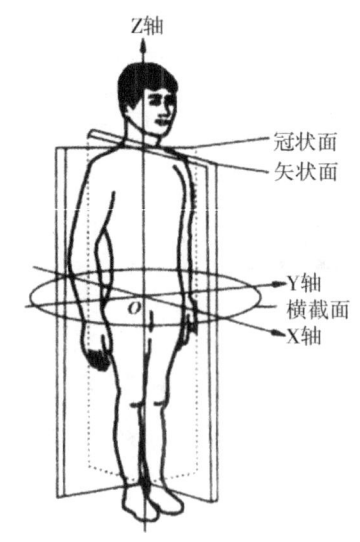

图 1-1　人体运动的面与轴

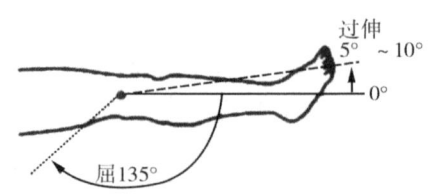

图 1-2　屈曲与伸展

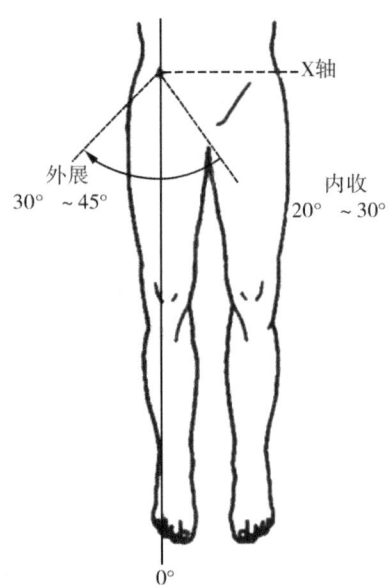

图 1-3　内收与外展

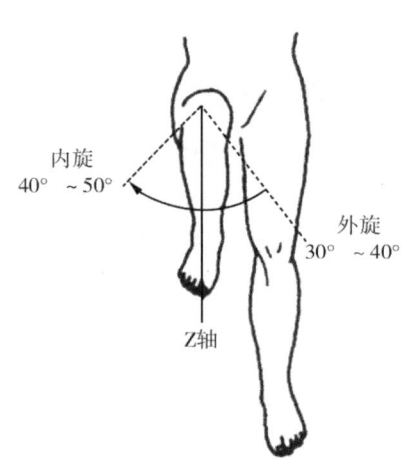

图 1-4　髋关节的内旋与外旋

（三）人体的力学杠杆

1. 杠杆原理

任何杠杆均分为三个部分，力点、支点和阻力点。以 O 表示支点，F 为作用力点，则 FO 为动力臂；W 为阻力点，则 WO 为阻力臂。F×FO=W×WO（图 1-5）。

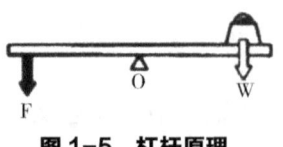

图 1-5　杠杆原理

2. 人体的杠杆分类

肌肉收缩时骨骼和关节的运动都符合杠杆原理。在人体上，力点是肌肉在骨上的附着点，支点是运动的关节中心，阻力点是骨杠杆上的阻力，与力点作用方向相反。根据力点、支点和阻力点的不同位置关系可分为三类杠杆。

（1）平衡杠杆：第一类杠杆，支点位于力点与阻力点之间，主要作用是传递动力和保持平衡，故称之为平衡杠杆。支点靠近力点时有增大运动幅度和速度的作用，支点靠近阻力点时由于动力臂相对较长，因此可以省力。如肱三头肌作用于鹰嘴产生伸肘动作，由于肌肉附着点接近肘关节，故手部有很大的运动弧度。

（2）省力杠杆：此类杠杆阻力点位于力点和支点之间，力臂始终大于阻力臂，因此可用较小的力来克服较大的阻力，故称之为省力杠杆。如足承重时跖屈使身体升高，其特点是阻力点移动的力矩小于肌肉的运动范围（图1-6）。

（3）速度杠杆：此类杠杆力点位于阻力点和支点之间，因动力臂始终小于阻力臂，力必须大于阻力才能引起运动，故不省力，但可以获得较大的运动速度和幅度。如肱二头肌引起屈肘动作，运动范围大，但作用力较小（图1-7）。

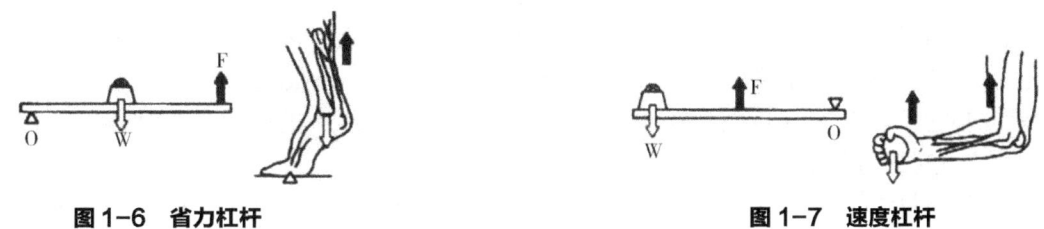

图1-6　省力杠杆　　　　　　　　　　　　　　图1-7　速度杠杆

三、肌肉的运动学

（一）肌肉的类型

根据肌细胞分化情况可将其分为骨骼肌、心肌和平滑肌。多块骨骼肌的协同作用才能使关节活动准确、有效，按其在运动中的作用不同，分为原动肌、拮抗肌、固定肌和协同肌。

1. 原动肌

原动肌在运动的发动和维持中一直起主动作用，收缩时能产生特定运动。

2. 拮抗肌

拮抗肌是指那些与原动肌作用方向完全相反或发动和维持相反运动的肌肉。关节活动的稳定性、动作的精确性以及防止关节损伤有赖于原动肌与拮抗肌的协调运动。

3. 固定肌

将肌肉近端附着的骨骼做充分固定，以发挥原动肌的动力作用，这类肌肉即为固定肌。如在肩关节，当臂下垂时，冈上肌起固定作用。

4. 协同肌

多个原动肌跨过多轴或多个关节时，就能产生复杂的运动，需要其他肌肉收缩来消除某些不良反应，辅助完成某些动作，这种具有辅助作用的肌肉称为协同肌。

在不同的运动中，一块肌肉可担当不同的角色。有时由于重力的作用或抵抗力不同，即使在同一运动中，同一块肌肉的作用也会改变。

（二）肌细胞结构和收缩

人体各种形式的运动主要是靠一些肌细胞的收缩活动来完成，各种收缩活动都与细胞内所含的收缩蛋白质-肌凝蛋白和肌纤蛋白的相互作用有关。

成人肌纤维呈细长圆柱形，直径约60μm，长可达数毫米乃至数十厘米。在大多数肌肉中，肌束和肌纤维都呈平行排列，它们两端都和由结缔组织构成的腱相融合，后者附着在骨上。通常四肢的骨骼肌在附着点之间至少要跨过一个关节，通过肌肉的收缩和舒张，就可能引起肢体的屈曲和伸直。每条肌纤维由大量的肌原纤维组成，肌原纤维的全长均呈规则的明、暗交替，分别称明带和暗带。暗带的长度较固定，在暗带中央有一段相对透明的区域称H带，它的长度随肌肉状态的不同而有变化，在H带的中央有一条横向的M线。明带的长度是可变的，在肌肉安静时较长，收缩时变短，明带的中央有一条横向的暗线，称Z线，肌原纤维上每两条Z线之间的结构称为肌小节。肌小节的明带和暗带包含更细的、平行排列的丝状结构，称为肌丝。暗带中含有的肌丝较粗，称为粗肌丝；明带中的较细，则称为细肌丝。细肌丝由 Z 线结构向两侧明带伸出并深入暗带和粗肌丝处交错和重叠，肌肉被拉长时，肌小节长度增大，使细肌丝由暗带重叠区拉出，明带长度也相应增大。

当肌细胞收缩时，可见 Z 线互相靠拢，肌小节变短，明带和 H 区变短甚至消失，而暗带的长度则保持不变，这是细肌丝在粗肌丝之间向 M 线方向滑动的结果。

（三）肌肉的收缩形式

1. 等长收缩

肌肉收缩时长度保持不变而只有张力的增加称为等长收缩。它的作用主要是维持关节的位置，因为肌肉作用的物体未发生位移，所以未对物体做功。

2. 等张收缩

肌肉收缩时只有长度的变化而张力基本保持不变称为等张收缩。因肌肉收缩时带动关节的运动，能使物体发生位移，所以它对物体做了功。人体四肢的运动主要是等张收缩。

（1）等张向心性收缩：肌肉收缩时肌纤维向肌腹中央收缩，肌肉的起始点相互接近，长度变短，如肱二头肌的收缩引起的肘关节屈曲。

（2）等张离心性收缩：肌肉收缩时肌纤维的长度变长，肌肉起始端远离，此时的肌肉收缩是为了控制肢体的运动速度，如下蹲时，股四头肌收缩但其长度延长，其作用是控制下蹲的速度。

离心性运动的机械效率高而耗氧量低，因此离心性运动消耗的能量少。离心性运动的另一优点是，与向心性运动相比较，在相同的收缩速度下，肌肉做最大自主性收缩和产生最大力矩时。神经肌电活动则只表现为次最大活动。而且，反复地进行离心性收缩训练也可以增加肌肉对抗运动性延迟性肌肉疼痛的能力。

一般情况下，人体骨骼肌的收缩大多是混合式收缩，既有张力的增加又有长度的变化，而且总是张力增加在前，当肌张力增加到超过负荷时，肌肉收缩才出现长度的变化从而产生运动。

3. 等速收缩

等速收缩是指肌肉收缩时关节的运动速度保持不变，其产生的张力可变。等速收缩产生的运动称为等速运动。

（四）骨骼肌收缩与负荷的关系

影响骨骼肌收缩的主要因素有前负荷、后负荷和肌肉的收缩力。

1. 前负荷

前负荷是指肌肉收缩前已存在的负荷，与肌肉的初长度关系密切。在一定限度内，肌肉的初长度与肌张力成正比关系。

2. 后负荷

后负荷是指肌肉开始收缩时承受的负荷。在一定限度内，肌肉的收缩速度与后负荷成反比关系。

3. 肌肉收缩力

肌肉收缩时所产生的力临床上简称肌力，其大小受肌肉的生理横断面、肌肉的初长度、肌纤维走向与肌腱长轴的关系、骨关节的杠杆效率以及肌肉的营养状态等很多因素的影响。缺氧、营养不良、酸中毒等因素可降低肌肉的收缩能力，而钙离子、肾上腺素则可增强肌肉的收缩能力。

第二节　运动对机体的生理效应

一、消化系统

适宜的运动对消化系统能产生良好的作用，由于运动时要消耗较多的能量，反射性地促进消化系统的功能，加强营养素的吸收和利用，增进食欲；运动时能促进膈肌、腹肌较大幅度的舒张、收缩，造成对胃肠相应的挤压作用，促进胃肠蠕动，防治便秘；促进胆汁合成和排出，减少胆石症的发生。但饱食后，不宜进行剧烈运动，因为此时运动会减少胃肠的供血量，影响消化吸收功能；同时过度震荡充满食物的胃肠，牵拉肠系膜，会诱发疼痛，甚至引起呕吐。

二、呼吸系统

运动可增加呼吸容量，改善 O_2 的吸入和 CO_2 的排出，运动可提高吸氧能力的 10%～20%；由于在运动起始阶段。因呼吸、循环的调节较为迟缓，致使摄氧量水平不能立即到位，而是呈指数函数曲线样逐渐上升，称为工作的非稳态期，需经过一段时间逐渐达到摄氧量的稳定状态，因此在运动时要逐渐增加运动量，避免因突然剧烈运动而导致摄氧量的严重不足。

三、循环系统

在运动时为了增加氧气和能量的供给。心排血量增多，血液循环明显加快。心率增加是致心排血量增多的主要因素，占 60%～70%，而其他因素占 30%～40%。因此，运动时心血管系统的反应中，心率增加最明显。

心排血量增多和血管阻力因素可以引起相应的血压增高，由于代谢增加，运动肌肉中的动脉扩张，血管阻力明显下降，不运动的组织中的血管收缩，血管阻力增加，但其总的净效应是全身血管阻力的降低，一般情况下，运动时收缩压增高，而舒张压不变。机体运动时产生一系列复杂的心血管调节反应，既保证了运动的肌肉有足够的血液供应，同时保证重要脏器如心、脑的血液供应。

四、中枢神经系统

中枢神经根据周围器官不断传入的信息对全身器官的功能起调控作用。反射是神经系统功能活动的基本方式，运动是中枢神经最有效的刺激形式，所有的运动都可向中枢神经提供感觉、运动和反射性传入；运动可提高神经活动的兴奋性、灵活性和反应性，多次重复的运动训练，可使大脑皮质建立暂时性的条件反射，对大脑的功能重组和代偿起着重要作用；运动可锻炼人的意志，增强自信心。

五、运动系统

（一）运动对骨骼肌的影响

运动是保持骨骼肌功能的主要因素，系统训练可使肌纤维生化、形态及功能发生改变。

1. 力量训练

力量大和重复次数少的训练可增加肌肉力量和体积，这是肌肉横截面面积增加的结果。力量训练主要增加肌肉的力量，而对耐力无明显影响。

2. 耐力训练

耐力训练的结果是肌肉产生适应性变化，耐力训练对肌纤维内的线粒体的影响比较明显，随训练的增加线粒体的数量和密度也增加，肌肉能量供应也相应增加。对耐力训练而言，选择的阻力负荷应以 20 次动作以上为宜。

3. 爆发力训练

爆发力训练是指持续数秒至 2 min 的高强度训练，能量供应主要来源于储存的磷酸肌酸分解为 ATP 以及葡萄糖的酵解，由于其主要依赖于无氧代谢途径供能，又称无氧训练。无氧训练所产生的人体适应性变化主要表现为磷酸肌酸储存量的增加，另外，参与糖酵解的某些酶的活性也增加，但这种酶活性的变化比有氧训练的变化小得多。

（二）运动对骨代谢的影响

运动时的加压和牵伸对维持骨的结构和代谢起着重要的促进作用，骨受力增加可刺激其生长，使骨皮质增厚、骨量增加、骨小梁结构增强；刺激软骨细胞，增加胶原和氨基己糖的合成，防止滑膜粘连，有利于关节功能的恢复；运动提供的应力使胶原纤维按功能需要有规律的排列，促进了关节骨折的愈合；关节负荷过大、过度使用或撞击都可影响关节软骨的功能，单一的冲击或反复的损伤均可增加软骨的分解代谢，成为进行性蜕变的始动因素。适量的跑步运动可增加关节软骨的蛋白多糖含量与压缩硬度，增加骨骼未成熟者关节软骨的厚度。

（三）运动对肌腱的影响

运动训练能增加胶原的合成。增加肌腱中大直径胶原纤维的百分比，使肌腱承受更大的张力，运动训练对肌腱的结构和力学性质有长期的正面效应。

六、运动对代谢的影响

1. 运动对糖代谢的影响

糖的分解代谢是人体运动时骨骼肌细胞获得能量的主要方式，糖的分解供能途径包括：①无氧条件下葡萄糖或糖原经酵解生成乳酸；②有氧条件下葡萄糖或糖原经二羧酸循环进行有氧氧化生成水和二氧化碳；③葡萄糖经磷酸戊糖途径被氧化为水和二氧化碳。其中，有氧氧化是糖分解的最重要途径，是长时间大强度运动的重要能量来源。短时间剧烈运动时，糖酵解供应的能量越多，人体的运动能力就越强。

2. 运动对乳酸代谢的影响

肌肉收缩时，不仅在无氧代谢时产生乳酸，而且在各种运动（即便在安静）时也有乳酸产生；乳酸的清除随着乳酸浓度的升高而相应加快，使乳酸的产生和清除形成动态平衡，运动可以加速乳酸清除。

3. 运动对血糖的影响

肌肉对血糖的摄取是通过肌肉毛细血管扩张，血流量增大，胰岛素释放相对增加，促进血糖进入肌细胞，加速糖原合成来完成的。一般在低强度运动时增加2~3倍，剧烈运动时增加4~5倍。随着运动时间的延长，运动肌摄取、利用血糖的量保持上升趋势。

4. 运动对脂质代谢的影响

血浆三酰甘油、磷脂、胆固醇、胆固醇酯和载脂蛋白以不同比例结合在一起构成各种脂蛋白而存在，运动中脂肪能量供应随运动强度的增大而降低，随运动持续时间的延长而增高。因此，耐力运动可以使人体的血脂减少，血浆高密度脂蛋白浓度增高，低密度脂蛋白和极低密度脂蛋白浓度降低，对于预防和治疗肥胖、冠状动脉粥样硬化性心脏病（冠心病）、动脉粥样硬化等非常有益。

5. 运动对蛋白质代谢的影响

正常情况下，成人体内蛋白质分解的速率等于合成速率，绝大多数蛋白质的数量保持不变。长时间运动时，引起蛋白质分解代谢进一步增强，蛋白质分子分解成氨基酸后除经过糖异生作用维持血糖稳定外，氨基酸的直接氧化和促进脂肪酸的氧化利用，对维持运动能力起重要作用。

第三节　制动对机体的影响

制动的形式有局部固定、卧床和瘫痪，长期制动可引起失用综合征，主要见于急性病或外伤而长期卧床者。长期卧床或制动可增加新的功能障碍，加重残疾，并可累及多系统的功能。

一、消化系统

长期卧床可使胃肠蠕动减弱，消化液分泌减少，胃内食物排空减慢，食欲下降，造成消化吸收不良，可致低蛋白血症；胃肠蠕动减弱，食物残渣在肠道内停留时间过长而造成便秘。

二、呼吸系统

患者卧床数周后，全身肌力减退的同时，呼吸肌肌力也下降，卧位时胸廓外部阻力加大。不利于胸部扩张，肺的顺应性变小，肺活量明显下降；卧位时膈肌的运动受影响，使呼吸运动幅度减小；长期卧床使下部支气管壁附着的分泌物较上部为多，而气管纤毛的功能下降，卧位时咳嗽无力，分泌物黏附于支气管壁而排出困难，致使分泌物沉积于下部支气管中，容易诱发沉积性呼吸道感染。

三、循环系统

严格卧床者，基础心率加快，舒张期缩短，将减少冠状动脉血流灌注。因此，长期卧床者即使从事轻微的体力活动也可能导致心动过速；直立位时血液流向下肢，这是血管内血液静压的作用，卧位时此静压解除，这些多余的血液流向肺和右心，使中心静脉压升高，抗利尿激素释放减少，尿量增加，导致血浆容量减少。长期卧床的患者易发生直立性低血压，其发生机制有：①由于重力的作用使血容量从中心转到外周，即血液由肺和右心转向下肢；②交感-肾上腺系统反应不良，不能维持正常血压。

四、中枢神经系统

运动是对中枢神经系统最有效的刺激，制动以后，由于各种感觉输入减少，对中枢神经系统的刺激减少，导致中枢神经系统的反应异常，可以产生感觉异常、痛阈下降、焦虑、抑郁、情绪不稳、易怒等异常行为。

五、运动系统

1. 对肌肉的影响

制动对骨骼肌肌力和耐力均有明显影响，肌肉体积减小，肌纤维间的结缔组织增生，非收缩成分增加。导致肌肉单位面积的张力下降、肌力下降。制动的第一周肌肉重量下降最明显，长时间卧床。肌肉局部血流量减少及其营养供应降低，最终导致失用性肌肉萎缩。

2. 骨骼与关节骨的正常代谢

骨骼与关节骨的正常代谢主要依赖于日常对骨的加压和牵伸作用，制动后肌肉对骨骼加压和牵伸作用明显减弱，由于内分泌变化的影响，骨的代谢出现异常，骨吸收加快，特别是骨小梁的吸收增加，骨皮质吸收也很显著，导致骨质疏松。关节制动超过 6 h，关节囊内的渗出开始增加，超过 12 h 活动关节时会产生明显的疼痛，长期制动，关节周围韧带变得脆弱而易于断裂。由于关节囊内组织增生导致纤维结缔组织和软骨面之间发生粘连，继而关节囊收缩，最终导致关节挛缩。

六、泌尿系统

卧床时由于抗利尿激素的分泌减少，尿量增加；由于骨组织中的钙转移至血中的量增多，产生高钙血症；血中多余的钙又经肾排出，产生高钙尿症；卧床后 1~2 d 尿钙即开始增高，5~10 d 内显著增高；高钙尿症和高磷尿症为结石形成提供了物质基础；腹肌无力和膈肌活动受限、盆底肌松弛、神经损伤患者神经支配异常而导致括约肌与逼尿肌活动不协调，都可能导致尿潴留，由于排尿不畅等原因还常常引起尿路感染。

七、代谢与内分泌

长期卧床往往伴有内分泌和代谢障碍。

1. 负氮平衡制动

导致抗利尿激素的分泌减少而多尿，尿氮排出明显增加，加上蛋白质摄入减少，可出现低蛋白血症、水肿和体重下降。短期卧床所造成的负氮平衡较易恢复，而长期卧床所造成的负氮平衡则需较长时间才能恢复。

2. 负钙平衡

由于骨的代谢出现异常，大量钙进入血液导致高钙血症，血液中过多的钙随尿液排出体外导致钙的流失。

3. 内分泌变化

卧床后抗利尿激素的分泌在第 2~3 d 开始下降，肾上腺皮质激素分泌增高，雄激素水平降低，血清甲状腺素和甲状旁腺素的分泌异常，血清胰岛素和前胰岛素 C 肽同时增高，由于胰岛素的利用下降导致糖耐量降低。

4. 水、电解质改变

高钙血症是制动后常见而又容易忽视的水、电解质异常，在骨折固定或牵引而长期卧床的儿童中，高钙血症的发生率可达 50%。卧床休息 4 周左右可以发生症状性高钙血症，早期症状包括食欲减退、腹痛、便秘、恶心和呕吐，进行性神经体征为无力、低张力、情绪不稳、反应迟钝，最后发生昏迷。

八、皮肤系统

长期卧床使皮肤长时间受压影响局部血液循环，以及全身营养不良而使皮肤角化和受压部位产生压疮。

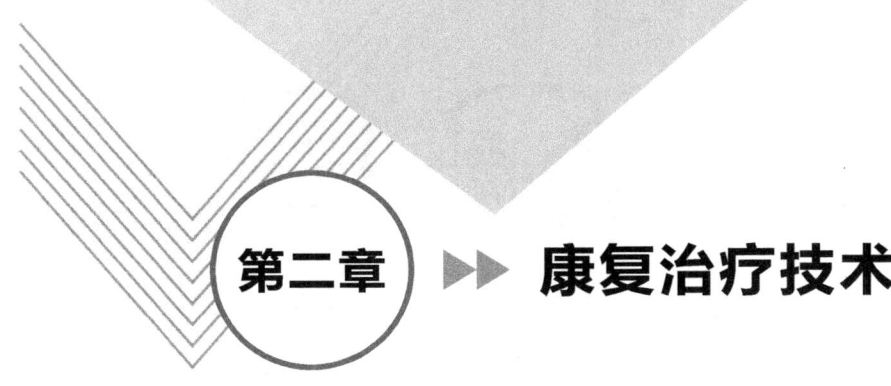

第二章 康复治疗技术

第一节 磁场治疗技术

一、静磁场疗法

静磁场疗法是利用恒定磁场治疗疾病的方法。

（一）磁片法

1. 用品

磁片是最常用的磁疗用品，制造磁片的材料主要有钐钴合金、铈钴合金、铁氧体、钕铁硼等永磁体。磁片的形状有圆形、长方形、圆柱形等，多为圆形，一般磁片的直径在 5~20 mm，常用磁片的直径为 10 mm。

钐钴合金磁性最好，表面磁场强度高，一般可达 0.2~0.3 T，但钐钴合金价格昂贵，难以广泛使用。铈钴合金的磁性仅次于钐钴合金，表面磁场强度较高，一般其表面磁场强度为 0.1~0.2 T，可以满足一般疾病治疗的需要，且价格低廉，可广泛使用。铁氧体的磁性差，表面磁场强度低，一般为 0.05~0.1 T，价格低廉，可用于浅表性疾病的治疗。但铁氧体重量大，使用不便。钕铁硼的磁性好，价格低廉，使用方便，可广泛使用。

除磁片外，磁块也是常用的磁疗用品。磁块比磁片厚而大，一般磁块的直径为 80 mm，厚 20 mm，外用有机玻璃或塑料制品包裹。磁块多用铁氧体制成。

2. 方法

（1）直接敷磁法：用胶布或其他固定用品将磁片直接固定在治疗部位或穴位上，根据病情决定应用磁片的数目和磁极放置的方法，一般采用持续贴敷法，可为单磁片法、双磁片法和多磁片法。

单磁片法只用一个磁片，适用于病变范围小且表浅的部位。用单磁片法磁力线分布主要集中于磁片下的组织，图 2-1 为单磁片法磁力线分布示意图。接触皮肤的磁片极性没有一定的规律，可以任意放置。

双磁片法适用于病变范围较大且部位较深的情况。双磁片法有两种形式，即并置贴敷和对置贴敷。

并置贴敷又分为同名极并置贴敷和异名极并置贴敷。同名极并置贴敷时，两个磁片相同的磁极接触患者皮肤，其磁力线分布如图 2-2。异名极并置贴敷是两个磁片不同的磁极接触患者皮肤，其磁力线分布如图 2-3。根据二者磁力线分布的特点，异名极并置贴敷用于病变较大而表浅的患区，同名极并置贴敷用于病变较深的患区。如果双磁片法两个磁片之间的距离很远，相互之间的磁场影响不大，每个磁片的作用同单磁片法。

对置贴敷是在患区两侧贴敷磁片，一般采用异名极对置贴敷，使两片磁片的磁力线相互联系形成一个贯通的磁场，图 2-4 为双磁片异名极对置贴敷法磁力线分布示意图。若贴敷部位较厚，如腰腹之间，则不会形成贯通磁场。因此，对置贴敷多用于组织较薄的部位，如腕关节对置贴敷、踝关节对置贴敷、肘关节对置贴敷等。

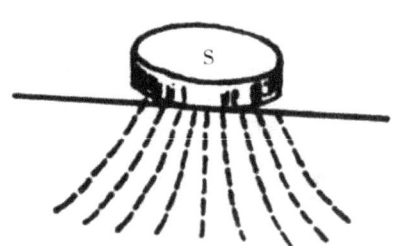

图 2-1 单磁片法磁力线分布示意图

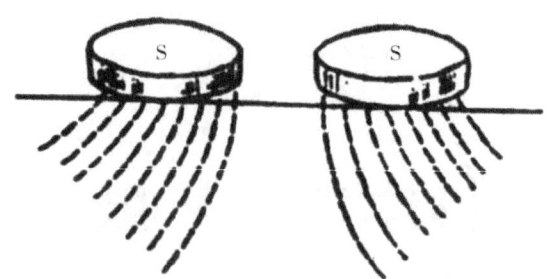

图 2-2 双磁片同名极并置法磁力线分布示意图

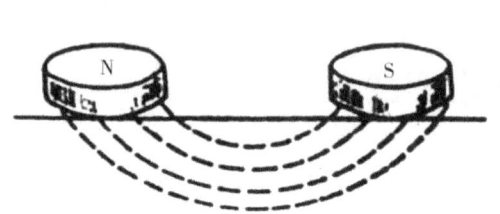

图 2-3 双磁片异名极并置法磁力线分布示意图

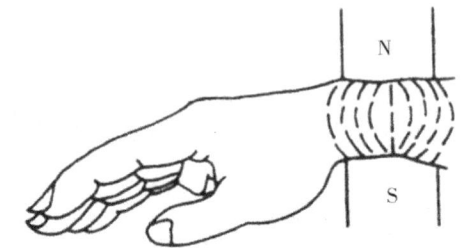

图 2-4 双磁片异名极对置法磁力线分布示意图

多磁片法是应用两个以上的磁片直接贴敷于患者皮肤治疗疾病的方法，一般用于病变范围较大的情况，如末梢神经病变、血管疾病等。多磁片法磁极的放置多用同名极并置贴敷法。

用直接贴敷法需要注意患者皮肤情况，为了减少刺激，可在磁片与皮肤之间垫薄纸或纱布，应经常擦拭，以防汗液浸渍磁片而致生锈。

根据病情直接贴敷法连续贴敷 3～5 d，也可连续贴敷 3～4 周或 2～3 个月。

（2）间接贴敷法：间接贴敷法是将磁片缝在衣服或布带或表带上，穿戴时将有磁片的部位对准穴位或需要治疗的患区。间接贴敷法适用于对胶布过敏、不能采用直接贴敷法的患者，或病变部位较大、用胶布不易固定的情况，或需要较长时间治疗的慢性疾病。间接贴敷法常用磁疗表带、磁疗项链、磁疗背心、磁疗腰带、磁帽、磁裤、磁袜等。间接贴敷法每天贴敷时间应大于 12 h，2～3 个月为 1 疗程。

（二）磁针法

将皮针或耳针刺入人体穴或痛点上，针的尾部在皮肤表面，将磁片用胶布固定在针尾，这样可以使磁场通过针尖集中作用于深层组织。磁针法适用于活动少的部位，每次选取 2～3 个穴位或痛点，每个治疗部位 2～5 min，每天 2～3 次。

（三）耳磁法

耳磁法是用胶布将小磁片或磁珠固定在耳穴上治疗疾病的方法。磁珠是直径很小的圆形磁粒，直径为 3～8 mm，多用稀土合金制成。根据不同的疾病选取不同的耳穴，每次选取 2～4 个穴位，每 5～7 d 更换 1 次穴位。

二、动磁场疗法

动磁疗法是利用动磁场治疗疾病的方法。

（一）仪器

1. 电磁治疗机

电磁治疗机是利用电流通过线圈使铁芯产生磁场的治疗仪器。根据产生的磁场的特性分为低频交变磁场磁疗机、脉冲磁场磁疗机和脉动磁场磁疗机。

（1）低频交变磁场磁疗机：由主机部分与磁头部分组成。主机部分主要是变压器，将外界交流电经变压后输送给磁头。磁头由线圈、铁芯和外壳组成，磁头在交变的电场中产生交变的磁场，图 2-5 为交变磁场示意图。磁头一面与电源连接，另一面开放对准治疗部位，使产生的交变磁场进入人体。在磁头表面安装弹簧，在磁场方向不断变换的情况下弹簧随之振动，对人体产生按摩作用。交变磁场治疗机可以有多路输出和多个磁头，可根据人体不同部位的形态设计各种形状的磁头。常用的低频交变磁场磁疗机的磁场强度为 0.02～0.3 T。

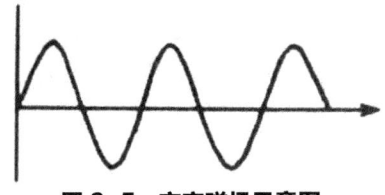

图 2-5 交变磁场示意图

（2）脉冲磁场磁疗机：仪器由主机和磁头两部分组成。主机部分主要是变压整流元件，将外界电流经变压整流后变为脉冲电流，脉冲电流使得磁头部分产生脉冲磁场，图 2-6 为脉冲磁场示意图。磁头可为圆形和环形。一般脉冲磁场磁疗机的磁场强度在 1 T 以内，低磁场强度脉冲磁场治疗机的磁场强度可为 5～7 mT。

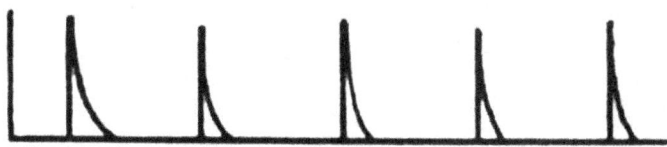

图 2-6 脉冲磁场示意图

（3）脉动磁场磁疗机：仪器由主机和磁头两部分组成。主机部分的元件使交流电变为脉动直流电，通过线圈产生脉动磁场，图 2-7 为脉动磁场示意图。磁头由铁芯线圈构成，磁场通过磁头作用于人体。磁场强度与电流强度相关，一般为 0.2～0.4 T。脉动磁场穿透力较深，可产生轻度温热作用，但目前临床应用较少。

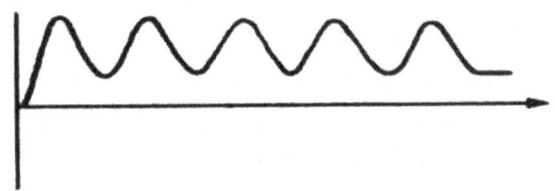

图 2-7 脉动磁场示意图

2. 旋磁机仪器

旋磁机仪器由整流装置、电动机、永磁体、外壳组成。整流装置将交流电整流后变为直流电，再输送给电动机。电动机为微型，转速 1500～3000 转/min。永磁体一般用磁片，多为 2～4 片。电动机转动时带动永磁体转动，使恒定磁场变为旋转磁场。外壳由硬质塑料制成，圆筒形，直接接触患者皮肤。磁片表面的磁场强度为 0.1～0.35 T，转动磁场强度为 0.06～0.2 T。

（二）方法

1. 低频交变磁场疗法

根据治疗部位的形状选择磁头。患者取舒适体位，暴露治疗部位。治疗者按照机器说明进行仪器板面操作，在关机状态将磁头放置在需要治疗部位，开机后根据患者具体情况选择磁场频率、强度等仪器参数。一般每次治疗 20～30 min，治疗过程中患者应有舒适的振动感和温热感，注意询问患者的温热感觉，避免过热灼伤。一般每天 1 次，15～20 次为 1 个疗程。

2. 脉冲磁场疗法

患者取舒适体位，暴露治疗部位。治疗者将磁头放置在治疗部位，多个磁头可分开摆放，也可成串摆放，或套叠摆放，根据机器说明进行板面操作，根据患者病情选择治疗参数，每次治疗 30 min，每天治疗 1 次，10～15 次为 1 个疗程。

3. 旋磁疗法

患者取舒适体位，暴露治疗部位，将旋磁治疗仪的机头置于治疗部位，每次治疗 15～20 min，每天 1～2 次，15～20 次为 1 个疗程。根据治疗部位，可选用两个机头对置法。穴位治疗时每穴 5～10 min。

三、磁处理水疗法

（一）医用磁水器

医用磁水器是制造医用磁处理水的磁疗器械。医用磁水器由永磁体、容器、导水管、外壳及附件组成。最主要部分是永磁体，多用永磁铁氧体，磁场强度为 0.1 T。可用静态法和动态法。静态法是将普通水置于磁水器中，经过一定时间后取用，如磁水杯。动态法是将普通水通过细乳胶管，流经磁场而产生磁处理水。医院多采用动态法。

（二）治疗方法

磁处理水法用于治疗尿路结石、胆结石、萎缩性胃炎。患者每天饮磁处理水 2 000～3 000 mL，晨起空腹饮 1 000 mL，其余分次饮用。2～3 个月为 1 个疗程。

四、反复经颅磁刺激

（一）治疗原理

反复经颅磁刺激是近年新发展的磁疗方法。反复经颅磁刺激疗法源于经颅电刺激疗法。1980 年 Melton 和 Morton 在《自然》杂志上发表的论文表明，当对人颅骨进行高电压电刺激时，可以激活运动皮质，使相对应的肌肉发生收缩。但是，经颅电刺激会产生不适和疼痛，不适合临床常规应用。电磁原理告诉我们，电流可以产生磁场，磁场可以产生感应电流。Barker 等人应用这一原理，开发一种经颅磁刺激器。其原理是：高压电流通过线圈，产生快速变化的磁场。将这种快速变化的磁场作用于大脑皮质一定区域，或相对应的颅骨表面，于是磁场产生感应电流，此可改变该区域神经细胞兴奋性。神经细胞兴奋性的变化，通过神经通路，在效应器上能够被记录下来。最初的经颅磁刺激应用的是单脉冲磁刺激，或者用成对磁刺激，主要用于疾病诊断和判定预后。但随着经颅磁刺激发展，对皮质神经细胞功能，可用不同频率、不同强度和反复序列化磁刺激，不仅影响磁刺激局部功能，而且对相关远隔皮质功能均可实现皮质功能重建。研究证明磁刺激生物学效应，在刺激停止后仍将持续一段时间，成为重塑大脑皮质局部或整体神经网络功能的良好工具。因此，反复经颅磁刺激，能使皮质兴奋性产生持久性变化，成为治疗神经系统疾患的新方法。经颅磁刺激仅有 30 余年的历史，反复经颅磁刺激的临床治疗应用历史更短，只开展了 10 余年，还处在初级探索阶段，其治疗效果和最佳的治疗参数还未得到科学的证实，治疗机制需要进一步深入研究和探讨。

（二）治疗参数

1. 刺激频率

刺激频率是指每秒钟通过线圈的电流脉冲数，分为高频刺激和低频刺激。

（1）高频刺激：频率＞1 Hz（部分作者认为应＞3～5 Hz 或 10 Hz），可易化神经细胞，对大脑皮质有兴奋作用。

（2）低频刺激：频率≤1 Hz，可抑制神经细胞，对大脑皮质有抑制作用。

（3）作用：兴奋与抑制作用的强弱有个体差异。

2. 刺激强度

刺激强度是指刺激时的磁场强度，有三种方式表示刺激强度。

（1）百分强度法：用刺激器的最大输出强度的百分比表示，刺激器的最大磁场强度是 1.5～2.5 T。

（2）运动阈值法：用运动阈值的百分比表示，运动阈值指能在靶肌诱发出运动诱发电位所需的最小刺激强度。

（3）直接强度法：直接用磁场强度表示，磁场强度的单位是特斯拉（T）。

3. 刺激脉冲数

刺激脉冲数是指1次治疗中的总脉冲数，是刺激器一个序列设定的脉冲数和治疗序列数的乘积。两个序列之间设定间隔时间。若每日治疗2次，也可计算每日总刺激脉冲数。

（三）临床治疗应用

1. 抑郁症

一些学者对反复经颅磁刺激治疗抑郁症的机理展开了初步的探索：大脑皮质左侧额前叶背外侧区，参与正性情绪的产生和调节；右侧额前叶背外侧区，参与负性情绪的产生和调节。初步认为：反复经颅磁刺激能调节皮质的兴奋性，调节与产生抑郁症状有关的特异性神经通路（如额扣带回系统）的活动，调节脑血流，调节脑内某些神经递质的代谢，促使脑内多巴胺的释放等作用，是其治疗抑郁症的可能机制。反复经颅磁刺激对抑郁症的临床治疗多采用对左侧额前叶背外侧区高频刺激，对右侧额前叶背外侧区低频刺激，对脑代谢降低的患者高频刺激，对脑代谢过高的患者低频刺激。

已报道的反复经颅磁刺激治疗抑郁症的具体方法举例如下。

刺激部位：左侧额前叶背外侧皮质，对于刺激部位的准确定位是疗效的关键。

刺激频率：10 Hz和20 Hz的高频刺激较多。

刺激强度：80%～110%运动阈值，有报道刺激强度大于90%运动阈值的效果优于刺激强度小于90%运动阈值的效果。

刺激脉冲数：300～1600/日，有报道每日刺激脉冲数大于1200次的治疗效果优于每日刺激脉冲数小于1000次的效果。

治疗时间：2～10周，有报道认为应至少治疗4周。

疗效评测：汉密尔顿抑郁量表（Hamilton Rating Scale for Depression，HAM-D）。

2. 帕金森病

反复经颅磁刺激治疗帕金森病的机制可能与调节皮质的兴奋性有关，它能抑制运动皮质区，使患者静息时异常的皮质兴奋得以改善。反复经颅磁刺激还能改善脑内包括基底节区的血液循环，有利于黑质纹状体处的血供，改善其功能。反复经颅磁刺激还影响脑内儿茶酚胺的代谢，促进同侧内源性多巴胺的释放，使同侧尾状核周围的多巴胺增多，并可以抑制大脑内神经系统多巴胺的分解，同时还可调节患侧纹状体苍白球直接环路和间接环路的兴奋性，改善运动障碍等临床症状。另外，反复经颅磁刺激可以改善帕金森病患者的运动反应时间，抑制运动皮质区不自主的神经元异常放电引起的震颤。

已报道的反复经颅磁刺激治疗帕金森病的具体方法举例如下。

刺激部位：颅顶、初级运动皮质、额叶、额前叶、辅助运动区等。

刺激频率：多为低频，如有用0.2 Hz、0.5 Hz和1 Hz；较少用高频，如有用5 Hz、10 Hz和20 Hz。

刺激强度：0.3～0.8 T，或者80%～110%的运动阈值，或者70%的刺激器最大输出强度。

刺激脉冲数：60～2 250次/日。

治疗时间：1～14次。

疗效评测：统一帕金森病评定量表（Unified Parkinson's Disease Rating Scale，UPDRS）。

3. 癫痫

癫痫状态是大脑皮质兴奋和抑制的失调，反复经颅磁刺激可通过诱导突触间的长时程抑制或长时程增强来改变大脑皮质的兴奋性，为治疗癫痫提供了理论基础。另外，反复经颅磁刺激可调节刺激区局部血流量，影响脑内神经递质的传递也是可能的治疗机制。反复经颅磁刺激治疗癫痫时最令人关注的是安全性问题，因为经颅磁刺激的应用有诱发癫痫的可能性，而癫痫患者又是易感人群。综合现有的报道可以谨慎地得出的结论是，反复经颅磁刺激诱发癫痫发作的危险性很小。

已报道的反复经颅磁刺激治疗癫痫的具体方法举例如下。

刺激部位：病变定位区或顶叶、颞叶、额叶、中央叶、颅顶等。
刺激频率：以低频刺激为主，多采用 0.3 Hz、0.5 Hz 和 1 Hz；也有用高频刺激，如 20 Hz 和 30 Hz 等。
刺激强度：90%～150% 的运动阈值，或 40%～100% 的仪器最大输出强度。
刺激脉冲数：100～3 000 次 / 日。
治疗时间：1 天～3 月。
疗效评测：癫痫发作频率。

4. 脑损伤康复

脑外伤或脑血管病可引起脑功能受损，导致运动功能、言语功能、认知功能、情感的障碍，反复经颅磁刺激对于大脑兴奋性的改变，为脑损伤的康复提供了一条新的治疗途径，已经有应用该技术治疗偏瘫、失语、视觉空间忽略、认知障碍等的报道，可参考相关文献。

五、磁场疗法的剂量

（一）剂量分级

（1）小剂量或弱磁场：磁场强度 0.01～0.05 T。
（2）中剂量或中磁场：磁场强度 0.05～0.2 T。
（3）大剂量或强磁场：磁场强度 0.2～0.3 T。
（4）超大剂量或极强磁场：磁场强度 > 0.3 T，一般临床不建议使用此剂量。

（二）剂量选择

一般情况，磁场强度越高，治疗效果越明显，但磁疗的不良反应也越明显。为了既达到良好的治疗效果，又避免不必要的不良反应，在选择剂量时应考虑以下几点。

（1）急性疼痛或癌性疼痛宜用大剂量。
（2）神经衰弱、血压高等宜用小剂量。
（3）年老、年幼、体弱者宜用小剂量，年轻力壮者宜用大剂量。
（4）头、颈、胸宜用小剂量，背、腰、腹和四肢宜用中剂量，臀、股可用大剂量。

六、磁疗不良反应及注意事项

（一）磁疗的不良反应

1. 磁疗的不良反应的含义

在磁疗过程中出现的不适反应，停止治疗后该不适反应减轻或消失，再次应用磁疗后，不适反应再次出现。磁疗不良反应的发生率在 10% 以下。

2. 磁疗不良反应的表现

心慌、心悸、恶心、呕吐、一时性呼吸困难、嗜睡、无力、头晕、低热、皮疹等，个别患者白细胞降低。

3. 磁疗不良反应的相关因素

老年人易出现磁疗不良反应，头颈部治疗易出现磁疗不良反应，强磁场治疗易出现磁疗不良反应。

4. 磁疗不良反应的处理方法

不良反应轻者，无须停止磁疗，可调整治疗部位和剂量。不良反应明显且持续存在者，应中断磁疗。

（二）磁疗的注意事项

（1）直接贴敷法注意检查皮肤。
（2）动磁场治疗中注意询问患者有无不适反应，有无磁头过热现象。
（3）磁片、磁头不可相互撞击。
（4）磁片、磁头表面可用 75% 酒精消毒，禁用水煮、火烤等方法。
（5）治疗区域去除所有金属物品。

（6）对白细胞较低的患者定期做白细胞检查。
（7）机械手表、移动电话、磁卡等物品不宜接近磁片或磁头。

第二节　直流电疗法

一、概述

直流电疗法是使用低电压的平稳直流通过人体一定部位以治疗疾病的方法，是最早应用的电疗之一。目前，单纯应用直流电疗法较少。但它是离子导入疗法和低频电疗法的基础。

单位时间内（一般定义为1 s）重复出现的次数，普通的照明用电频率是50 Hz，也就是说1 s内重复出现了50个相同的电压（或电流）波形。频率越高，变化速度就越快。在用灯的时候，频率高了对眼睛的影响就越少，护眼灯就是这个原理。如果没有变化（也就是说频率为0），那么就是直流电了。自然界的一切物质是分子组成的，而分子又是由原子组成的。每个原子都是由一个带正电电荷的原子核和一定数量带负电电荷的电子组成。这些电子分层围绕原子核做高速旋转。正电荷与负电荷有同性相斥、异性相吸的特性。不同的物质有不同的原子，它们所具有的电子数目也是不一样的，如铝原子有13个电子。在通常情况下，原子核所带的正电荷和电子所带的负电荷在数量上相等，所以，物体就不显示带电现象。原子核吸引电子的吸力大小与距离平方成反比。如果由于某种外力的作用，使离原子核较远的外层电子摆脱原子核的束缚，从一个物体跑到另一个物体，这样就使物体带电，失去电子的物体带正电，获得电子的物体带负电。一个带电体所带电荷的多少可以用电子数目来表示。不过在实际运用中，此单位的大小常以库仑作为电量的单位。

$$1\text{ 库仑} = 6.24 \times 10^{18} \text{ 个电子电荷}$$

电量的符号用Q表示。当电荷积聚不动时，这种电荷称为静电。如果电荷处在运动状态，称为动电。

二、直流电的生物物理作用与生物化学作用

人体内各种体液是组织细胞进行各种代谢和功能活动的内在环境，体液中含有各种电解质。体液中的电解质对维持细胞内外液的容量和渗透、酸碱平衡、神经肌肉兴奋性等具有重要作用，而一些微量元素是许多酶的激活剂。体液中的阳离子主要有K^+、Na^+、Ca^{2+}、Mg^{2+}等，而阴离子有Cl^-、HCO_3^-、HPO_4^{2-}、SO_4^{2-}，以及有机酸离子和蛋白质等。所以，人体体液是电解质溶液，人体组织是电解质导体，能够导电。

直流电治疗时，两电极间存在着稳定不变的电势差，人体组织内各种离子向一定的方向移动而形成电流。由于离子移动并引起体液中离子浓度对比的变化是直流电生物理化作用的基础。

（一）电解

电解质溶液导电时，溶液中离子发生迁移和电极表面发生化学反应的过程，称为电解。电解质溶解在水中时，一部分离解成阳离子和阴离子，离子被一层水分子所包围，称为离子的水化。直流电通过电解质溶液时，阳离子移向阴极并在阴极上获得电子而还原成为原子或原子团，电子从外电路进入溶液；阴离子移向阳极并在阳极上放出电子而氧化为原子或原子团，电子离开溶液流入外电路。在电极上产生的这些原子或原子团，同溶剂进一步发生化学变化而产生的新物质，叫做电解产物。

（二）电泳与电渗

这是胶体分散体系在直流电作用下同时出现的两种现象。蛋白质为两性电解质。在碱性溶液中，蛋白质的羧基离解出氢离子而带负电荷呈酸性；在酸性溶液中，蛋白质的氨基结合氢离子而带正电荷呈碱性。人体内血液、淋巴和脑脊液等体液，在正常情况下为弱碱性，因而蛋白质表面带负电荷。正电荷离子被蛋白表面负电荷吸引而分布在蛋白周围，形成一种独特的电荷分布：蛋白表面负电荷和这些负电荷

所吸引的少数正电荷构成吸附层，吸附层四周的正电荷构成扩散层。吸附层虽有少数正电荷，但仍以负电荷居多，因此带负电，扩散层则为正电荷组成。这两层间产生一定的电位，称为 Zeta 电位。

直流电通过人体时，蛋白粒子及其吸附层向阳极移动，是为电泳；扩散层正离子连同其水化膜向阴极移动则为电渗。由于蛋白胶体的移动影响了蛋白的分布和密度，同时，由于电渗，使一极的水分相对增多，而另一极则相对脱水，这些将对生理活动产生影响。

（三）酸碱度改变

在直流电作用下，碱金属离子 Na^+、K^+、Ca^{2+}、Mg^{2+} 等向阴极移动，而许多酸根和有机酸向阳极移动；同时因为阴极下产生碱性电解产物而阳极下产生酸性电解产物，所以在阴极下碱性升高，而阳极部位呈酸性。两极下的酸碱电解产物蓄积到很高浓度时，可以破坏组织而引烧伤，治疗时必须注意防止，但也可以用来拔除倒睫毛，破坏疣痣等。

（四）改变组织含水量

在直流电作用下，由于发生电泳和电渗，阴极下水分子增加，蛋白分散升高，组织膨胀和变得松软，而阳极下组织水分减少，蛋白质分散度降低，组织较干燥致密。例如，将蛙头切除，挂在木架上，后掌各浸入装着自来水的杯中，两杯分别连阴极和阳极。通电 40~60 min，电流强度 10 mA，断电后检查两后脚掌，可以发现阴极脚掌的皮肤附着一层黏液，肌肉肿胀松软，皮肤容易剥离；阳极脚掌的皮肤较干燥，肌肉干瘪，皮肤不易剥离。

（五）细胞膜通透性变化

蛋白质的稳定性与电荷、水化膜、酸碱度和电解质有密切关系。在直流电阳极下，由于脱水、偏酸性、蛋白质接近等特点，蛋白质分散度降低，易于聚集凝结，而且阳极下 Ca^{2+} 浓度相对增高，细胞膜变得较致密。因此，阳极使细胞膜通透性降低，物质经膜交换减慢。而阴极组织含水量增加、偏碱性、偏离蛋白质等特点，蛋白质分子分散度升高，而且阴极下 K^+ 浓度相对升高，细胞膜变疏松，通透性升高，物质经膜交换加速。

（六）组织兴奋性变化

神经肌肉的兴奋性（应激性）需要体液中各种电解质维持一定的比例。其关系如下。

在直流电的作用下，体液中 K^+、Na^+、Ca^{2+}、Mg^{2+} 都向阴极方向移动，由于 K^+ 和 Na^+ 的水化膜较薄，移动速度较快，因此，在阴极下，K^+ 和 Na^+ 的浓度相对升高，以及阴极下碱性升高。H^+ 浓度较低，阴极有提高组织兴奋性作用；而阳极下的 Ca^{2+} 和 Mg^{2+} 浓度相对增加，H^+ 浓度较高，所以阴极有降低组织兴奋性的作用。

直流电能改变细胞膜两侧原有的膜电位水平（或叫做改变膜的极化状态）。阴极使膜的两侧产生一个外负内正的电压降（电位差），这个电位差将使膜两侧原有的外正内负的膜电位的数值减少，使膜处于一种低极化状态，因而应激性升高；而阳极下，由于在膜的两侧产生一个外正内负的电位差，和膜两侧原有的电位差同方向，膜电位增高，处于一种超极化状态，因而应激性降低。

三、直流电生理作用与治疗作用

在直流电作用下，由于体内发生一系列生物理化变动，从而引起机体相应的生理反应。通过所产生的生理反应，改善病理生理过程，以达到治疗疾病的作用。

（1）促进局部小血管扩张和加强组织营养：直流电治疗后，可看到放电极部位皮肤充血潮红。有人曾用红外线显像等方法测定，在直流电治疗后，局部血液循环量可增加 140% 左右，可持续 30~40 min。由于局部小血管扩张，血循环改善，加强组织的营养，提高细胞的生活能力，加速代谢产物的排除，因而直流电有促进炎症消散，提高组织功能，促进再生过程等作用。血管舒缩反应是机体对外界刺激最普遍的生理反应之一。直流电引起局部组织内理化性质的变化，对神经末梢产生刺激，通过轴索反射和节段反射而引起小血管扩张。此外，直流电的作用影响蛋白质的稳定性，由微量蛋白质变性分解而产生一些分解产物，也有扩张血管的作用。

（2）对神经系统和骨骼肌的影响：直流电对神经系统功能有明显的影响。这是直流电作用的特点之一。当通过弱或中等强度的直流电时，阳极下神经兴奋性降低而阴极下兴奋性升高；当通过的电流强度较大或通电时间较长时，阴极下会由兴奋性升高转向降低；如果电流强度进一步增大或者通电时间很长，阴极下兴奋性甚至可能完全消失，称为阴极抑制。这是因为 K^+ 的浓度进一步增高时，膜结构更加疏松，通透性过度增高，完全失去了对离子的选择性阻挡作用，不能维持正常的膜电位，从而失去了产生兴奋的基本条件。

①直流电对中枢神经系统的兴奋和抑制过程有调整作用，即在兴奋与抑制过程失调情况下，直流电有使之正常化的作用。因此，直流电常用以治疗神经官能症和外伤、炎症等引起的大脑皮质功能紊乱的症状。

②直流电可以改变周围神经的兴奋性，并且有改善组织营养，促进神经纤维再生和消除炎症等作用。因此，直流电常用以治疗神经炎、神经痛和神经损伤。

③对自主神经的作用：直流电刺激皮肤或黏膜的感觉神经末梢感受器，能反射性地影响自主神经的功能，从而影响内脏器官和血管的舒缩功能。例如，直流电治疗，可通过颈交感神经调节颅内、头颈部和上肢的血液循环及组织营养。

④断续直流电刺激神经干或骨骼肌时，在直流电通断瞬间引起神经肌肉的兴奋而出现肌肉收缩反应。断续直流电可用以治疗神经传导功能失常和防治肌肉萎缩。

⑤直流电对前庭神经、味觉、视觉等特殊感觉也有兴奋作用，从而引起相应的反应。

（3）直流电阴极有促进伤口肉芽生长、软化瘢痕、松解粘连和促进消散等作用，而阳极有减少渗出的作用。

（4）电流强度较大的直流电对静脉血栓有促进溶解退缩的作用。动物实验观察，在直流电作用下，血栓先从阳极侧松脱，然后向阴极侧退缩，当退缩到一定程度时，血管重新开放。组织学观察发现，直流电作用2天后，成纤维细胞开始增殖，接着在内膜下形成肉芽，5天后毛细血管和成纤维细胞自内膜长入血栓中，血栓机化，体积皱缩。临床上用大剂量直流电治疗血栓静脉炎有一定疗效。

（5）微弱直流电阴极促进骨再生修复，阳极改善冠状动脉血液循环。

经动物实验证明，10～20μA直流电阴极有促进骨折愈合的作用。临床实践证明，10～20μA直流电阴极对骨折不连接有促进愈合作用。这种治疗需要将阴极电极（不锈钢丝或克氏针，外套硅胶管，露出金属顶端0.5～1 cm）直接插入骨不连接处，阳极铅片置于附近皮肤上。伤肢用木夹板固定，微电流发生器绷附在小夹板外。连续通电1～4个月。

微弱直流电阴极使骨形成的机制还不完全明了。有学者提出骨生成（或修复）活跃的区域呈负电位，而不甚活跃区呈正电位，这一电位的产生取决于细胞的活力。有人认为，微电流可以改变细胞的微环境而对细胞发生作用。已知阴极下氧的消耗增加并产生氢氧根，从而使局部组织中的氧分压降低并提高阴极周围的pH值。有研究证明，组织中氧张力降低和碱性环境有利于骨的形成。有的还认为，直流电阴极能通过激活环腺苷酸系统而作用于骨和软骨细胞，以及在直流电场中胶原纤维排列整齐而有利于骨折的愈合等。

弱直流电（电流强度0.001 mA/cm^2）作用心区治疗冠心病有一定疗效。弱直流电阳极有改善心肌缺氧缺血状况，促进心肌兴奋性、传导性正常化，消除心律不齐及恢复心室收缩功能等作用。

四、设备与治疗方法

（一）设备

1. 直流电疗机

直流电疗机是利用电子管或晶体管交流电进行波整流，经滤波电路输出平稳直流电。电压在100 V以下。电流输出0～50 mA连续可调。此外，干电池也可作直流电电源。

2. 电极

电极包括金属电极板和衬垫。电极板多采用薄铅片，0.25～0.5 mm，形状大小依治疗部位而定。铅片可塑性好，化学性能稳定。衬垫用无染色的吸水性好的棉织品制成，一般用白绒布叠成厚 1 cm 左右，衬垫应超出边缘 1~2 cm。治疗时衬垫用温水浸湿，贴在皮肤上，铅片放在衬垫上，用导线同直流电疗机连接。湿衬垫的作用是：吸附和稀释电极下面的酸碱电解产物，避免发生直流电化灼伤；使皮肤湿润，降低皮肤电阻和使电极紧密接触皮肤，电流均匀分布。

3. 输出导线

选用绝缘良好的比较柔软的导线，分红、蓝色两种，以便区别阴阳极，每条长 2 m。

（二）电极放置方法

分对置法和并置法两种。其电力分布情况如下。

1. 对置法

两个电极分别放置在身体某部位的内外两侧或者前后面。例如，膝关节内外侧对置，上腹部与腰部前后对置等。对置法多用于治疗头部、关节及内脏器官等部位的疾病。

2. 并置法

两个电极放在躯体的同一侧面，如左下肢前面的并置。并置法多用于治疗周围神经和血管疾病。

此外，还有斜对置法。总之，电极的不同放置方法，是为了让电力线更好地通过病变部位或需要作用的部位。

（三）剂量与疗程

直流电疗法电流强度以衬垫单位面积毫安数计算，一般成人 0.03~0.1 mA/cm^2，儿童为 0.02~0.08 mA/cm^2。做反射治疗时，电流强度应适当减小，治疗冠心病时用 0.01 mA/cm^2。治疗时间 15~25 min，每日或隔日 1 次，12~18 次为 1 疗程。

五、主要适应证和禁忌证

直流电适用于治疗血栓性静脉炎、冠心病、骨折不连接和延迟连接等。

处方举例如下。

（1）直流电心前区（+）与肩胛间区（-）前后对置，电极各 12 cm×17 cm，0.01 mA/cm^2，10~20 min，每日 1 次，18 次。

适应证：冠心病。

（2）直流电右小腿内侧（+）与外侧（-）对置，电极各 10 cm×20 cm，0.05~0.2 mA/cm^2，20~25 min，每日 1 次，12 次。

适应证：小腿内侧血栓性静脉炎。

第三节　感应电疗法

感应电流又称法拉第电流，是由法拉第（Michael Faraday）于 1931 年首先发现的。应用这种电流治疗疾病的方法，称为感应电疗法（Faraclization）。它是最古老的一种低频电疗法，近年来随着电疗法的不断发展，出现了不少新方法，感应电疗法的应用日趋减少。

一、物理特性

传统的感应电流是应用电磁感应原理产生的一种双相、不对称的低频脉冲电流。其峰值电压 40~60 V，频率 60~80 Hz，周期 12.5~15.7 ms。波形的尖峰部分类似很尖的三角形，有效波宽 1.57~2.5 ms。新感应电流由电子管或晶体管震荡电路产生，波形类似传统感应电流的高尖部分而没有反向的低平部分，频率 50~100 Hz，有效波宽 0.1~1 ms（图 2-8）。

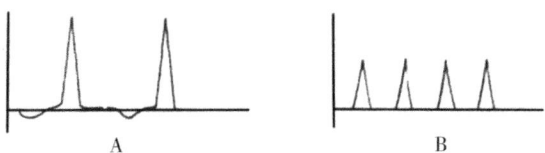

图 2-8 感应电流的波形

A. 传统感应电流；B. 新感应电流

二、生理作用和治疗作用

（一）兴奋正常神经肌肉

为了兴奋运动神经或肌肉，除了必要的刺激强度外，还需一定的通电时间，对于正常运动神经和肌肉，脉冲持续时间必须分别达到或超过 0.03 ms 和 1 ms。新感应电流的有效波宽为 0.1～1 ms，因此每一个脉冲都能引起正常神经肌肉兴奋。

对于完全失神经支配的肌肉，由于其时值较长，甚至高于正常的 50～100 倍，故感应电流对完全失神经支配的肌肉无作用，对部分失神经支配的肌肉作用减弱。

人体肌肉在频率大于 15～20 Hz 的脉冲电流刺激时，肌肉发生不完全强直收缩；当频率上升到 50 Hz 时，肌肉则发生完全的强直收缩。感应电流的频率为 50～100 Hz，能使肌肉发生强直收缩，收缩的力量比单收缩大 1 倍，对锻炼肌肉是有益的，可用于防治失用性肌萎缩。

（二）促进局部血液循环

其作用机制主要是感应电流引起肌肉收缩，活动后的代谢产物有强烈的扩血管作用；肌肉的节律性收缩能使静脉和淋巴管受挤压排空，促进血液淋巴回流。肌肉的收缩活动能增加组织间的相对运动，能使轻度的粘连松解或防止粘连的形成。

（三）用于电兴奋治疗

综合应用感应电流和直流电流强刺激，引起高度兴奋后发生继发性抑制，以此来治疗兴奋型神经衰弱的患者，改善睡眠；腰肌扭伤后产生的反射性肌紧张，感应电流强烈刺激后使紧张的腰肌变为松弛。强感应电流还可使胆管括约肌强烈收缩后松弛，同时强烈的电流刺激可促使蛔虫退出胆管进入肠管，因此可用于胆管蛔虫症的治疗。

（四）镇痛

较强的感应电流可引起明显的震颤感和肌肉收缩，能兴奋粗神经纤维，同时肌肉的收缩可改善局部血液循环，促进致痛物质的吸收，具有一定的镇痛作用。但由于其作用较间动电、TENS、HVPC 等弱，故较少用于疼痛的治疗。

三、设备和治疗方法

（一）设备

感应电疗机、直流感应电疗机。电极种类有片状电极、手柄电极、碾式电极（图 2-9）。

（二）操作方法

感应电疗的操作方法与直流电疗法基本相似。由于感应电流的电解作用不明显，故电极衬垫的厚度可以在 1 cm 以下。治疗剂量分为强、中、弱三个等级，强刺激可见肌肉出现明显的强直收缩，中等刺激可见肌肉收缩，弱量则不见肌肉收缩但有刺激感。

（三）治疗方法

1. 固定法

两个等大的电极（大片状、圆形或点状电极）置于治疗部位两侧或对置，作电体操时则把一个电极（一般为阴极）置于神经肌肉运动点上。

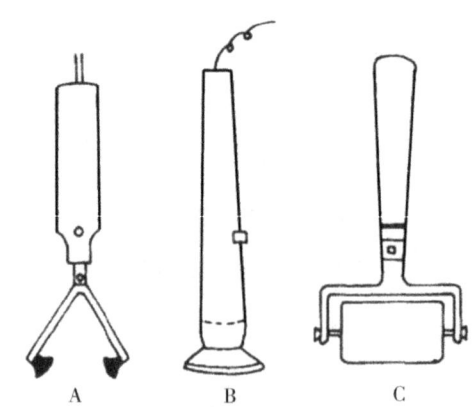

图 2-9 感应电疗的电极

A. 双极手柄电极；B. 单极手柄电极；C. 碾式电极

2. 滚动法

用碾式电极置于治疗区域、运动点、穴位上缓慢滚动，非作用极用大片状电极置于相应部位。

3. 断续法

用手柄电极在患处或运动点上，断续给以电刺激，非作用极用大片状电极置于相应部位。

四、适应证和禁忌证

（一）主要适应证

失用性肌萎缩、肌张力低下、复视、便秘、癔病性麻痹、软组织粘连、电兴奋治疗可用于尿潴留、腰肌劳损、胆管蛔虫症、股外侧皮神经炎。

（二）禁忌证

出血倾向、急性化脓性炎症、痉挛性麻痹、安装心脏起搏器者。

五、处方举例

（一）胫骨前肌失用性萎缩

感应电流作用于胫骨前肌。电极：带开关手柄电极于运动点上，10 cm×10 cm 电极置于腰骶部。电流强度：运动阈上，以引起明显足背屈运动为准。时间：刺激 5 s，休息 5～10 s，共 10 min。每日 1 或 2 次，共 20 次。

（二）尿失禁

感应电流作用于下腹部。电极：50 cm×2 cm，耻骨联合上方与会阴部斜对置。电流强度：耐受限。时间：10 min。每日 1 次，共 10 次。

（三）胆管蛔虫症

感应电流作用于右上腹部。电极：直径 3 cm 圆形电极 ×1，置于右肋下胆囊区，另一手柄电极于剑突下、中脘穴、右侧第 6 肋间等处。电流强度：耐受量。时间：刺激 1～2 s，休息 1 s，持续治疗到疼痛消失后再继续 5～10 min。

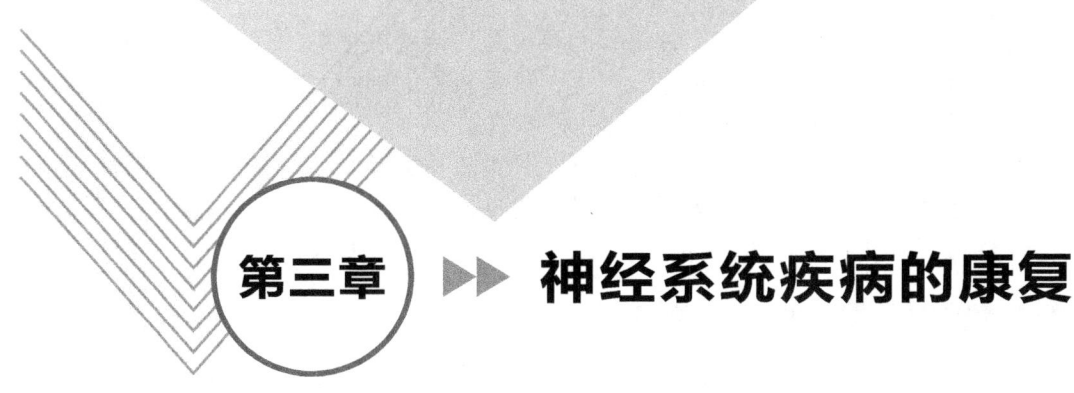

第三章 神经系统疾病的康复

第一节 康复训练与神经再生和功能重塑

一、神经再生和功能重塑策略

在一定的条件下，中枢神经内完好的神经纤维可以发生侧枝出芽，通过其形成的新终末，替换因损伤而溃变的终末，重新占领靶神经元上空出的突触位置，再建原有的突触联系，恢复原来的功能；或者建立新的突触，形成新的神经环路，以致出现与正常不同的行为表现。在这一过程中，如果利用一些有利的因素，就可以加快中枢神经可塑性的进程，在较短期间内修复其功能。这促使人们积极思考，如何利用或激发中枢神经所具备的可塑性潜能，更好地修复其结构和功能。

目前公认的有望可以用来进行中枢神经病损后功能修复的组合性策略是：①保护神经元和轴突免于二次损伤；②提高损伤的 CNS 轴突内在的再生能力；③移植入可行的细胞和黏附分子以桥接损伤形成的间隙；④减少胶质瘢痕的形成和硫酸软骨素蛋白聚糖的沉积；⑤克服 CNS 髓鞘相关抑制因子的抑制作用；⑥应用神经营养因子增强突触的导向性生长；⑦干扰蛋白激酶 C 的活性；⑧促使再生的神经轴突支配相应的靶细胞；⑨康复治疗激发神经系统的可塑性及功能恢复。在上述九项策略中，康复治疗赫然其中，这是以往所没有的，说明人们对功能再塑的认识进一步深化。

二、康复训练

神经可塑性与卒中后的肌肉运动康复有关，包括建立新的神经连接，获得新功能以及损伤的修复。然而，神经可塑性因卒中侧半球的病损而受影响，因此，通过运动治疗促进神经可塑性，对功能丧失的补偿十分重要。卒中后的康复治疗，包括在多种环境下进行有意义的、重复的、强烈的以及功能特定性的运动训练，旨在提高神经可塑性以及改善运动。许多新的卒中后恢复运动的康复治疗技术，都是建立在神经可塑性的科学及临床研究的基础之上。然而，由于构成运动恢复的基础机制多种多样，因此，在许多卒中后患者身上进行的康复治疗，需要择时进行，否则无效。神经生理学和神经影像学的研究，是建立在对运动恢复机制可进行特异性的康复有效的评价之上。因此，大样本、多中心的系统研究，对卒中后与神经可塑性相关的康复治疗技术以及个性化的策略，对确定和实现治疗目标，使患者获得最大程度的功能提高，尤为重要。

在对大鼠进行的实验中发现，增加环境的复杂性（即"丰富环境"），突触的密度就会增加。"丰富环境"是在饲养的笼具中，增加各种探究的玩具。大鼠在走迷宫学习的测验中，与"孤独环境"的对照组相比，"丰富环境"组的大鼠，其学习任务完成得更好，学得更快。但在人类中情况并非如此。

中枢神经系统损伤后发生的功能代偿机制，是由于"感觉替代"或"网络重组"，不是神经元"增殖"或再生。近年的研究发现，成年哺乳动物海马组织的齿状回，具有增生能力并能分化成神经元的前体细胞，新增生的神经元移入颗粒细胞层并发出轴突到苔藓纤维通路组成突触连接。有实验证实，恒河猴的大脑皮层有再生过程。成年哺乳动物大脑皮层神经元的再生是向传统理论的挑战。如果成年哺乳动物脑内神经元损伤或凋亡或死亡后，可能有新的神经元产生，这些新生的神经元很可能参与了脑机能的代偿生理及病理变化。这将可能是中枢神经系统可塑性的一种新机制。

研究显示，基于中枢神经系统功能再塑的理论，康复训练的策略从运动（稳定、平衡、协调、姿势控制）、浅感觉、深感觉、视觉、听觉、动机等入手，容易取得良好的效果，依此而设计的康复治疗器具有着广阔的应用前景。虚拟现实技术对脑功能的强化可以起到非常重要的作用。

三、康复训练开始的时间窗、强度、频率

康复训练的目的是为了促进颅脑病损后功能的恢复。究竟卒中后的什么时期是功能自然恢复期，什么时期应该进行精确的中枢神经系统功能重建等，这些关键问题始终存在。事实上，对于许多研究来说，能够区别哪些是代偿行为，哪些是真正恢复的行为学，也就达到了目标。那么，什么时候开始行为学训练是最安全有效的呢？有研究显示，卒中后太早开始密集的功能训练，或许有害。如何才能确定这些外加的功能训练以及行为学重塑的强度及范围？如何定义目标人群？对这些问题，最好根据大脑的原发性损伤以及功能状况，制订相应的治疗计划和目标。

1. 人脑卒中后的自发功能恢复

在脑卒中后的前几周，大多会出现一定程度的自发功能恢复。当然，恢复的程度因人而异。目前普遍认为，损伤后最大程度的自发恢复发生在发病后的前3个月，3个月以后智力的自发恢复多于运动功能的恢复；损伤较轻的卒中患者恢复比损伤严重的患者要快；同一患者不同的神经功能区存在不同形式的自发恢复。由于不同的神经功能区恢复的速度与程度存在差异，有关卒中后急性期神经功能重建的临床研究，可能需要使用针对某一特定神经功能区的行为学方法进行评价，而非整体的功能评估。

2. 时间窗对卒中后应用功能恢复治疗手段的影响

根据每种治疗手段的特点及生物学目标不同，其时间窗也不相同。卒中后较早的几周里，脑功能水平由于自发恢复，会呈现出时高时低的状态，因此康复治疗的生物学目标也随着时间而不断地发生变化。有些人将卒中后脑功能恢复水平分为以下三个阶段，它们彼此之间可能有一定程度的重叠。

（1）急性期，卒中后数小时内。

（2）修复期，卒中后第二天至数周。这个阶段是开始采取康复治疗措施的黄金时期，因为在这个时间段内，脑组织会有最大程度的行为学功能自发修复，大脑内部自行修复也将达到最高水平。必须注意的是，不管是药物干预还是行为学干预，都必须进行双向的评估，因为它们可能带来有效的改善，也有可能引起不良的后果。

（3）平台期，卒中后数周至数月开始，进入一个稳定但仍有修复潜力的慢性期。平台期可能由两个部分组成：第一部分是伴随着第二期治疗时间窗的结束，开始进入慢性期；第二部分代表进入卒中后数月至数年的这一时间段，面临着卒中的晚期改变以及各种并发症问题，其中包括新的肌张力障碍、认知/情感问题、痉挛/挛缩问题等。

康复治疗介入时机影响其治疗效果。然而，目前有限的数据表明，卒中患者过早应用高强度康复训练可能有害。即使是恢复期，如果训练过多，"削弱规律"就会作祟，也会有害。中枢神经系统具有对损伤做出反应的本能。人们对此给予了越来越多的关注，使得人们对中枢神经系统修复有了更好的理解。大量关于促进中枢神经系统修复的疗法目前正在研究之中。总之，将先进的康复疗法用于促进中枢神经系统修复之中，可以有效地降低脑卒中、多发性硬化、脊髓损伤、颅脑损伤及其他神经疾病带来的残疾。

从蚂蚁导航到学生读一本教科书，这是十分清楚的事情，然而，神经再生与功能重塑，所面对的是范围如此广泛的动物行为。了解神经系统是如何工作的，无疑是一个高度有趣、引人入胜、永无止境的任务。人类的嗅觉不如犬，视觉不如鹰，爬树不如猴，奔跑不如豹，但人却成为"万物之灵"，这是因为人类具有世界上最复杂、最精密的物质结构，即具有思维的脑。揭示脑的工作原理，进而提高和充分开发人的聪明才智，并为防治复杂疑难的神经系统疾病开辟新途径，成为科学界历代先行者的梦想。科

学泰斗爱因斯坦有句名言："在科学思维中常常伴随着诗的因素。真正的科学和真正的音乐要求同样的想象过程。"人类的整部历史，就是由从人脑中涌现出的诗歌、音乐和创造性的想象力所构成的。那么，探索人脑自身奥秘的整个过程，难道不是更富有诗意的壮举吗？

虽然关于脑和意识的书籍正以惊人的速度问世，但如果说那些极困难的问题的答案已近在咫尺，肯定是对这一领域帮倒忙。例如，1996年Science杂志的一篇社评，曾以这样的文字来表述："神经发育的主要原理将在本世纪末被发现。"那时就做出这种预言，似乎操之过急。科学家和期刊编辑部都有一种自然乐观的倾向，往往给人们提供"许多难题即将迎刃而解"的希望；也曾不时声称，治愈脊髓损伤只需7或10年。距离当时的声称，现在两个7年都已过去，脊髓损伤的治愈仍然未解决。虽然这样的渲染对该领域感兴趣的神经科学家来说是一种很好的鼓励，但对于患者，若他们未能在设定的时间内被治愈，则带来灾难性的影响。因此，研究人员的心态应该乐观但谨慎。

第二节 神经源性膀胱

神经源性膀胱是一类由于神经系统病变导致膀胱和（或）尿道功能障碍，进而产生一系列下尿路症状及并发症的疾病总称。神经源性膀胱的诊断与治疗一直是临床医学面临的共同难题，以下就该领域的现状与进展作一阐述。

一、神经源性膀胱的诊断与治疗现状

神经源性下尿路功能障碍可发生于许多神经疾病的患者，但尚不知道具体发生率，因此需要进一步进行流行病学数据的荟萃分析加以确定。对已知有神经疾病的患者应评价是否有下尿路功能障碍。在某些神经源性膀胱发生率很高的疾病中，虽然没有尿路症状，也应评价下尿路功能。另外，如果出现某种特异性下尿路功能障碍，应考虑到可能存在未知的神经病变。

（一）病理生理改变与分类

1. 病理生理改变

神经源性下尿路功能障碍可由脑桥上、脊髓、骶髓下（圆锥/马尾和外周）病变引起。对于脑桥上病变，由于损伤了大脑的抑制中枢，最常见的变化是逼尿肌过度活动（detrusor overactivity，DO）。

（1）脑桥水平以上病变的患者显示的特点是逼尿肌和括约肌的协调性活动。如果存在残余尿，可能是由于并存形态学的膀胱出口梗阻、盆底肌肉痉挛，或由于横纹括约肌为避免尿失禁而产生的随意收缩所致。常见的脑桥上DO的原因是脑卒中、帕金森病和痴呆。

（2）在骶髓上脊髓损伤，功能障碍的程度与疾病过程本身、受病变影响的脊髓区域、神经学损害的程度等有关。尿动力学检查是评价完全和不完全脊髓损伤患者下尿路功能障碍不可缺少的部分，最常见的模式是DO以及逼尿肌－尿道括约肌协同失调（detrusor-urethral sphincter dyssynergia，DSD），积极处理这些改变可以避免上尿路损害。

（3）在骶髓下病变，最常见的模式是：若为完全损伤，则表现为逼尿肌无收缩伴括约肌功能不全，导致不能自发排尿和神经源性压力性尿失禁，可见于骶髓的发育异常（如骶裂、脊膜膨出等）。盆丛损伤常见于盆腔手术（如子宫切除术、直肠癌根治术等），可引起盆神经和腹下神经损伤，有时也损伤阴部神经，最常导致逼尿肌不完全的外周去神经支配、逼尿肌反射减弱、膀胱排空障碍，少数可引起横纹括约肌的外周去神经支配。在许多神经源性下尿路功能障碍的患者，储尿问题与排尿问题并存，因此必须同时从两个方面加以考虑。

2. 分类

不能单纯根据神经系统原发病变的类型和程度来臆断膀胱尿道功能障碍的类型，高度推荐采用基于尿动力学检查结果的国际尿控协会（ICS）下尿路功能障碍分类系统。廖利民在既往下尿路功能障碍分类方法的基础之上，提出了一种包含上尿路功能状态的神经源性膀胱患者全尿路功能障碍的新分类方

法，其中对肾盂输尿管积水扩张提出了新的分度标准。此分类方法可为评估、描述、记录上尿路及下尿路的病理生理变化、制订治疗方案提供全面、科学及客观的基础（表3-1）。

表3-1 廖氏神经源性膀胱患者全尿路功能障碍分类方法

下尿路功能		上尿路功能
储尿期	排尿期	
膀胱功能	膀胱功能	膀胱输尿管反流
逼尿肌活动性	逼尿肌收缩性	无
正常	正常	有：单，双侧
过度活动	收缩力低下	程度分度
	无收缩	Ⅰ
膀胱感觉		Ⅱ
正常	尿道功能	Ⅲ
增加或过敏	正常	Ⅳ
减退或感觉低下	梗阻	Ⅴ
缺失	过度活动	
	逼尿肌 – 尿道外括约肌协同失调	肾盂输尿管积水扩张
膀胱容量	逼尿肌 – 膀胱颈协同失调	无
正常	括约肌过度活动	有：单，双侧
增大	括约肌松弛障碍	程度分度
减小	机械梗阻	1
顺应性		2
正常		3
增高		4
降低		膀胱壁段输尿管梗阻无
尿道功能		梗阻
正常		
功能不全		肾功能
膀胱颈		正常
外括约肌		代偿期
		失代偿期
		氮质血症
		尿毒症

（二）神经源性膀胱的诊断

对于此类患者的诊断方法与非神经源性患者并无太多区别，包括以下几个方面。

1. 临床检查

研究表明在神经源性膀胱的患者中，临床神经学检查对于脊髓损伤患者的下尿路功能可提供有用的信息，但对脊膜膨出或患者并非如此。在老年男性患者，神经疾病可能伴随前列腺梗阻，症状和临床体征不足以鉴别流出道梗阻和神经病变导致的逼尿肌过度活动。在神经疾病患者，为明确下尿路功能障碍的具体诊断，单凭病史和临床检查是不够的。

2. 尿动力学检查

尿动力学检查能对下尿路功能状态进行客观定量的评估，是揭示神经源性膀胱患者下尿路功能障碍的病理生理基础的唯一方法，在神经源性膀胱患者的诊疗与随访中具有不可替代的重要位置。常用检查项目如下。

（1）排尿日记：建议记录 2~3 d 以得到可靠的结果。

（2）自由尿流率：该检查项目的结果是对下尿路排尿功能状态的客观和综合反映，但不能反映病因和病变部位。

（3）残余尿测定：建议在排尿之后即刻通过超声、膀胱容量测定仪及导尿等方法进行残余尿测量，对于神经源性膀胱患者的下尿路功能状态初步判断、治疗策划及随访具有重要价值。

（4）充盈期膀胱压力-容积测定（CMG）：此项检查是模拟生理状态下的膀胱在充盈和储尿期的压力-容积变化，并以曲线的形式记录下来，能准确记录充盈期膀胱的感觉、膀胱顺应性、逼尿肌稳定性、膀胱容量等指标；同时，也要记录膀胱充盈过程中是否伴随尿急、疼痛、漏尿、自主神经反射亢进等异常现象。

（5）漏尿点压测定。

①逼尿肌漏尿点压（DLPP）测定：将 DLPP ≥ 40 cmH_2O 作为上尿路损害的危险因素，其在神经源性膀胱的处理中具有重要意义，为必须获得的尿动力学参数。

②腹压漏尿点压（ALPP）测定：在部分由于尿道括约肌去神经支配所致的压力性尿失禁患者中具有意义，对于其他神经源性膀胱患者中的临床应用价值有限。

（6）压力-流率测定：该检查反映了逼尿肌与尿道括约肌的功能及协同状况，是两者在排尿过程中的共同作用的结果，主要用来确定患者是否存在膀胱出口梗阻（BOO），特别是有无机械性或解剖性因素所致的 BOO。

（7）肌电图（EMG）检查：用以记录尿道外括约肌、尿道旁横纹肌、肛门括约肌或盆底横纹肌的肌电活动，间接评估上述肌肉的功能状态。

（8）尿道压力测定：可分为尿道压力描记及定点尿道压力测量，测定结果有时存在较多变异。

（9）影像尿动力学检查：结合 X 线的影像尿动力检查是目前证实神经源性膀胱患者尿路功能障碍及其病理生理改变的"金标准"。能够准确判断逼尿肌-尿道外括约肌协同失调（DESD）、逼尿肌-膀胱颈协同失调（DBND）、膀胱输尿管反流和漏尿点压力等改变，推荐有条件者积极开展影像尿动力检查。

3. 特殊实验

（1）冰水实验（IWT）：IWT 在诊断神经源性膀胱，鉴别有反射和无反射神经源膀胱方面有一定价值，但也有一些矛盾结果，因此应综合其他结果进行解释。

（2）氯贝胆碱超敏实验（BST）：关于氯贝胆碱对神经病变的诊断价值有不一致结果。有学者认为阳性 BST 通常提示神经源性逼尿肌无反射。BST 可用来鉴别神经源性和非神经源性逼尿肌无反射，但此实验具有局限性，其结果也应综合其他检查进行解释。

4. 电诊断实验

（1）括约肌肌电图（EMG）：EMG 对于诊断神经源性膀胱尿道功能障碍具有价值。肛门括约肌肌电图可靠性受到多因素影响，有条件者可行尿道括约肌肌电图作为神经源性下尿路功能障碍和尿失禁的诊断方法。

（2）球海绵体反射（BCR）：主要用于下运动神经元损伤患者 S_2~S_4 阴部神经反射弧完整性的评估。

5. 神经传导

研究关于神经传导研究在下尿路神经病变的数据也较少，此技术在鉴别膀胱病变的神经缺陷方面是否有用仍有待进一步证明。

6. 体感诱发电位（SSEP）

SSEP 对于进一步诊断下尿路功能障碍相关的神经缺陷有一定价值。

7. 下尿路的电敏感性

确定下尿路的电感觉对于评价神经源性膀胱的传入神经支配是有价值的。电敏感性缺失有助于决定下尿路功能障碍患者下一步神经学检查。若患者已知有神经疾病，或有特发性下尿路功能障碍者被怀疑神经性疾病，则推荐进行下尿路的电敏感性检查。

8. 交感皮肤反应（SSR）

SSR可以评价下尿路相关交感功能的完整性，尤其有助于判断膀胱颈功能的健全与否及协同失调。从目前数据来看，SSR似乎颇具希望，应进行深入研究以评价下尿路交感神经支配的完整性。

（三）神经源性膀胱的治疗

神经源性膀胱的治疗目的在于：①保护上尿路以确保生存寿命；通过各种努力以获得一种尿动力学安全的状态，包括足够的膀胱容量、低压储尿、非高压性或无膀胱出口梗阻的完全排空；②处理尿失禁、恢复可能的控尿；这对提高患者生活质量很重要。

下面分别介绍对于各种原因导致的逼尿肌过度活动（DO）、尿道括约肌过度活动、逼尿肌活动低下及括约肌功能不全的最新治疗。

1. 逼尿肌过度活动的治疗

（1）脑桥上病变性DO的治疗：对于脑桥上病变性DO，治疗方法主要是行为治疗和抗胆碱药物治疗。膀胱训练和提示排尿对于改善或消除这些患者的尿失禁是有效的，但需要有护理人员及患者本身的合作。关于抗胆碱能药物，必须考虑年龄相关的药物处方的差异、药物－药物、药物－疾病之间的相互作用及不良反应，尤其是在认知方面的不良反应。

（2）脊髓病变性DO的保守治疗：目前对于脊髓病变性DO患者的治疗理念包括通过药物来松弛过度活动的逼尿肌及通过间歇导尿来解决因DSD导致的非平衡排尿。有较多证据表明，抗胆碱药物（M受体阻断剂）能够有效松弛过度活动的逼尿肌；有多项研究显示，索利那新、托特罗定、奥昔布宁、丙哌维林和曲司氯铵等药物可增加30%最大膀胱测压容量，降低30%最大逼尿肌压力。然而通常需要更高的、超过推荐剂量的药物用量。在明显存在DO和DSD的患者，膀胱排空是不平衡的，或在逼尿肌松弛后变得不平衡。采用间歇导尿联合抗胆碱药物，可有效控制膀胱内压，70%的患者的尿失禁可得到控制。逼尿肌松弛药物的研究将集中在传入通路方面，因为尿路上皮不但产生重要的神经递质，也有M_2和M_3受体存在，它们对于通过传入途径来抑制逼尿肌反射十分重要，痛敏肽就是一个很好的例子。

如果抗胆碱能药物效应不佳，或不能耐受足够剂量，第二选择是膀胱壁注射A型肉毒毒素（BTX-A）。将200~400单位的"Botox"或者"衡力"，分20~40个点被注射到逼尿肌，传统保留输尿管口、膀胱三角区和膀胱颈不注射。BTX-A在膀胱壁的效应比在横纹括约肌中的持续时间长，原因不清楚，可能BTX-A对尿路上皮下的传入机制有另外的作用。基于新的观点，注射点位于膀胱三角区也将有作用，初步经验令人鼓舞。即便重复注射，对BTX-A过敏反应也不成问题，可通过应用B型肉毒毒素（BTX-B）代替BTX-A加以克服，肉毒毒素括约肌注射在神经泌尿领域也被引入以治疗DSD患者痉挛的尿道外括约肌。虽然BTX仍是地球上最毒的物质，但在神经泌尿学领域，它已经成为令人注目的重要药物。在肉毒毒素时代以前，如果抗胆碱能无效，可选择的药物治疗是膀胱内灌注香草类物质如辣椒辣素和Resiniferatoxin（RTX），RTX被证明在脊髓过度活动膀胱中有一定效果，但临床上没有广泛应用。

（3）脊髓病变性DO的外科治疗：如果药物联合间歇导尿不能有效松弛过度活动的高压逼尿肌，即有手术的指征，手术包括膀胱扩大术、骶神经去传入术。在男性，如果痉挛性括约肌是下尿路高压的主要原因，可进行经尿道括约肌切开术。膀胱扩大术的目标是创建一低压大容量的储尿囊，以保护上尿路，并达到控尿状态；广泛应用的是蛤式肠道膀胱成形术，长期满意率为70%~90%。但是，必须考虑黏液产生、菌尿、尿路感染、代谢紊乱、过度扩张破裂的危险，以及15~20年后恶性肿瘤的危险。膀胱须采用间歇导尿方法加以排空。另一种膀胱成型方法采用去黏膜的肠段，可增大膀胱容量，降低膀胱内压和改善控尿，没有代谢障碍和黏液分泌的缺点。另一类手术方法是骶神经去传入术，即切断两侧的所有S_2~S_4的后根，所获得的逼尿肌无收缩的状态结果良好，疗效持久；但手术是破坏性的，目前由于患者对一些科学进步给予较高的期望，因此他们越来越不愿切断神经，即便其毫无用处。另外切断后根去传入术后，丧失了肠道的所有感觉，导致便秘增加及反射性勃起消失；在肉毒毒素时代，骶神经去传入术的指征越来越少。膀胱扩大术和骶神经去传入术有不同的适应证：在完全性脊髓病变伴功能性低顺应性膀胱，可推荐骶神经去传入术，尤其当配合骶神经前根刺激时，可用于不能进行或不接受间歇导尿的患者。对于那些骶反射弧完整的患者（至少传出通路完整），可选择骶神经前根刺激器联合骶神经去传入术的方法，即 Brindley 电刺激器、间歇刺激排尿法：刺激时括约肌和逼尿肌被同时激活；然而在间歇期，快反应的横纹肌很快松弛，而慢反应的平滑肌仍在收缩，这样就获得了刺激后排尿。虽然方法并不十分理想，但平均观察随访 10 年的有效率为 85%，说明此技术结果良好。由于骶神经去传入术的上述缺点，Craggs 采用联合前根刺激和后根调节（即 SPARSI），可使用骶神经调节来抑制 DO，同时使用 Bridley 方法来排空膀胱，但 DSD 仍然是个问题，有待将来被克服。在不全损伤，骶神经调节术（sacral neuromodulation，SNM），或者根据 Spinelli 报道的慢性阴部神经刺激术可以松弛过度活动的逼尿肌而在不全性脊髓病变伴器质性低顺应性膀胱，膀胱扩大术是正确的治疗选择。另一进展是组织工程学的应用，即来自膀胱的细胞种在生物基质上能否代替神经病变性膀胱？Kropp 教授描述了培养的神经病变性平滑肌肉细胞的特点，发现神经病变性平滑肌肉细胞在收缩性（降低）、细胞增殖（增加）和细胞黏附（降低）等方面均有不同特点，引起神经病变性膀胱组织工程技术的注意。

2．尿道括约肌过度活动的治疗

尿道横纹括约肌过度活动的治疗包括：①首先可采用间歇导尿；②男性患者可采用经尿道括约肌切断术；③理论性的药物治疗。为排空过度活动伴 DSD 的膀胱，目前选择的可靠方法是间歇导尿。该法也适用于长期应用，尿道病变的发生率是可以接受的，需要治疗的尿道狭窄发生率很低，是神经泌尿学近 25 年来最重大的进步之一。配合膀胱扩大术和膀胱替代术，该法使得膀胱的充分排空成为可能。在多数欧洲国家采用无菌性间歇导尿，在世界其他地区也应用清洁间歇导尿。间歇导尿一般一天四次，然而如果有一些自发性排尿，间歇导尿的频率必须根据残余尿量进行调整。然而，间歇导尿频率增加，尿路感染的发生率也会增加。间歇导尿的另一危险因素是反复的膀胱过度膨胀，使得膀胱容易感染，引起逼尿肌肌源性损害。在一些国家，由于经济等其他原因，有使用长期耻骨上造瘘代替间歇导尿的趋势；尽管对该法有一些乐观的报道，多数神经泌尿学家相信，其不是未来解决神经源膀胱问题的办法。关于间歇导尿，还需要进行对照研究，尽可能进行自身对照研究，以证明哪种导管或技术更好；创新性研究的目的是使得间歇导尿更容易被患者接受和坚持。在间歇导尿时代之前，耻骨上叩击排尿被广泛采用，然而反射性排尿是非生理的，并有潜在的肾损害危险，经常使膀胱排空不平衡，反射性尿失禁持续，长期并发症发生率高。尿动力学检查对于该方法的适应证和随访很重要。因此，叩击的反射排尿只在尿动力学证实为安全的下尿路状态下，且尿失禁可被处理时才被推荐。残余尿是逼尿肌活动低下和（或）括约肌过度活动的结果，当它超过 20%~25% 功能性膀胱容量时，是反复尿路感染的危险因素；残余尿绝对值大于 100 mL 是临界值。应尽可能避免经尿道或耻骨上长期留置导管，这些措施对上尿路存在危险，因为由导管带来的慢性尿路感染及其后果是不可避免的。

Ross 于 1958 年在英国开始经尿道括约肌切断术，目前经尿道括约肌切断术仍然有其地位，尤其在高位截瘫的患者，因为他们不可能进行间歇导尿。有 40% 需要再次行括约肌切开术，成功的括约肌切开术可以保护多数患者的上尿路，但不能达到控尿目的，需要采用阴茎套集尿器收集尿液。关于药物治疗新的观点正被考虑，如口服一氧化氮供体获得了令人鼓舞的短期结果。肉毒毒素括约肌注射可作为试验性手术，以评估外科括约肌切断术的可行性。就目前而言，间歇导尿是克服 DSD 的治疗选择。但一些患者不能进行自家间歇导尿，一些患者缺乏护理人员指导进行间歇导尿，还有一些患者不接受此种膀胱排空的方法。对于那些骶反射弧完整的患者（至少传出通路完整），可选择骶神经前根刺激器＋骶神经去传入术。

3．逼尿肌活动低下的治疗

治疗方法包括拟胆碱能药物、膀胱挤压、间歇导尿和神经电刺激。目前尚无随机对照研究能够证实拟胆碱能药物的有效性，这些药物不能明显地诱导/改善逼尿肌收缩，但似乎能够增加逼尿肌的肌肉张力。间歇导尿是排空无收缩/活动低下逼尿肌的治疗选择。通过 Crede 或 Valsalva 动作挤压膀胱，在完全骶下病变的患者有损害上尿路的危险；在推荐此种膀胱排空方法之前，需要尿动力学检查以证明其安全性（尿道压力低）；明确的禁忌证包括在挤压时膀胱呈高压状态、膀胱输尿管反流、逆流入男性附属腺体、生殖器直肠脱垂、疝和尿道病变等。总之，对于大多数患者，膀胱挤压应该被间歇导尿所代替。在不全骶下病变伴逼尿肌活动低下者，膀胱腔内电刺激（IVES）比较适合，它可以人工激活正常的排尿反射。实验研究已经确认了 IVES 的作用机制和最适刺激参数，其对神经源性低敏感膀胱和逼尿肌活动低下很有益；此方法在膀胱康复中的价值仍然被低估。根据 Spinelli 采用慢性阴部神经刺激研究，电神经调节也有助于获得平衡的排尿；但神经电调节的结果在神经病变患者似乎比非神经源性患者的效果要差。开展由其他肌肉辅助增加逼尿肌收缩力以排空膀胱的逼尿肌成形术的前提是，必须解决功能性膀胱出口梗阻的问题，以免导致上尿路的损毁。

4. 括约肌功能不全的治疗

括约肌功能不全表现为神经源性压力性尿失禁。迄今为止药物治疗是无效的，不管是 α 肾上腺素激动剂，还是三环类抗抑郁药；然而，度洛西汀可能通过增加括约肌阴部运动神经元的兴奋性放大中枢-括约肌反射，进而对不全损伤的患者有一定益处。外科治疗包括括约肌增强术、人工尿道括约肌植入术、吊带术。关于使用注射方法增强括约肌功能在神经疾病的患者中效果很差，术后 3 个月成功率很快降低。人工尿道括约肌植入术是获得控尿、不引起梗阻的唯一方法，长期结果良好，但价格较贵，并发症和再手术率约 30%，15 年后系统可能需要调换。关于吊带，有许多报道表明在女性神经性病变患者中可以获得成功；短期随访发现控尿率很高，但很少获得长期结果；在吊带后，必须使用间歇导尿来排空膀胱。关于应用男性吊带术治疗男性神经源性压力性尿失禁的报道很少。

二、神经源性膀胱研究中值得重视的问题与未来展望

神经源性膀胱的研究是一个由来已久的难题，对其研究与探索至今方兴未艾。随着临床研究和实践的深入，各种常规疗法得到广泛应用，新的疗法层出不穷，在此过程中以下问题值得我们思考与重视。

（一）全面了解尿路功能是制订治疗方案的前提

神经源性膀胱的本质是一种由于下尿路神经支配异常或病变导致的功能障碍，目前对于尿路功能障碍的诊断只有依赖尿动力学检查，通过尿动力学检查可以明确膀胱与尿道等下尿路的功能状态及其协同性，影像尿动力学检查还可以明确输尿管反流等上尿路损毁的程度。同时，静脉肾盂造影、超声、同位素肾图或泌尿系核磁水成像技术（MUR）有助于了解上尿路的形态与功能。只有明确了尿路的功能状态，才能因地制宜、有的放矢地选择不同方法、实施治疗。治疗方案的制订应着眼于长期效应，使患者经治疗后长期获益；还应重视上、下尿路功能的整体性和统一性。应避免不加选择地施行治疗。

（二）在处理下尿路时必须重视上尿路功能的保护

神经源性膀胱等下尿路功能障碍的直接后果是上尿路损毁、肾功能衰竭、患者死亡，这一点在对唐山大地震的历次调查中均得到证实。因此，在计划神经源性膀胱的治疗时，无论从近期还是远期的角度，都必须遵循以下神经源性膀胱的治疗目的与原则：首先是保护上尿路以确保生存寿命，通过各种措施来创造—膀胱的尿动力学安全状态（足够的容量、低压储尿、无梗阻的完全排空）；其次是处理尿失禁、恢复可能的控尿，改善患者生活质量。在临床实践中经常可见有违上述原则而导致不良后果的病例，如有的病例在忽略处理膀胱出口梗阻的情况下一味增加膀胱收缩力排空膀胱，经常导致上尿路损毁。例如，一例神经源性膀胱患儿数年前接受某种增强膀胱收缩力的手术，术后膀胱虽能够基本排空，但导致了严重的肾盂输尿管积水、肾功能衰竭（血肌酐水平达 600 mg/L）。因此，神经源性膀胱的治疗方案制订时，必须考虑和强调远期疗效以及尿路功能的系统性和完整性。

（三）建立患者恰当的期望值

就目前的科学技术水平，无论是由于神经系统先天异常，还是后天病变或损伤导致的神经源性膀胱尿道功能障碍很难被完全治愈，我们所能做的是采取各种方法来保护肾功能，延长患者寿命，尽可能改善患者生活质量；理想状态是恢复生理排尿。因此在开始各种治疗前应与患者充分沟通，将患者对治疗的期望值降到恰当的水平，以减少医患纠纷的发生。

（四）在维系生命与改善生活质量间努力寻找平衡

如前所述，神经源性膀胱的治疗目的首先是保护肾功能以维系生命，其次是改善患者的生活质量。但当两者发生冲突时，维护生命应该占首要地位。比如一高位脊髓损伤患者双侧输尿管重度低压反流、肾功能不全，患者不适合膀胱扩大术时，这样的情况就适合行括约肌切断术、配合外部集尿器控制尿失禁的方法；虽然生活质量有所下降，但生命得到了保障。因此我们在施行治疗时，必须在维系生命与改善生活质量间努力寻找平衡。

（五）正确处理常规治疗与新方法的关系

在神经源性膀胱的治疗领域有许多问题尚未解决，因此任何有意义的研究、探索性新方法、新技术均应该得到鼓励。只有不断地探索，才能寻找到理想的方法，推进科学的发展。但是探索性研究应该建立在常规治疗的基础之上，因为这些常规的方法是前人经验的积累，比如间歇导尿已经被广泛证明为管理某些神经源性膀胱的有效措施，因此我们必须加以继承与发扬，使其更能为患者所接受和坚持。

（六）正确对待科技进步与临床现实的距离

科技的进步的确为临床医学带来了曙光，神经源性膀胱的治疗也不例外。干细胞移植、组织工程等科技进步的成果不断被应用于该领域，但是成功的基础研究与临床应用往往存在一段距离。我们期待这样的进步，同时也在为之而努力，但是有些患者由于缺乏正确的引导而思维发生偏差，比如我们经常遇到这样的患者：他们在苦苦等待干细胞移植、膀胱移植等技术的成功而拒绝临床常规方法的治疗，最终导致了肾功能的损害。这是值得我们深思的现实问题。

（七）科学知识的普及与灌输

在临床实践中经常遇到这样的患者，他们不理解我们的治疗目的和原则，不同意治疗方案，不坚持已经选择的治疗方法。究其原因还是在神经源性膀胱这个领域我们的科学知识普及和灌输不够，许多正确科学的理论、原则和方法不被广泛了解和接受，这是摆在我们专业人员面前现实而严峻的问题。

（八）未来展望

神经泌尿学的未来在那里？我们需要改进的地方在何处？哪里需要创新？这些都是我们需要思考的问题。比如关于间歇导尿，我们需要对照研究，以证明是否此导管或技术比另外的好；当然创新总是受到人们的欢迎，创新的目标是使得间歇导尿更加简单易行。药物治疗将集中在传入通路方面，肉毒毒素治疗的结果令人鼓舞。虽然骶神经去传入术具有明显的缺点，但联合前根刺激和后根调节的方法颇具前景，但 DSD 的问题需要克服。在膀胱组织工程技术，我们期望来自膀胱的细胞被种植在生物基质上，进而代替神经病变性的膀胱。总之，无论如何，进一步的努力均应该集中在如何避免破坏性手术、改进针对补偿缺陷进行的症状性治疗、开发更多的复原性重建治疗。迄今为止，以及近期之内，虽然神经泌尿学尚存在不足，但在脊髓休克期开始即对膀胱施行正确的初始处理，进行恰当的膀胱康复和终生的神经学关注，这仍然是确保神经源性膀胱患者（四肢瘫和截瘫患者）享有几乎正常的生存寿命和较高生活质量的关键。

第三节　神经源性肠道

一、概述

神经源性肠道功能障碍是指与排便有关的神经损伤后，由于排便中枢与高级中枢的联系中断，缺乏胃结肠反射，肠蠕动减慢，肠内容物水分吸收过多，最终导致排便障碍。在康复医学中，一般多是外源性神经通路的病变导致的排便障碍，如脊髓损伤；肌萎缩性脊髓侧索硬化症、脊柱裂、多发性硬化和糖尿病患者中肠道功能异常较普遍；其他神经性疾病如脑卒中、脑外伤和脑肿瘤也可能继发肠道功能障碍，多表现为独立排便障碍、便秘、腹胀、大便失禁。相关研究表明，不可控制的肠道排泄是脊髓损伤患者最大的社会问题，对于大多数肠道功能障碍的患者，对定期肠道护理的需求和对意外排便的担心限制了其重返社会生活。改善肠道功能处在脊髓损伤患者中最优先的地位。

(一)肠道的解剖和生理

1. 结肠正常解剖

结肠是具有顺应性的袋状结构，除了作为运输和储存器官外，结肠功能是吸收水和电解质，结肠通常减少大约 1500 mL 小肠内容物，引入到盲肠的大约每天 150 mL。结肠壁由两层平滑肌构成。内层呈环状，在直肠末端增厚形成肛门内括约肌（internal anal sphincter, IAS）。外层有三束纵行平滑肌，在肛门内侧形成肛门外括约肌（external anal sphincter, EAS）复合体。排便就是由 IAS、EAS、盆底肌静息张力和反射性收缩来调节。IAS 是保持持续性肛门控制的关键，静息状态下 IAS 有助于控制大便；在咳嗽或做 Valsalva 动作时，EAS 和耻骨直肠肌收缩可防止大便失禁。

2. 肠道神经支配

（1）内在或肠道神经支配：肠道内在神经系统分布在肠管壁上，从咽到肛门，沿着消化管道的长度分布。Meissner 神经丛分布在黏膜下层，将部感觉和运动信号传送到 Auerbach 神经丛、自主神经节和脊髓。内在神经系统包括分布于纵行和环形肌层之间的 Auerbach 神经丛（肌肉内肠肌层）。肠道神经系统可分为三个层次：传入神经元，收集感觉信息并传到中间神经元；中间神经元，处理局部信息，整合传入的感觉信息和协同局部运动和分泌反应；传出神经元，对靶细胞施加影响，如分泌的、吸收的或肌细胞。

（2）外在或肠道外神经调节：外源性神经影响从整体上协同肠道反射，也借此将整个胃肠道整合为一个器官。肠道内感觉感受器可以将信号直接传到中枢神经系统、脊柱前方交感神经节或肠道壁内的中间神经元。感觉信息可能在中枢神经系统、脊柱前神经节，或肠道神经系统中被处理。肠道神经系统重要的调节作用也表现在组织来自中枢神经系统的内脏传出神经。所有的传出神经，除了支配咽或肛门外括约肌（即 α 运动神经元），在到达效应细胞前均与肠道中间神经元形成突触联系。

胃肠道同时受副交感和交感神经系统支配。副交感传出神经的作用是复杂的，同一器官的迷走神经节前神经纤维可能分布抑制或兴奋神经元，因此，同一器官整个神经刺激可能产生兴奋效果也可能为抑制效果。下内脏神经（$S_2 \sim S_4$ 副交感神经）受损导致排便障碍和便秘。交感神经的作用通常是抑制运动和分泌活动，收缩胃肠道括约肌。交感神经刺激导致麻痹性肠梗阻和肠道活动降低，但交感神经切除术对人类肠道功能临床上影响很小。

总体来说，胃肠道功能的调节机制高度相互依存且经常冗余，任何单个部分的缺失不一定引起特异的综合征。失去外在神经控制（即神经源性肠道）的影响主要表现在胃肠管的两端，神经源性肠道患者失去的主要功能是排便的自主控制。

3. 胃肠道功能调控

胃肠道内的大多数细胞具有与其自主程度相应的内源性活动。这些细胞的活动受到肠道内外的调节系统的调控。胃肠道的调节系统是激素、神经和肠腔影响相结合的复杂、协调的系统，可控制分泌、吸收和运动的大部分功能。

（1）胃肠激素：胃肠激素通过三个系统影响整个消化道的活动。这种影响通过血源性化学信使（即内分泌效应）和局部释放信使穿过间隙到达靶细胞（即旁分泌效应）来实现。第三种化学信使系统，更多地在特有活动部位，是神经内分泌系统。这些神经肽仅在它们被释放的神经末端活动。神经肽在神经和内分泌两个系统功能上的中心作用说明这两个系统是重叠和不可分离的。

（2）肠腔内容物：肠管内容物可以通过粪便物理特性、细菌作用和各种物质作用对黏膜受体的影响等的变化来影响胃肠功能。肠道内容物的物理特性对结肠运动和排便效率有重要影响。在健康人群中粪便硬度对直肠排泄的影响已经被深入研究，小而硬的粪便比大而软的粪便更难以排空。干硬的粪便不易被压缩，且造成与结肠壁的高度摩擦，导致排泄困难。饮食中添加植物纤维增加粪便体积和水分含量，可以增加柔软性和减少运输时间。此外，腔内容物也可以通过刺激特异性黏膜受体影响胃肠道功能。现已知存在有五种胃肠道感觉受体，分别对应于感受机械性、化学性、渗透性、热能和疼痛刺激。

(二)神经源性肠道的临床分类

临床根据骶髓排便反射是否存在,将排便障碍分为上运动神经元性损伤和下运动神经元性损伤。

1. 上运动神经元性损伤

此损伤多发生于 $S_2 \sim S_4$ 节段以上的脊髓损伤,脊髓上传至大脑皮质的通路中断,不产生便意,但脊髓的排便反射存在,当直肠充盈时会发生反射性排便,肛门结肠反射消失,适应性的调节反应也消失。脊髓感觉通路传导障碍使患者感受便意的能力下降,但是,当直肠或结肠扩张时,43% SCI 患者会有模糊不清的不适感。当直肠有粪便,内括约肌松弛,而且当直肠扩张到一定程度后,肛门外括约肌也舒张,若病变在 $L_2 \sim L_4$ 段,则大肠失去抑制性调节,表现为结肠张力增加,由肌间神经丛介导的结肠集团运动将产生排便,即表现为失禁。

2. 下运动神经元性损伤

此损伤多发生于 $S_2 \sim S_4$ 节段以下的脊髓损伤,由于传导通路中断,冲动不能传达到脊髓,既没有便意,也无排便反射,肛门结肠反射消失,适应性调节反应也消失。如果仅阴部神经损伤并不会延长结肠的转动时间,而直肠和乙状结肠部分因为缺乏从圆锥发出的神经支配,其运动减慢。远端结肠由于失去副交感神经的支配可能出现运动滞缓现象。直肠扩张可导致内括约肌舒张,但外括约肌的保护性收缩缺乏或减弱,使得日常活动中腹压增加时就出现"漏粪"现象。圆锥或马尾病变时排便反射弧被破坏,排便反射消失,出现排便困难。

二、神经源性肠道功能障碍评估

肠道功能障碍前肠道功能状态和本身的个体差异可能影响损伤后肠道排空的模式。细致全面的评估和个体化的方法对于各种原因导致的肠道功能障碍的诊断和制订康复训练计划和评定治疗效果有着重要意义。评估时应全面考虑各种因素,筛查有无引起周围神经损害的隐匿性疾病。

(一)病史评估

临床对肠道功能评估主要依据病史和对肠道功能症状的描述。对于任何患者而言,评估始于完整的病史和体格检查。首先,回顾胃肠道症状,仔细询问发病前肠道功能和排便模式,评估排便频率、大便的黏稠度、有无胃肠道疾病,通过询问相关病史,追寻导致疾病发生、恶化、缓解的因素,探讨体位、时间、食物、肠道护理、药物等对症状的影响,同时应注意自主反射、腹肌痉挛、发热以及体重变化与症状的相关性。其次,评估肠道症状对患者进行日常活动和继续担负社会工作责任能力的影响。最后,系统评估肠道管理的情况。既往饮食类型,特别强调液体和纤维的摄入,泻药的使用,粪便软化剂,纤维补充和抗胆碱能性质等药物的使用情况。全面了解肠道护理的频率、持续时间和方法,以及粪便稠度、刺激时直肠内没有粪便、失禁和出血问题。

根据来自于美国残疾退伍军人组织(Paralyzed Veterans of America)中关于神经源性肠道管理的建议,对于神经源性肠道患者的病史评估包括以下几个方面:①发病前的胃肠道功能和医疗条件;②当前的肠道治疗方案,包括患者的满意度;③现有症状,包括腹胀、呼吸窘迫、早饱感、恶心、排便困难、非计划排便、直肠出血、腹泻、便秘和疼痛;④排便或肠道护理频率、持续时间和大便特点;⑤使用的药物和对肠道治疗方案的潜在作用。

排便管理的系统评估有助于识别问题和确定可能的解决方案,这些因素包括:①每天液体摄入量;②饮食(卡路里、纤维的摄入量,进餐的频率和总消耗量);③活动情况;④每天活动的时间;⑤肠道刺激的频率及类型(化学、机械);⑥使用的技术;⑦肠道管理的因素(频率、所需的帮助、持续的时间);⑧粪便的特征(量、形状、颜色、黏液、血液);⑨用药情况。

排便困难包括:①延迟或排便时疼痛;②便秘;③坚硬的,圆形大便导致排便困难;④腹泻;⑤肠道护理期间发生非计划性排便。

(二)体格检查

1. 运动功能检查

评估患者的肌力及肌张力,对于脊髓损伤的患者应确定受损的平面和程度。

2. 感觉功能检查

对于脊髓损伤的患者要确定感觉损伤的平面。

3. 腹部检查

通过听诊确定肠鸣音有无异常，触诊腹部有无压痛、强直，有无触及降结肠、乙状结肠部位坚硬的粪块。

4. 肛门直肠检查

（1）观察肛门外括约肌形态：在下运动神经元损害时外括约肌呈平整或扇形。做 Valsalva 动作，如大笑、打喷嚏、咳嗽时评估能否节制大便排出，是否有便意，是否有排便的紧急感等。

（2）触摸肛门皮肤：可引起肛门外括约肌收缩，若 $S_2 \sim S_4$ 反射弧未受损，则该反射存在。此反射与肛门内括约肌的功能无关。

（3）感觉评估：检查肛门周围的皮肤触觉及针刺觉。

（4）直肠指诊：评估感觉、随意收缩、耻骨直肠肌张力、直肠穹窿和粪便硬度。

5. 球海绵体反射

快速弹击或挤压阴茎龟头或阴蒂可触及直肠收缩。随着挤压阴茎头或压迫阴蒂识别出肛门括约肌张力增加，引出球海绵体反射。该反射在上运动神经元病变中表现活跃，而在下运动神经元病变中和脊髓休克期则消失。

50 岁以上需进行大便潜血检查。评定患者的知识、认知功能，判断患者可否自行完成肠道护理或需要他人协助。

（三）物理检查

1. 肛门直肠测压（anorectal manometry，ARM）

肛门直肠测压是最常用的检查之一，常用灌注式测压，以了解和量化评估肛门、直肠的维持自主排便的功能，有助于评估肛门括约肌、直肠有无动力和感觉功能障碍。

2. 直肠动力学检查

直肠动力学检查尚处于研究阶段，其实际价值和对康复治疗的相关性还有待进一步探讨。该项检查用来测量肛管直肠内排出和阻止排出的力量作用，与研究膀胱排空的尿动力学很相似。在静止和肛门直肠刺激时测量，通过手指刺激、Valsalva 动作、直肠快速扩张（即空气快速注入球囊和从球囊中排出从而引出直肠肛门抑制反射）、缓慢持续向直肠球囊灌注盐水刺激肛门直肠时，同时记录直肠、肛门压力和外括约肌的肌电图。

3. 胃肠通过测定

用于判断结肠通过情况，主要了解在一定的时间内标志物的分布，判断是通过缓慢还是排出障碍。目前使用简易方法，采用口服 20 根钡条，48 h 后，排出量 > 90% 为正常，如存留的钡条大部分集中在乙状结肠和直肠区域则提示为出口梗阻型便秘，必要时可在 72 h 再摄片一张以助判断。目前，肛门直肠测压和胃肠通过测定是国内常用且有效的检查手段。

三、神经源性肠道功能障碍康复治疗

神经源性肠道功能障碍的治疗方法应根据患者特定的问题采用不同的方法，并且要全面考虑患者的身体状况以及他们的文化、社会背景、性别和职业。跨学科的团队来评价和设定目标，将肠道管理合并到综合康复计划，旨在恢复和重建肠道功能，减少并发症，提高生活质量。

（一）建立多层面的肠道管理制度：实现最大的执行度

建立肠道计划应以患者为中心，最大限度地提高患者独立管理肠道功能的能力，以达到最大的执行度。肠道管理的目标是使大部分患者自己在厕所便器上利用重力和自然排便的机制独立完成排便，具备在社会活动时间内能控制排便的"社会节制"功能。全面的肠道护理是帮助排便的方法，包括以下一个或多个成分：排便习惯、体位，辅助器械，直肠刺激或诱发排便，辅助手法（腹部按摩）等。目前，多层面的肠道管理方案虽然是神经源性肠道患者首选的照护方法，但遗憾的是评估不同的肠道管理方案效果的研究却非常有限，缺乏高水平的证据以证明其有效性，缺乏大样本、高质量的临床研究。

（二）饮食管理：膳食纤维对神经源性肠道功能促进作用不是都有效

增加水分和纤维素含量高的食物，如蔬菜、水果、谷物产品等，减少高脂肪、高蛋白食物的大量摄入。饮食习惯及原来的膳食结构对纤维饮食址的决定有参考价值，大便的黏稠度是重要指标，纤维饮食对粪便黏稠度和排便频率的影响必须评估，最初每天饮食中纤维素中的含量不应少于 15 g。根据"美国成年脊髓损伤患者神经源性肠道功能障碍的处理指南"（以下简称指南）指出脊髓损伤患者增加纤维摄入并不能像正常人一样改善大肠运动能力。尽管许多研究对此仍存在争议，但相关研究仍表明，每日纤维摄入量低于通常认可的脊髓损伤患者每日摄入量（20～30 g/d）对降低心脏疾病和肿瘤的发生有益。近年研究发现，膳食纤维对便秘也有负性作用，如产气、腹胀等。Valles、Krassioukov 等研究提出脊髓损伤患者饮食中增加纤维，并不能促进"正常肠功能"，甚至可能有相反的作用，故膳食纤维的摄入量仍有待研究。

液体摄入对调节粪便黏稠度、平衡膀胱管理有益，应均衡考虑尿量过多而增加膀胱护理的工作量。通常，摄入的液体应该比标准指南中用来估计一般人群的需要量（National Research Council，1989）大约多 500 mL/d，指南建议液体摄入量可按以下公式计算：1 mL/kcal+500 mL/d 或 40 mL/kg+500 mL/d。但是，目前缺乏相关研究来支持指南的建议。对于神经源性肠道的患者结肠通过时间的延长也将导致大量液体重吸收和坚硬粪便的形成，如果患者的肾功能正常，在饮食中逐渐增加液体的摄入量可以预防便秘或者大便嵌塞，然而，对于进行了间歇性导尿的患者，间歇性导尿的频率就需要增加，以避免膀胱过度膨胀。因此，对于脊髓损伤患者液体的摄入量还需进一步研究以寻找理想的水平。

（三）栓剂的使用：成功的肠道管理项目常见的和成功的元素之一

放置栓剂或小型灌肠剂时应尽可能高地将其插入直肠穹窿，贴着黏膜线放置。比沙可啶和甘油是最常见栓剂的有效成分。经常使用含有比沙可啶的栓剂，可刺激感觉神经末梢，使局部和肠管调节反射增加蠕动，常常以排气为信号。通常第一次排气需要 15～60 min，之后不久粪便排出。通过使用以聚乙二醇为基础（PGB）的比沙可啶栓剂，而不是以植物性硬化油为基础（HVB）的比沙可啶可以明显减少肠道护理时间。

（四）手指刺激：促进肠道排泄有效的辅助手段

在长时间等待栓剂起效时，可使用手指刺激。手指刺激可诱发出圆锥调节的反射性直肠蠕动波，完好的直肠肛门抑制性反射可诱发肛门内括约肌舒张和排便。但因直肠感觉减弱，故需定期进行排便。手指直肠刺激后自发性结肠蠕动性收缩在治疗期间及结束后 5 min 内与治疗前比较，每分钟平均蠕动次数明显提高，蠕动频率在手指直肠刺激治疗期间和治疗结束后 5 min 内没有变化，5 min 后刺激性蠕动消失。但需注意，手指直肠刺激易引发自主神经过反射，要注意监测患者的血压。

（五）腹部按摩及肌肉训练

腹部按摩能增强直肠蠕动动力，缩短结肠通过时间，促进感觉反馈的传入和传出，减轻腹胀，增加每周的大便次数。腹部按摩可从盲肠部位开始，顺着结肠的走行，沿顺时针方向进行，每天至少 15 min。Ayas 等研究充分说明了腹部按摩增加每周排便次数，减少结肠转动时间。同时，站立和步行可减少便秘，增加肠道蠕动。腹肌和骨盆肌肉的力量在排便动作中发挥着重要作用，应协助患者进行腹肌训练和吸气训练，如仰卧起坐、腹式深呼吸和提肛运动等。但四肢瘫痪患者活动明显受限，对排便很不利。

（六）排便体位

排便体位以蹲、坐位最佳，采用此两种体位时肛门直肠角度变大、伸直达到有效的排便角度，借助重力使粪便易于通过，也易于增加腹压。若不能采取蹲、坐位，可采取左侧卧位。同时，可借助腹肌和骨盆肌肉的力量进行腹肌训练和吸气训练，如仰卧起坐、腹式深呼吸和提肛运动等。对于脊髓损伤的患者也可使用辅助装置协助排便。辅助装置常包括一个站立台和一个改良的马桶，Uchikawa 研究发现，站立台可减轻脊髓损伤患者的便秘。如果使用具有视觉反馈装置的改良冲水马桶装置可以显著减少排便的护理时间。

(七)灌洗技术：一项前景良好的重建肠道控制方法

经肛门灌洗（transanal irrigation，TAI）系统经肛门将灌洗液灌入直肠和结肠以辅助粪便从肠道排出（图3-1）。通过规律的排空肠道，TAI能帮助重建肠道控制功能，使用者能选择排泄的时间和场所。对于大便失禁的患者，有效地排空直肠和结肠的粪便，使新产生的粪便在两天的时间内不能到达直肠，因此在二次灌洗前不会出现漏粪的现象。对于便秘的患者，规律地排出直肠乙状结肠的粪便促进粪便在结肠内顺利地运输，预防梗死的发生。Del Popolo进行的一个多中心的研究结果显示，TAI对于失禁的有效率是68%，对于便秘的有效率是63%。Emmanuel综述TAI是比保守的肠道管理更为有效的方法减轻患者的症状和改善其生活质量。我们也同时注意到，由于长期的灌洗，患者发生肠穿孔的风险也将大于短期的临床试验观察，但是发生的情况较少，大约每50 000次灌洗发生1次（Faaborg, Christensen等）。总体评价看来，TAI是值得被推荐用于大多数严重的神经源性肠道的患者。

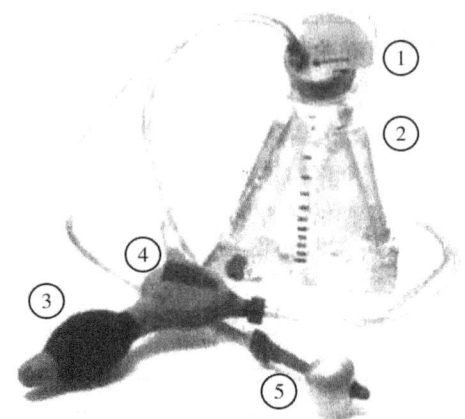

图3-1 The Peristeen（Coloplast A/S，DenmarkJ 经肛门灌洗器
①螺旋盖，用于连接控制装置和储水袋；②储水袋；③打气泵（用于给气球打气和泵水）；④调节打气和泵水的控制装置；⑤带球囊的涂膜直肠导管。

（八）生物反馈训练

通过生物反馈训练，患者可以学会控制肛门外括约肌的功能。生物反馈训练使肛门括约肌收缩压、收缩时间及直肠液体潴留容量明显提高，直肠肛门协调功能也有改善，感觉到便意的阈值降低，大便频率及失禁的次数减少。对于便秘的患者可通过生物反馈治疗训练骨盆底肌肉放松和模拟练习排便。前者是在肛管或接近肛门的地方放置感应器，用于监测并给患者提供骨盆底肌肉的反馈信息；后者是在直肠内放置一个贮满水的气囊，模拟练习排便。但在早期的研究中，生物反馈训练的效果并不尽如人意，仍需进一步的探讨。

（九）电刺激疗法

电刺激疗法主要包括经皮电刺激疗法、经直肠电刺激疗法、经膀胱电刺激疗法和骶神经调节疗法，通过改善血流，促进蛋白质合成，加强肌肉力量，调节感觉的传入、传出及自主神经通路，改善肠道功能。相关文献通过分析指出，目前常用的电刺激疗法主要包括经皮电刺激疗法、经直肠电刺激疗法、经膀胱电刺激疗法和骶神经调节疗法。就目前的临床报道，电刺激疗法在一定程度上能提高患者的肠道控制能力，改善患者的大便失禁或便秘的症状，但随机对照试验数量较少，样本量小、干预强度、结局指标、随访周期不一致，仍需进一步的临床研究以验证其效果。

（十）药物治疗：增加肠道康复成功率

口服药物作为严重便秘和其他保守治疗的辅助治疗方法，增加肠道康复成功率，主要包括减少胃肠道通过时间的药物（如西沙必利、普鲁卡必利等）和缓泻剂。常用的泻药包括以下几种。

1. 容积性泻药

容积性泻药又称膨化剂，可增加肠内渗透压和阻止肠内水分被吸收，增强导泻作用，包括多纤维素食物，如小麦麸皮、魔芋、琼脂、车前子制剂等。

2. 渗透性泻药

渗透性泻药主要包括各种盐类和糖类渗透性泻药。口服盐类渗透性泻药如硫酸镁、硫酸钠等，可使肠内渗透压增高，阻止肠道回吸收水分，增加肠内容物的容积，从而刺激肠壁蠕动，促进排便，一般多用于肠道检查前清洁肠道。糖类渗透性泻药如乳果糖，可在肠道内被细菌酵解为单糖，增加渗透压，刺激结肠蠕动，产生腹泻。

3. 刺激性泻药

刺激性的缓泻剂可增加肠道的动力以缩短水分的再吸收时间，如番泻叶、磷酸盐等。此外，一些中成药，如四磨汤的破滞降逆、补气扶正的功效；六味安消的和胃健脾、导滞消积之功效，可用于治疗消化不良、便秘；麻仁丸等可防止大便干结。对于大便失禁者，可给予较缓和的收敛剂，如碱式碳酸铋等。

（十一）外科手术：顽固性肠道功能障碍的选择

顽固性便秘或失禁的患者，经一般康复治疗无效者，可通过外科手术治疗提高神经源性肠道管理的成功率。常用的方法有选择性骶神经后根切断配合骶神经前根电刺激和肠造瘘。研究者将微电极或微型芯片直接置于 $S_2 \sim S_4$ 前根，再配合骶神经后根切断术以除去反馈性抑制作用，可获得良好的排便效果。Chia 等通过肛门直肠测压研究发现，脊髓损伤患者骶神经根植入微芯片并灌输刺激物能提高肠功能。对于严重排便困难且改变肠道治疗方案后无反应的患者，结肠造口术可以缩短肠道护理时间，增加内理能力和改善生活质量。

（十二）并发症的治疗

1. 直肠出血

创伤性表面黏膜侵蚀是目前为止脊髓损伤后直肠鲜红色出血最常见的原因，通常表现为手套或大便带血，这需要与痔疮引起的出血（即出血来源于痔疮内高压）鉴别，它通常表现为血滴在便桶里或管道血块。频繁发生直肠出血的患者通过潜血检查筛查结肠直肠癌价值不高，可以通过乙状结肠软镜检查筛查年龄大于 45 岁的患者，如果看见息肉或肿瘤，行完整的结肠镜检查。

2. 肛管直肠过度扩张

括约肌过度松弛张开、直肠脱垂常是非常大且硬的粪便慢性压迫所致。软化大便，且进行人工排便时操作手法轻柔以防过度牵拉括约肌可避免肛管直肠过度扩张。

3. 自主神经反射障碍

自主神经反射障碍常发生于 T_6 以上脊髓损伤患者。粪便的嵌塞是引起自主神经过反射最常见的原因，其次是大面积腹胀和常规手指直肠刺激。人工排便时在润滑剂中加入利多卡因可减少额外的伤害性感觉冲动传入。

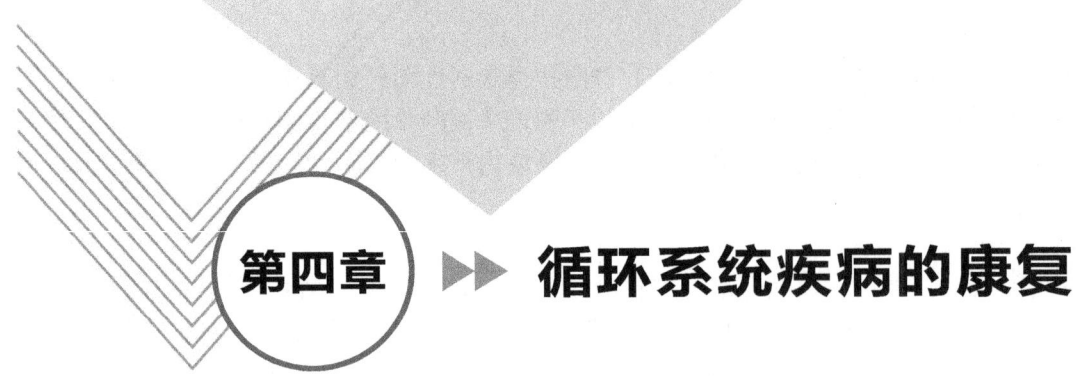

第四章 循环系统疾病的康复

第一节 冠心病

一、概述

1980年世界卫生组织关于世界卫生状况的第六次报告中指出:"在工业化国家里,那些对生产、社会及家庭承担责任最高的年龄组中,心血管疾病尤其是缺血性心脏病占早期死亡原因的首位。发展中国家,当他们继续发展工业时也可能出现这种趋向。"在我国,随着传染病的逐渐控制、人口平均寿命的提高及人民生活质量的改善,冠心病病人也逐渐增多,而在一些城市或地区已成为人口死亡的主要原因。冠心病已成为当代世界威胁人类健康的主要疾病之一。北京阜外医院"七五"期间在冠心病高发的北京和低发的南宁收集15~39岁非正常死亡年轻人主动脉标本324例,证实北京标本从15岁起主动脉内膜增生、内膜增厚、横纹结构等均明显高于南宁标本,说明北京地区发病年龄早于南宁。最近WHO组织的有26个国家40个协作中心参加的MONICA研究的中国部分在国内19个单位的协作下,按WHO统一的研究方案和国际标化的方法,对我国26个省、市、自治区的19个监测区,共计500万自然人群的心血管病发病、死亡登记、危险因素等方面进行监测,进一步明确了我国北方省、市、自治区的心血管病发病率和死亡率均高于南方各省、市,26个国家中我国冠心病死亡率除日本外属最低。

多数人认为发病率高是与其主要危险因素增加有关,冠心病的主要危险因素为高血压、高脂血症、吸烟、糖尿病、肥胖、体力活动减少及心理社会因素,后者与A型性格、反应过度及社会扶持有关,即经济发展、人口老龄化、生活节奏加快、心理压力增大、环境受到污染(包括噪声)、人群平均血脂增加、吸烟人数增加以及高血压患病率的增高等。不同地区气候条件的差异也可能是冠心病和急性心肌梗死发病率不同的原因之一。

我国近50年来,随着经济发展、人民生活水平的不断提高,冠心病病人也逐渐增多,在一些城市或地区已成为常见疾病。根据上海市和北京市的统计资料,冠心病死亡率自20世纪70年代以来都有显著上升。

冠状动脉缺血性心脏病在西方发达国家是患病率、死亡率和致残率最高的心脏疾患,因此,冠心病的康复医疗是发达国家研究最早,也最充分的一部分。1772年,英国人Heberden记载了心绞痛患者在每日坚持30 min的伐木工作后,症状几乎完全消失,这是目前西方文献中有关缺血性心脏病运动性康复的最早记录,1912年美国的Herrick证明心肌梗死是由于冠状动脉血栓引起的心肌坏死,1939年美国的M.Jlory等详细地研究了心肌梗死后的愈合过程,指出梗死灶至少要经过3周时间才能形成瘢痕组织,从而做出结论"即使是最小的心肌梗死,让患者卧床休息少于3周也是不明智的",于是内科权威们都提倡心肌梗死后要长期卧床,一直到20世纪50年代初,医生和患者都接受了"急性心肌梗死后卧床休息时间越长越好,活动越少越好"的概念,认为只有这样,才能减少心脏并发症(如心律失常、心脏停搏、室壁瘤形成和心脏破裂等),才能预防再梗死或猝死,至于从事消耗体力的职业活动、日常生活活动及性生活等，则认为很困难或根本不可能。但即使在那个年代，仍然有少数医生持怀疑态度，特别是在一些现代的心脏学实验室基础上开展的研究工作，对心脏病后长期卧床提出了有力的质疑，如血流动力学的数据表明：卧床休息使静脉回流量减少，心脏功能下降，因此在20世纪40年代末50年代初，心脏学家（如Harrison、Levine等）又提出了警告：不要对心脏病患者乱发安静卧床的指令或医嘱。

20世纪50年代以后，美国有名心脏学家提出了著名的"坐椅子疗法"（The Chair Treatment of Acute Coronary Thumbosis），即患者在第1周内（有些患者从第2天就开始）可以坐在安乐椅上，每天1~2h，结果是十分满意：全部81例患者无任何并发症，亦无任何血栓性栓塞和肺部感染等并发症发生。1952年Newman等报告300例急性心肌梗死患者，发病后两周内离床，4周内步行，结果也十分满意。1954年Hellerstein和Goldston等进一步提出了心肌梗死后经过心脏康复的患者恢复有报酬的工作和回归正常的社会生活问题，直到1957年，美国的Kombluen和Michels才首先发表了自己制定的心肌梗死后较完整的运动疗法方案。20世纪60年代开始了以遥测心电图监护心脏康复运动，大大提高了康复训练过程中的安全性。20世纪60年代初，美国、西欧、北欧等地大批心脏专家对心脏病，特别是冠心病的康复医疗进行了深入的研究，第一时间，早下床、早活动、早出院的康复训练方案如雨后春笋般问世，于是，WHO于1963年成立了"心血管病患者康复的专家委员会"，并于1964年和1968年分别提出了专门的报告，这又大大促进了心脏康复方面的研究。伴随着CCU水平的提高和对患者管理水平的提高，各种运动负荷试验进一步完善，对心脏功能和形态进行研究的手段的现代化，使专家们对冠心病的康复达到了相当高的水平。进入20世纪80年代后，发达国家对无并发症的急性心肌梗死大多已实施2周康复方案，即在发病后2~3d，由CCU转到普通病房并实施康复计划，一般7~14天出院，6~8周后复工，这已经成为心脏内科对心肌梗死的处理常规。1993年，WHO的专家委员会再次提出专门报告，强调在发展中国家心血管疾病康复的做法，并把以冠心病为主的心脏康复扩大到了几乎所有种类的心脏病患者。

在国内，有关冠心病康复医疗直到20世纪80年代初才开始起步，曲镕、孙雨明、周土仿等分别就急性心肌梗死、冠状动脉搭桥和经皮穿刺冠状动脉成形术后以及慢性冠心病的康复医疗等方面，做了一些开创性的工作，此后，有关冠心病的康复医疗虽然陆续开展起来，但迄今为止，仍然很不普及，研究的水平也与发达国家有很大差距。尽管与发达国家相比，我国冠心病的发病率、死亡率和致残率要低得多，但是，近年的资料表明，我国冠心病的发病率、死亡率正在迅速上升，已经成为循环系统疾病死因的第一位，冠心病的康复医疗正在成为我国心脏康复的重要研究课题。

二、诊断要点

根据临床、心电图、血清酶变化及冠状动脉病变的部位、范围、血管阻塞程度和心肌供血不足的发展速度、范围和程度的不同，可将本病分为五种临床类型。

（一）无症状型冠心病

无症状型冠心病也称隐匿型冠心病，包括症状不典型、真正无症状以及有冠心病史但无症状者。Framingham研究中，约1/4心肌梗死患者无临床症状。在尸检证实的急性心肌梗死患者中，47%临床上未被识别。虽然这些病人无症状，但静息或负荷试验（如运动试验）时，有心肌缺血的心电图改变，包括ST段压低、T波低平或倒置等。病理学检查心肌无明显组织形态学改变。无症状型冠心病患者的预后与症状型冠心病患者无明显区别，其预后主要与心肌缺血严重性以及左心室功能的受累程度有关。

（二）心绞痛型冠心病

患者临床上有心肌缺血引起的发作性心前区疼痛，病理学检查心肌无组织形态改变。参照世界卫生组织的"缺血性心脏病的命名法及诊断标准"，结合临床特征，将心绞痛分为下列几型。

1. 劳累性心绞痛

劳累性心绞痛常在运动、劳累、情绪激动或其他增加心肌耗氧量时发生心前区疼痛，而在休息或舌下含服硝酸甘油后迅速缓解。

（1）稳定型心绞痛：反复发作劳累性心绞痛，性质无明显变化，历时1~3月，心绞痛的频率、程度、时限以及诱发疼痛的劳累程度无明显变化，且对硝酸甘油有明显反应。

（2）初发型心绞痛：亦称新近期心绞痛，即在最近1个月以内初次发生劳累性心绞痛，也包括以往有过稳定型心绞痛的病人，已数月不发作心前区疼痛，现再次发作，时间未到1个月。

（3）恶化型心绞痛：亦称增剧型心绞痛，即原为稳定型心绞痛，但在最近3个月内心绞痛程度和发作频率增加、疼痛时间延长以及诱发因素经常变动，通常在低心肌耗氧量时引起心绞痛，提示病情进行性恶化。

2. 自发性心绞痛

心绞痛发作与心肌耗氧量增加无明显关系，疼痛程度轻重和时间较长，且不易被舌下含服硝酸甘油缓解，心电图常出现一过性ST段改变，但不伴有血清酶变化。

（1）卧位型心绞痛：常在半夜熟睡时发生，可能与做梦、夜间血压波动或平卧位使静脉回流增加，引起心功能不全有关，致使冠状动脉灌注不足和心肌耗氧量增加，严重者可发展为心肌梗死或心脏性猝死。

（2）变异型心绞痛：常在昼夜的某一固定时间自发性发作心前区疼痛，心绞痛程度重，发作时心电图示有关导联ST段抬高及相背导联ST段压低，常伴严重室性心律失常或房室传导阻滞。本病为正常或粥样硬化冠状动脉发生痉挛所致，患者常发生ST段抬高部位的心肌梗死。

（3）中间综合征：亦称冠状动脉功能不全、心绞痛状态或梗死前心绞痛，患者常在休息或睡眠时自发性发作心绞痛，且疼痛严重，历时可长达30 min以上，但无心肌梗死的心电图和血清酶变化。

（4）梗死后心绞痛：为急性心肌梗死发生后1～3个月内重新出现的自发性心绞痛，通常是由于梗死相关冠状动脉发生再通（不完全阻塞）或侧支循环形成，致使"不完全梗死"，其尚存活但缺血的心肌导致心绞痛，同样，也可由于多支冠状动脉病变引起梗死后心绞痛。

初发型心绞痛、恶化型心绞痛和自发性心绞痛常统称为不稳定型心绞痛。

3. 混合性心绞痛

患者在休息和劳累时均发生心绞痛，常由于冠状动脉一处或多处严重狭窄，使冠状动脉血流突然和短暂减少所致，后者可能是由于一大段心外膜冠状动脉过度敏感，内膜下粥样硬化斑块处张力增加，血小板血栓暂时阻塞血管，血管收缩和阻塞合并存在和小血管处血管张力变化。

（三）心肌梗死型冠心病

心肌梗死型冠心病为冠心病的严重临床表现类型，基本病因是在冠状动脉粥样硬化病变基础上发生斑块破裂和出血、血管痉挛、血小板黏附和聚集及凝血因子的参与，导致血栓形成和血管腔阻塞，引起心肌缺血性坏死。患者临床表现有持久的心前区剧烈疼痛，伴有典型心电图和血清酶浓度序列改变，根据心电图表现，可将急性心肌梗死分成穿壁性、Q波心肌梗死和内膜下、非穿壁性、非Q波心肌梗死，前者表现为异常、持久的病理性Q波或QS波以及ST段弓背向上抬高；后者表现为无病理性Q波但有ST段抬高或压低和T波倒置，有时病史不典型，心前区疼痛很轻微甚至缺如，而以其他症状为主要表现，如心力衰竭、休克、晕厥、心律失常等。

在急性心肌梗死恢复期，某些患者可呈现自发性胸痛，有时可伴有心电图改变，如伴血清酶再度增高，则可能为急性心肌梗死扩展，如无新的血清酶变化，其中某些病例可诊断为梗死后综合征；某些为自发性心绞痛，其他方面的诊断方法有助于建立确切诊断。心肌梗死急性期抬高的ST段迅速明显下降或恢复期病理性Q波自行性消退，提示梗死有关冠状动脉再通，左心室功能受损较小；相反，急性心肌梗死两周后ST段持续抬高常示梗死区室壁活动严重异常或梗死区膨出，室壁瘤形成。决定心肌梗死患者预后的重要因素是心肌梗死范围大小，这取决于梗死区残余血供状态，即梗死有关的冠状动脉阻塞程度及侧支循环状态，心肌梗死范围大小也是影响左心室功能的决定因素，后者对患者的预后具有重要作用。

（四）心肌硬化型冠心病

心力衰竭和心律失常型冠心病又称心肌硬化型冠心病，本型冠心病是由于心肌坏死或长期供血不足，使纤维组织增生所致，其临床特点是心脏逐渐增大，发生心力衰竭和心律失常，通常被称为缺血性心肌病。必须指出，绝大多数缺血型心肌病患者有心肌梗死史和心绞痛症状，说明这些患者存在着严重的冠状动脉病变，仅极少数患者可无明显的冠心病心绞痛症状或心肌梗死史，对这些患者需行选择性冠状动脉造影以明确诊断。有心力衰竭和严重心律失常的病人预后甚差。

（五）原发性心脏骤停型冠心病

在动脉粥样硬化基础上，发生冠状动脉痉挛或冠状循环阻塞，导致急性心肌缺血，造成局部心电不稳定和一过性严重心律失常（特别是心室颤动）所致，由于本型病人经及时积极抢救可以存活，故世界卫生组织将本型称为"原发性心脏骤停型冠心病"。猝死型冠心病好发于冬季，年龄一般不太大，可在多种场合突然发病，半数猝死型冠心病患者生前无症状，大多数病人发病前无前驱症状，部分病人有心肌梗死的先兆症状。用无创性（如24 h动态心电图记录或晚电位测定等）和创伤性（如电生理检查）方法早期检出发生心脏骤停的高危冠心病患者，并及时选用抗室性心律失常药物，对预防猝死的发生有重要的价值。

三、康复目的

1. 住院期间早期康复目的
（1）保持当前身体的功能水平，防止失用。
（2）解除焦虑和抑郁等心理负担。
（3）安全过渡到生活自理。
（4）评价心脏对运动和身体活动的反应。
（5）对患者及其家属进行有关的宣教和咨询。

2. 亚急性期康复目的
（1）保持并进一步改善出院时的心脏功能。
（2）从日常生活的完全自理，过渡到恢复正常的社会生活，工作年龄的患者争取恢复有报酬的工作，达到经济上的自立。
（3）在保证安全的范围内，按出院时的运动处方和出院后的计划安排，逐步地从低水平开始体力训练。
（4）进一步恢复心理平衡，开始针对自己的危险因素在生活方式上做出认真的改变。

3. 恢复期康复目的
（1）在安全范围内制定一个强化的、高水平的个别化训练计划，发挥出最大的潜力。
（2）进一步改善患者的心理状态和控制危险因素。
（3）最大限度地提高患者的生活质量和生活满意度，使患者能像一个完全健康的人，有信心也有能力参与到社会生活的各个方面。

四、康复评定

（一）生活评定

冠心病所造成的心血管功能异常的程度与患者的致残水平往往不一致，因此，从整体上的水平考察心脏疾病所造成的后果，首先需要评定患者基本的日常生活能力，如吃饭、穿衣、大小便、外出及社交活动等，甚至于工作能力，这些能力实际上反映了患者生活质量的优劣，具有十分重要的意义。

目前常用巴氏指数法（Berthel Index）和功能独立性测定（FIM）来测定基本生活能力。

ADL能力分为3级：大于60分为良；60～41分为中，有功能障碍，稍依赖；小于40分为差，依赖较明显或完全依赖。

FIM评定：根据患者是否需要他人帮助，将病人的功能分为独立和依赖两大类，各包括2个和5个功能级别，共计7个等级。其总的评分标准如下。

（1）独立：无须他人帮助即可完成活动，包括2个功能等级，分别为7分者能在合理的时间内规范、安全地完成活动，6分者需用辅助工具或需时较长或有安全方面的顾虑。

（2）依赖：需他人监护或帮助可完成活动，包括5个等级，分别为5分者需非接触性帮助或使用矫形器；4分者需最小量的接触性帮助，帮助量小于25%；3分者需中等帮助，能独立完成整个活动的50%～75%；2分患者仅能完成整个活动的25%～50%；1分者需完全依赖。

除了基本日常生活活动能力之外，每个人在日常生活中还能通过使用器械、设备等去完成一些复杂的日常生活活动，称为使用工具的（或复杂的）日常生活活动，这包括许多方面的内容，如能否使用厨具、灶具做饭，能否使用电话，能否利用清扫工具清理家庭卫生，能否管理钱财，能否利用交通工具，能否自己管理药物，能否自己外出购物，能否使用小型工具和做一些技巧性的活动，能否使用媒体如电视机、录像机，等等。只有这样，才能对患者个体的独立生活能力做出比较准确的评估。

为了判定心脏病患者身体的活动能力，须使用一些客观的、定量的数据，与患者主观的感觉一起，对患者身体的活动能力做出科学的判断。我们必须实际地、客观地测定患者身体活动的潜力，同时测定某项活动实际所需要的体力付出，如果前者超过了后者，那么我们就可以比较肯定地说患者有能力完成该项身体的活动，或者说是安全的。在心脏康复中，这种方法主要是通过测定耗氧量（摄氧量），从而通过能量代谢的水平来实现的，首先对某项活动的能量需求做出定量的判断（表4-1）。然后用与心电图运动试验同时进行的气体代谢分析仪直接测得患者的峰值摄氧量和最大摄氧量，我们就可以准确地判断患者能否参加某项活动了。一般说来，只要最大代谢当量的60%～70%的数值不超过该项活动所需求的能量数值，那么从事该项活动就是安全的。

表4-1 日常活动的能量消耗表

活动	最小MET	最大MET	内容
穿衣	2	3	
开车	1	2	剃须、刷牙、梳头
进食	1	2	
做个人卫生（坐位）	1	2	
做个人卫生（站位）	2	3	血管扩张，毛巾擦身→可能胸痛
卧床（清醒）	1	2	血管扩张，毛巾擦身→可能胸痛
性生活	3	5	分级增加或顶风
沐浴	3	4	分级增加或顶风
静坐	1	2	分级增加或顶风
盆浴	2	3	分级增加或顶风
步行1英里/小时	1	2	分级增加或顶风
步行2英里/小时	2	3	
步行3英里/小时	3	3.5	
步行3.5英里/小时	3.5	4	
步行4英里/小时	5	6	
步行上楼	4	7	

（二）临床评定

1. 临床症状

临床上，判定心肌缺血的主要方法是心绞痛的有无及其程度，对一个具体的病人而言，其症状是否判定为心绞痛则依据其发作的诱因、部位及性质、持续的时间、缓解的方式及伴随的症状来综合考虑，而心肌缺血的程度则从其心绞痛的发作频度的多少、持续时间的长短、缓解疼痛的难易、诱发因素的多少及量度、疼痛部位及性质的变化等方面来判定。对于无痛性心肌缺血患者则另当别论。

2. 心电图

在心电图上，判断心肌缺血的主要观察项目是ST段、T波、u波和QT间期，其中最主要的是ST段的变化，在心电图方面判定心肌缺血，主要观测以下项目。

（1）ST段。

①缺血型ST段降低：在临床上判断心肌缺血最有价值，从ST段平直延长发展到ST段降低，往往意味着心肌缺血的加重，主要表现为：

水平型压低：最常见，是冠状动脉供血不足的特征性表现。

下斜型压低：常合并乳头肌损害，提示冠状动脉供血不足较严重。

弓背型压低：其压低的程度常很严重，常合并乳头肌损害。

下陷型压低：常见于心绞痛发作。

②近似缺血型ST段降低：其R波顶点垂线与ST段的夹角小于但接近90°，QX/QT > 50%，而且降低 > 0.075 mV，降低的ST段长度 > 0.08 s，此近似缺血型降低在临床上也有一定的意义，但其意义不如以上的缺血型降低重要。

③ST段平直延长：ST段与T波近侧支的光滑融合形态消失，两者之间的角度变锐，ST段在基线上平直延长0.12 s，此情况多出现于V5～6导联，往往是前壁或心尖部心内膜下心肌缺血的早期征象。

（2）T波改变：T波改变的意义小于ST段的特征性变化。

①T波形态改变：双肢对称。

②T波振幅和方向改变：在R波为主的导联中，T波低平、平坦或倒置。

③早搏后T波改变。

（3）u波改变。

①u波倒置：在T波直立的导联中，u波倒置。

②早搏后u波振幅增高，同时伴有T波改变。

（4）QT间期变化：QT间期延长。

（5）其他指标：包括QRS波增宽和电压降低、传导阻滞、心律失常、$Ptfv_1$负值增大等，这些指标既无特异性，也不敏感，但在排除其他影响因素时，可以作为心肌缺血程度的判定指标之一。

以上变化为慢性的长期冠状动脉供血不足导致的心肌缺血心电图变化。在急性冠状动脉供血不足时，表现为典型心绞痛和变异型心绞痛，其心电图的表现可以是在原来正常的心电图基础上出现新的变化，也可以是在原来慢性冠状动脉供血不足的图形基础上进一步加重，其心电图的特点是一过性和不稳定性。

典型心绞痛的心电图表现与以上慢性冠状动脉供血不足相同，只是心电图变化为一过性的，而变异型心绞痛的表现有其自己的特点，表现为：①各导联移位的非一致性，对向病变部位的导联ST段升高，而对应导联的ST段下移；②ST段抬高多较显著，多数达几个毫米；③发作的缓解期，ST段正常或下移；④T波升高变尖，T波升高多在ST段抬高之前，发作后T波可出现倒置，这些倒置的T波可在数分钟到几天内恢复原状；⑤可伴有S波减小甚至消失或R波增高，也可伴有R波暂时性降低或消失，出现一过性Q波，但无急性心肌梗死的证据，也可出现一过性的心律失常。

有的学者将急性冠状动脉供血不足的心电图分为三度：Ⅰ度仅有T波高，Ⅱ度QRS波群无变化，Ⅲ度则出现QRS改变，原来的S波消失，ST段呈单相曲线，但无病理性Q波出现。

3. 心电图运动试验

心电图运动试验在冠心病的临床评价中占有重要的地位，虽然运动试验不是最敏感的检查手段，但在监测疾病的可靠性与效价比上仍不能为其他诊断方法所替代，大量的研究显示运动试验的结果可以预测基础心脏病的严重程度，提供康复数据并可用以指导对预后的评估。

心电图运动试验常用踏车、二阶梯或运动平板，监测参数有心电、血压、运动功率、吸氧量及持续时间等。它可用于以下方面：①症状的评价；②冠心病的严重程度，包括事件前的程度和事件后的危险分级、猝死或血管再通手术的需要；③选择和评价最有效的治疗；④疾病的发展；⑤潜在的冠心病筛选；⑥心律失常的评估；⑦心功能的储备评估；⑧指导制定运动处方；⑨残疾的评定；⑩起搏器和埋藏式除颤器的功能评价。

心电图运动试验的方案多采用 BRUCE 方案、BALKE 方案和 CAEP 方案。

需要指出的是，运动试验不是一成不变的，应根据病人对运动的反应进行适当调整，前提是尽量使运动试验标准化，以免影响结果。运动试验的终止有两种情况，一种是按计划完成运动试验而患者无须终止试验的反应，另一种情况是患者在运动试验过程中出现阳性结果或严重不适。终止运动试验的指征如下。

①ST 段水平或下斜型下降，距基线大于 0.1 mV。
②无 Q 波导联上 ST 段抬高，距基线大于 0.1 mV（除外 aVR）。
③功能能力的评估小于 3 MET。
④运动诱发严重心律失常或高度房室传导阻滞。
⑤运动量增加时心率下降。

4. 动态心电图

由于动态心电图不受身体的体位和活动的限制，在 24 h 甚至更长的时间内监测心电图，通过观察 ST 段的变化，可以大大提高对短暂心肌缺血的检出率，而且能充分反映检查者的活动、症状、用药与心电图的关系，有助于心肌缺血及其程度的判定。另外，检查者的活动、症状、用药与心电图的关系有助于心肌缺血及其程度的判定。通过对恶性心律失常的检测，可以检出高危冠心病，还可以测定心率变异性（HRV）而对冠心病患者的猝死危险性进行分层判定。

（1）判定心肌缺血及其程度：近年来对心肌缺血的认识有了新的概念，以心绞痛代表心肌缺血的概念得到了更新，代之以"总缺血负荷"。它是指所有的缺血事件发作，不论是否有缺血的症状发生，有症状的缺血事件是心绞痛发作，无症状的缺血事件为无症状性心肌缺血发作，两者的危害相似，冠心病的预后与总缺血负荷有关，检出患者的无症状性心肌缺血并测定总缺血负荷，以动态心电图为最佳选择。

①由于心绞痛历时短暂，常规偶测心电图往往难以捕捉到发作时的 ST 段改变，而动态心电图则可达此目的，并且可以根据心绞痛发作的时间、精神状态、活动或休息等情况对照动态心电图记录而确定心绞痛的类型和程度，所以，动态心电图极大地提高了心绞痛诊断的阳性率和精确性。但心绞痛发作时也可没有 ST 段变化，值得注意。

②用动态心电图监测无症状性心肌缺血简便、准确、实时、可重复、可定量者，无症状性心肌缺血的发生率远高于心绞痛的发作，但健康者的 ST 段移位的检出率也有 2%~32%，所以缺血性 ST 段移位的标准是影响假阳性的重要因素。

国际上判定无症状性心肌缺血的"三个一"标准：ST 段在原基线的基础上压低或抬高 1 mm，均在 J 点后 0.08 s 测定；ST 段明显移位至少持续 1 min；两次心肌缺血事件发作的间隔时间至少 1 min。用此标准仍有许多假阳性的缺血事件发生，有人又提出了诊断缺血性 ST 段移位的补充排除条件，从而提高了诊断心肌缺血的特异性，其排除条件为：①ST 段降低前 10 个 R 波的平均幅度高于 ST 段降低最显著时 R 波的 20%，可能由体位改变所致；②突然发生的 ST 段下移型降低，可能属伪差或体位所致；③伴随 PQ 段降低的 ST 降低可能由心动过速所致。Wademence 将无症状性心肌缺血分为三型：Ⅰ型，完全无临床症状；Ⅱ型，曾患心肌梗死，但目前无临床症状；Ⅲ型，有心绞痛发作，同时伴有无症状性心肌缺血发作，此时无症状性心肌缺血约占总缺血负荷的 76%，而且反复缺血有累加效益。

（2）检出有恶性心律失常的高危冠心病患者：冠心病患者约有 1/4 以猝死作为最初和唯一的临床表现，而猝死的主要原因是恶性心律失常，即室颤、室扑、尖端扭转型室速、短阵室速、RonT 型早搏和 RonP 型早搏等。

（3）心率变异性（HRV）：心率变异性近几年受到了普遍重视，方法为 24 h 动态分析 RR 间期。具体分析方法和标准主要有：①连续 RR 间期的标准差测定（SDRR）：测定 24 h RR 的平均值和标准差，这是 HRV 的最基本方法；②连续 RR 间期差值的标准差测定（sDRRR）：测定 24 h RR 间期与前 -RR 间期差值的标准差；③心率变异指数（HRVI）分析面积法：用面积法将动态心电图记录到的 RR 分布的柱状图看作是一个三角形，计算得出三角形底边即 HRVI，其计算公式为：HRVI=2× 三角形面积（S）

/三角形高（h），其正常值 > 25，此法简单、可靠，预测急性心肌梗死突发事件和预后的敏感性和特异性较高；④心率变异指数（HRVI）分析直测法：直接测定柱状图三角形底边即 HRVI，以 1/128 s 作为一个单位，其正常值 > 39。

HRV 分析作为无创性测定急性心肌梗死患者交感、迷走神经活动水平及其均衡性变化的有效方法，对预后有重要的预测价值，急性心肌梗死患者的迷走神经活动水平降低，交感神经活动水平增强，二者调控心脏电活动的均衡性发生了改变，HRV 缩小是急性心肌梗死患者预后不良到一个独立指标，其意义与左室功能不全、运动试验阳性和室性心律失常相同，甚至有学者认为更具敏感性和特异性。

5. 心向量图

心向量图是按心脏电激动顺序记录瞬间心肌除极过程的图形，根据 ST 向量的改变和 T 向量环的改变判定心肌缺血，但并不比心电图优越，根据 QRS 向量环的改变对普通心电图不易分辨的情况，如对心肌梗死进行鉴别等，对普通心电图的诊断起到补充作用。

6. 心室晚电位

心室晚电位（VLP）是指心室除极末仍然存在的一种高频、低振幅、多形性的电活动，普通心电图难以捕捉到。目前多用非创伤性的体表信息叠加心电图记录，常用时间叠加法，即室阈法，主要测定三个参数：① RMS40，即 QRS 终末 40 ms 的均方根电压；② LAS40，即 QRS 尾部振幅低于 40 mV 部分持续的时间；③ QRST，即 QRS 总时间。目前多采用以下诊断标准：QRST > 120 ms，LAS40 > 40 ms，RSM40 < 25 mV，三项中有任何两项或两项以上异常即可诊断为阳性。在心肌梗死患者中，VLP 阳性患者的预后差，左室射血分数低，并发室性心律失常较多，下壁心肌梗死 VLP 阳性患者较前壁梗死比例大，在心绞痛患者中也有类似发现。

7. 选择性冠状动脉造影

选择性冠状动脉造影是用心导管经动脉选择性地插入左和右冠状动脉口，注入造影剂，显示冠状动脉走行和病变的检查。目前，这种方法被认为是临床上判断冠状动脉病变部位和程度最可靠的方法，并被称为"金标准"。

（1）适应证：①可疑心绞痛或可疑心肌梗死患者；②心电图有心肌缺血或心肌梗死的表现或有心脏增大、心功能不全，但没有心绞痛或心肌梗死病史；③确诊的冠心病患者，拟做经皮冠状动脉成形术或冠状动脉旁路搭桥术；④冠状动脉旁路移植术、经皮冠状动脉成形术和冠心病患者的随访。

（2）禁忌证：①急性心肌梗死后 4 周内，但为紧急进行冠状动脉再通手术患者例外；②合并不能控制的严重心功能不全或严重心律失常者；③反复的再梗死、明显的心脏扩大、广泛的心肌纤维化患者；④合并恶性肿瘤等威胁生命的重症慢性疾病，严重感染、原因不明的发热以及精神病患者；⑤年老体弱者；⑥电解质紊乱，特别是血钾过低者；⑦碘过敏者（轻者可试用非离子型造影剂）；⑧出血性疾病，或者尚在服用抗凝剂过程中。

（3）造影结果判断：在冠心病患者，可以发现血管腔狭窄、不规则、内壁粗糙，病变可局限或累及整支血管，血管可完全阻塞，狭窄可呈同心性，也可呈偏心性，个别患者可出现局限性管壁扩张，或呈蚓状扩张，狭窄的冠状动脉分支显影迟缓，造影剂流失缓慢，闭塞的血管远端侧支循环丰富时，可表现为一侧冠状动脉灌注造影剂，对侧冠状动脉也可以显影。

冠状动脉狭窄程度按血管直径分级如下。

Ⅰ级：狭窄在 25% 以下。

Ⅱ级：狭窄在 25% ~ 50%。

Ⅲ级：狭窄在 51% ~ 75%。

Ⅳ级：狭窄在 75% 以上。

8. 心肌灌注显像

影响血流动力学的严重冠状动脉狭窄会降低冠状动脉的血流储备，静息和负荷后的心肌灌注显像可显示缺血性心脏病局部的心肌血流灌注变化，确定残存的缺血心肌是选择病人安全地进行康复活动的前提，目的是根据病人的功能状态或心肌梗死的程度选择合适的康复方法。心肌灌注显像常用 ^{201}铊或 ^{99m}锝作为放射源,单光子发射计算机断层扫描(SPECT)或正电子发射计算机断层扫描(PET)进行图像重建。本方法需要昂贵的仪器设备和专业技术人员,常在心脏治疗中心进行。

(三)心理评定

医护人员应深入了解患者的心理状态、危险因素的种类、饮食习惯、对冠心病心肌梗死的了解程度,本人及家属的希望和目的,周围环境的影响(如抽烟、饮酒等),即对患者病前的生活方式作尽可能详细的了解,以便有针对性地做好行为改变的准备。

(1)患者病前的情况,如某些生活习惯及强度,在1期至5期实施的康复运动的类型、强度、持续时间、频度,喜爱和厌恶哪些运动,喜爱和厌恶哪些娱乐性活动,职业活动情况,家庭支持情况,环境因素的影响等,这些对制定计划和坚持强化训练都是十分重要的。

(2)患者对自身疾病的认识程度,特别是对危险因素、运动训练的作用等的深刻理解对能否坚持高强度训练具有重要影响。

(3)患者对不能耐受高强度训练可能产生的症状和体征的认识,以及对自我监护技术的熟练和信任程度,也是十分重要的,尽管进入后期康复程序的患者多数危险性很低,但由于负荷量大,掌握不好时发生意外的可能性也较大,对这一点,医生和患者都应有充分的认识。

(4)了解患者的动机和认真合作的可能性。由于后期计划的实现是在家中或在工作岗位上进行的,自觉性是保证实施的关键,患者应在无任何人的监督下自觉地认真完成计划。

(5)多数冠心病患者存在不同程度的抑郁倾向,有资料显示急性心肌梗死患者可以诊断的抑郁症约30%左右,应对其进行合理而科学的评估。

(6)患者其他器官的并发症及并发症对患者的影响情况。

评定的方法采用美国国家精神卫生研究所诊断交流计划修订版标准(DIS)及21项贝克抑郁调查表(BDI)。DIS是一组标准化数据组,调查结果按照美国精神病协会制定的《抑郁症诊断和统计手册》(DSM)中的抑郁症诊断标准进行评估。BDI是一种自我问卷式调查,记分范围0~63分,分数越高表明抑郁症越严重,超过10分表明至少为轻到中度抑郁症。使用DIS方法,病人必须有持续性的沮丧或缺乏兴趣,而BDI方法积分很高时,患者可能临床症状并不明显,二者相互补充,可得到较为准确的评定,为康复治疗提供依据。

五、康复治疗

(一)治疗

1. 吸氧

应持续高流量吸氧1~3 d,以后改为中等流量或间断吸氧。

2. 紧急处理

立即卧床休息,去除诱发因素,舌下含服硝酸甘油0.3~0.6 mg,每15 min 1次,或立即静脉滴注硝酸甘油或异山梨酯,调整滴速至胸痛缓解,血压略下降为宜。

3. 镇静

避免情绪激动而增加心脏负担,如病人烦躁、焦虑可给予地西泮2.5~5 mg,3次/d,晚上剂量加倍。

4. 止痛

急性心肌梗死早期多给予麻醉性镇痛剂,镇痛应完全,以达到患者无明显不适为宜。前壁心肌梗死多合并快速型心律失常,可给予吗啡3~5 mg静脉注射,每2~6 h可重复使用,下后壁心肌梗死多合并缓慢型心律失常,可给予哌替啶50~100 mg静脉注射,每2.4 h可重复使用。

5. 保持大小便通畅

软化大便多使用复方通便灵、番泻叶、乳果糖及含有欧车前的制剂,合并有前列腺肥大的患者在使用大量硝酸酯类药物后尿路梗阻可能加重,应予以积极治疗,必要时留置导尿。

6. 肝素

肝素主要作用于抗凝血酶Ⅲ，低分子肝素主要作用于Ⅹa因子，二者均具有良好抗凝效果，可明显减少急性冠脉事件的发生，防止再次血栓形成，并阻止已形成的血栓继续扩大。一般可给予肝素50 mg，2次/d，静脉注射；或低分子肝素0.2～0.4 mL，每日2次，皮下注射，后者不须监测凝血酶原时间，使用方便，出血并发症较少。

7. 抗血小板聚集药物

阿司匹林抑制血小板环氧化酶，抑制TXA2的生成，中小剂量对内皮细胞前列腺素的合成无明显抑制，首剂给予300 mg，嚼服，以后每日给予150～300 mg。噻氯匹定特异性抑制ADP诱导的血小板聚集，可抑制TXA2引起的纤维蛋白原与CPⅡbⅢa受体的结合，具有良好的抗血小板活性，可影响血小板的功能，使出血时间延长，凝血功能间接受抑制，减少血栓形成的机会，但起效较慢，可作为阿司匹林的序贯用药，多给予250 mg，2次/d。

8. 心肌保护剂

极化液可保护或改善心肌细胞的功能，镁能减少心律失常的发生，多给予加镁极化液或门冬氨酸钾镁静脉滴注，前者可给予500～1500 mL/d，后者可给予20～60 mL/d。外源性FDP虽不能进入细胞内，但可促进细胞内FDP的生成和利用，改善细胞能量代谢的过程，还可对抗脂质过氧化反应、对再灌注损伤有一定保护作用，可给予5～10 g静脉滴注，每6～8 h 1次。

9. 硝酸酯类药物

硝酸酯类药物可扩张动静脉系统，尤其是静脉系统，减少回心血量，降低心脏的前后负荷，减轻心室壁张力，减少心肌耗氧量，扩张冠状动脉，尤其是伴有动脉硬化、狭窄的较大血管，改善缺血区的心肌血供，尤其增加心内膜的血液供应，刺激侧支循环的建立与开放，补充外源性NO，改善内皮细胞功能，减低血小板的聚集性。因此，本类药可缓解胸痛，保护缺血区心肌，防止梗死范围扩大，使用方法如下。

（1）硝酸甘油0.3～0.6 mg，舌下含服，每10～30 min 1次。

（2）硝酸甘油20～160 μg/min，持续静脉滴注。

（3）异山梨酯40～160 μg/min，持续静脉滴注。

（4）5-单硝酸异山梨醇酯20～40 mg，2～3次/d。

（5）硝酸酯类气雾剂舌下喷雾，每15～30 min 1次。

为减少耐受现象的发生，每日应留出4～6 h的无药时间窗，并适当补充巯基化合物，如卡托普利等。

10. 血管紧张素转换酶抑制剂（ACEI）

ACEI可抑制全身的RAS系统及心脏局部的RAS系统，抑制血管收缩，降低心肌耗氧量，明显改善心功能，改善自急性心肌梗死早期开始的左室重构，减少心律失常和心肌坏死，有利于心脏的修复；还具有对抗再灌注时氧自由基的作用，并能改善内皮细胞功能，卡托普利可提供巯基，能减轻硝酸酯类药物的耐受，伴有心功能不全或左室射血分数 < 0.40时应常规应用ACEI，多使用卡托普利6.25～25 mg，3次/d，如合并有肾功能不全，可选用福辛普利2.5～7.5 mg，1次/d。

11. β-受体阻断剂

β-受体阻断剂可降低心率和心肌收缩力，明显降低心肌耗氧量，减少应激时心肌耗氧量的骤然上升，对抗过量儿茶酚胺的β-受体兴奋作用，缓解胸痛，防止室壁膨展，减少室壁瘤的发生，并能缩小心肌梗死的范围。另外，能对抗儿茶酚大量释放所致的心室肌自律性增高，防止严重心律失常的发生，是目前唯一有确切疗效的降低急性心肌梗死后猝死率的药物，多采用心脏选择性高的种类。本药不可单用于变异型心绞痛，与钙通道阻滞剂合用时应注意对传导系统和心肌收缩力的影响。常用阿替洛尔25～50 mg，2～3次/d；美托洛尔12.5～25 mg，2～3次/d，对合并心功能不全者可选用卡维地洛。

12. 钙通道阻滞剂

硝苯地平可直接扩张冠状动脉，降低心肌耗氧量，地尔硫䓬对变异型心绞痛和无Q波心肌梗死效果优佳，但不能用于Q波心肌梗死的早期。选用硝苯地平5～15 mg，3次/d，地尔硫䓬30～60 mg，3～4次/d。

13. 溶栓治疗

（1）适应证：①典型缺血性胸痛或对等症状持续 30 min 或以上，硝酸甘油无效；②至少相邻 2 个导联或 Ⅱ、Ⅲ、aVF 中至少 2 个导联出现 ST 段抬高，肢体导联抬高大于或等于 0.1 mV，胸导联抬高大于或等于 0.2 mV；③发病时间在 12 h 之内，如能在 6 h 之内进行，则益处更大。

（2）禁忌证：①出血性脑血管病史、12 h 至 6 个月内的脑血栓史或 TIA 发作史、近期颅脑外伤或有动-静脉畸形；②2 周之内的大手术或分娩史；③活动性内脏出血或溃疡病出血史；④近 10 天内穿刺过不能压迫止血的血管，尤其是动脉；⑤主动脉夹层；⑥妊娠；⑦年龄在 75 岁以上者应慎重权衡利弊；⑧严重的未控制的高血压。

（3）方法：即刻口服水溶性阿司匹林 300 mg，第 1～3 d 150 mg/d，第 4 d 起可给予 100 mg/d。UK 150～200 万 U 加入 100 mL 5% 的葡萄糖液中 30 min 静脉滴注，滴完后 12 h 起使用肝素抗凝，每 12 h 1 次。或 SK 150～200 万 U 加入 100 mL 生理盐水 30～60 min 静脉滴入，用药前静脉注射地塞米松 5～10 mg，用药后亦应使用肝素抗凝。我国推荐的 tPA 溶栓方案为：tPA 50 mg，首先 8 mg 静脉注射，继之在 90 min 内滴完 42 mg，在用药前给予肝素 50 mg，静脉注射，用药完毕后持续静脉滴注肝素 48 h，以后改为皮下注射，2 次 /d。

（4）再通指征：①冠状动脉造影显示梗死相关血管开通达 TIMI2 级以上；②开始给药后 2～3 h 升高的 ST 段迅速回落，幅度在 50% 或以上；③CK-MB 峰值前移至距发病 14 h 之内或 CK 峰值在 16 h 之内；④胸痛在给药后 3 h 之内缓解或明显缓解；⑤开始用药后 2～3 h 出现再灌注心律失常。

（二）饮食治疗

1. 心绞痛

维持标准体重，肥胖者要减轻体重，营养素的供给要依个人年龄、体重、活动量及病情而定。蛋白质占总热量的 15%，其来源最好为脱脂牛奶、蛋、精肉、鱼类或豆制品；糖类占总热量的 55%，要限制精制糖类的摄取量，特别是砂糖和果糖；脂肪占总热量的 30% 以下，宜采用不饱和脂肪酸含量较高的植物油，避免食用动物性油脂（鱼油除外）；尽量少饮酒、咖啡及糖。

常用食疗验方如下。

（1）葛粉 30 g，加白糖适量，用水拌匀，蒸熟食之，每日 1 次。

（2）海带汤：海带量不拘，常煎汤饮服。

（3）香蕉花 10 g，用水稍煎，盐少量调味饮服，或每日吃香蕉 3～5 只。

（4）经常炒吃油菜，具有破血行淤作用，可治心腹气血痛。

（5）绿豆 21 枚、胡椒 14 枚同研后开水调服，可治"心气疼痛"。

（6）玉米粉粥：粳米 100 g，水 500～800 mL，玉米粉 30 g，先以米加水煮粥，煮至米开花后，调入玉米粉，再稍煮片刻即可，每日三餐均可温热服。

（7）南瓜大枣汤：老南瓜 250 g 切成 3 cm 块，小米 100 g，红枣 10 余枚同煮为粥，可放入红糖少许，早晚食用。

2. 心肌梗死

心肌梗死与心绞痛的饮食治疗原则大致相同，起病后 1～3 d 以流质为主，可进食少量清汤、牛奶、橘子汁之类，每天热量以 3336～4170 kJ 为宜，盐 3 g，随着病情的好转，可逐步改为半流质。宜少量多餐，尽量减轻心脏的负担，避免过冷过热，以少渣、易消化、不产气的食物为主。第二周每日热量 4170～6255 kJ，盐 5 g，第三周软质或正常饮食，热量 5004～6672 kJ，盐 6 g。常用的食疗验方较多，见下。

（1）干蘑菇 25 g 放锅里，加水至 2 kg，小火煎煮 2 h 后饮食。

（2）黑木耳 30 g，加葱、蒜适量，烹调做菜佐膳，经常食用，可减低血小板的凝聚，避免血栓形成。

（3）大米粥 1 碗，加山楂酱、菊花晶各 1 匙，经常食用，夏天发病的，可加金银花露 1 匙，更能减轻心肌梗死病人的烦闷感觉。

（4）素烧冬瓜：冬瓜 250 g，素油 25 g，精盐 2 g，葱花 5 g，味精 1 g。冬瓜洗净，去皮，切块，用凉水冲一下，将锅放旺火上，加素油，烧热，放入冬瓜块煸炒，待稍软时加入精盐，倒入适量水，加盖，烧至酥烂后，将葱花与味精放入碗中，起锅。可缓解胸中烦闷。

（5）人参麦冬鸡：人参 9 g，麦冬 15 g，鸡腿肉 150 g，将鸡腿去皮加水入锅，再文火中煨开 10 min，加入上述药物，继续煨至肉烂，加入少量精盐、味精，趁热食用。鸡腿肉含较多 K^+，对心肌的应激性有镇静、平衡作用，人参补气，鸡腿亦能补气，麦冬甘寒养阴，能使心肌梗死缓解。

（三）心理治疗

患心绞痛与心肌梗死之后，病人生活质量受到了很大影响，接踵而来的是一系列的心理障碍，如恐惧、焦虑、抑郁、悲观，而这些精神失调又会对心脏功能产生明显的不良影响，造成恶性循环。因此，心理康复治疗在冠心病病人的治疗和康复过程中具有很重要的作用，其心理康复治疗的目标是让病人对自己所患疾病有一定了解，学会自我保健方法，增强应对疾病的信心，缓解精神紧张，提高生活质量。在具体实施过程中包括以下几个方面。

（1）病人往往对自己的病情和心脏病的严重性缺乏正确的了解，对治疗效果缺乏信心，对未来的生活质量充满顾虑，这是导致病人紧张、焦虑、消沉的主要原因。因此，应建立良好的医患关系，对病人进行耐心、细致的解释和教育，让病人了解冠心病发生、发展的原因，目前的各种治疗手段及疗效，自我保健和预防的重要性及如遇到紧急情况的应付方法等，同时，承诺与病人建立固定联系和随访，消除病人的后顾之忧。

（2）情绪波动太大或精神过度紧张是冠心病病人发生意外的重要诱因，故应指导病人学会"降温""冷处理"法，保持情绪稳定，学会情绪的自我控制，掌握缓解精神紧张的有效方法，轻松愉快地生活。

（3）家庭在冠心病病人的康复中起着非常重要的作用，因此要指导病人的家庭对病人做出适当的反应，对病人给予感情支持和生活照顾，主动为病人创造轻松、愉快的生活环境，积极支持病人进行康复训练，帮助病人应付各种精神紧张，使病人保持内心稳定。

（4）对有明显心理障碍的病人，可考虑应用一些改善症状的药物或转诊到心理医生那里接受专业治疗。

（四）运动治疗

运动疗法是心脏康复的核心，根据运动疗法的分类原则，运用于冠心病的运动疗法以主动运动为主，主动运动可改变心率、收缩压力、心脏的每搏输出量，降低迷走神经的张力，提高交感神经的张力，使血流重新分布，明显增加心血管系统的功能。

1. 运动对生理的影响及机体的适应性变化

（1）冠状动脉的运输能力取决于血流量和毛细血管的交换能力，运动可使冠状动脉血流量增加，降低小冠状动脉的血管阻力，使毛细血管渗透能力增加，弥散能力增强。

（2）运动可造成冠状动脉结构的改变，最明显的变化是冠状动脉变粗，主要分支的横切面增大；同时，运动可增加冠状动脉毛细血管的生长，促进侧支循环的形成和开放。

（3）近期的研究表明，运动能显著提高冠状动脉的扩张能力，可调节和保护内皮细胞功能，增加了对应激负荷的耐受性。

运动引起血管适应性改变主要通过剪切应力、代谢因素、机械刺激及神经内分泌等途径实现。运动训练引起冠状动脉扩张，血流增加，血管剪切力增加，心率加快，收缩力增加，动脉压升高；同时，运动引起冠状血管调节反应与某些体液因子有关，如内皮介导的血管调节，内皮及平滑肌细胞内钙离子的调节，运动可使血管内皮细胞释放 NO 增加，引起 cGMP 生成增加，内皮素水平显著下降。

另外，运动尚可预防 PTCA 后的再狭窄，提高冠心病急性心脏事件时冠脉溶栓的成功率，延缓冠状动脉病变的进程，降低急性心肌梗死等的发生率和死亡率，削弱冠心病危险因素如肥胖、胰岛素抵抗、高脂血症等对冠心病的不利影响。

2. 运动处方与运动类型

（1）冠心病康复运动训练的原则：对改善心血管功能有效的运动强度应高于日常的活动水平，心脏储备能力差的患者超过80%最大心率或70%最大耗氧量的运动虽然益处较大，但危险性明显增加，需要进行权衡。不同的运动类型的生理与病理反应不同，等长运动增加力量，有氧运动是增加耐力的多个肌群的运动，对心血管功能、日常生活能力和职业能力的恢复是有利的，运动训练应遵循个体化原则，应根据病人的病情制定科学的运动处方，而且应长期坚持下去。

（2）运动类型：常用的运动形式有等长运动、等张运动和有氧运动，而前两者中亦包含有部分有氧运动的成分。

①心肺耐力训练：有氧耐力运动是冠心病康复运动的核心内容，大体可分为两组，第一组是运动强度不大、心率变化小的运动，如步行、慢跑、游泳及骑自行车等；第二组是运动强度持续而不易维持的运动，如游戏等。应根据病情选择，避免过度劳累和乏味，同时，康复医师应十分熟悉康复运动中可能出现的生理和心理反应。

②体脂：美国运动医学会设计了轻度限制热量摄入和规则的耐力运动并适当减轻体重的方案：a. 正常成人每天推荐的热量摄入量不低于 5 004 kJ，老年人、儿童和运动员例外；b. 根据个人的社会文化背景、习惯、口味和价格，提供可接受的饮食；c. 提供负热量平衡，低于推荐标准量，每天不超过 2 085~4 170 kJ，可以逐渐降低体重而不引起代谢紊乱，平均每周体重减轻 1 kg 以下为宜；d. 改变行为，纠正不适当营养的饮食习惯；e. 耐力运动方案的运动强度 > 65% 最大心率，每周 3 次，每次 20~30 min；f. 建立新的饮食和体力活动习惯来维持已降低的体重。

③灵活性：维持肌肉骨骼正常功能活动需要所有关节保持在适当活动范围内，下背部和大腿后部缺乏灵活性易发生慢性下背部疼痛，因此康复方案应维持关节良好的灵活性，特别是下背部。伸展运动可改善和维持一个关节和一系列关节的活动范围，灵活运动应缓慢进行到较大范围的活动，在进行缓慢的动态运动前，应做 10~30 s 的静止伸展运动，伸展的程度以不引起疼痛为限，伸展运动每周 3 次，包括准备活动和整理活动，在几周内可改善大关节的灵活性。训练要求：主要关节系统的放松运动，如肩、臀、躯干、下肢等；主动的伸展运动，如肩、上肢、躯干肌肉；主缩肌的收缩和伸展，从简单的屈、伸活动开始，关节在几个方向和平面上的活动。训练强度从低于最大能力开始，逐渐重复加强达到个人的运动水平，训练时间因人而异，每次重复 7~8 次。

④等长运动：等长运动占的比例不宜大，适于临床稳定的病人，是较安全的训练方案，对要恢复较强工作和体育活动的人，康复运动训练除要改善心血管功能外，增强肌力和局部肌肉耐力也是重要的，冠心病病人上肢运动负荷约为下肢运动负荷的 50%。

⑤循环训练：上、下肢进行循环运动训练是改善心肺功能和增强肌力的一种训练方式，单一次循环持续时间为 7~12 min，时间长短取决于运动中休息间歇时间（为 15~60 s），每次运动重复的次数为 6~15 次，循环训练包括等张、等长和力量运动，以一次最大重复的 30%~40% 进行 12~20 次重复运动为宜，完成重复训练前、中、后即刻测收缩压和舒张压，应无明显变化，循环训练效果可增加肌力约 22%。进行循环训练的禁忌证有出现异常血流动力学反应，心电图缺血改变，颈动脉窦反射敏感，左室功能低下，运动能力 < 6 MET，未得到控制的高血压或心律失常等。

（3）运动强度：运动强度需要适当的监测来确定是否适宜，运动强度是以功能的百分数来表示，不同个体的运动能力有差异，需要运动处方个别化，如马拉松运动员能坚持 80% 功能运动超过 2 h，一般人在 80% 功能运动只能维持几分钟，为此，运动强度不应超过 80% 和低于 50% 最大功能，无症状成人的运动强度为 60%~70%，心脏病人的运动强度为 40%~60%。运动强度可根据心率、最大摄氧量、无氧阈值、自觉疲劳程度和以 MET 来表示的代谢指标来确定。

①最大摄氧量：有氧运动能力增加是取得运动效果的指标之一，最大摄氧量是测定心脏功能和估计预后有效的客观指标，在康复运动评估中，用其规定运动强度和监测运动进程，优于常规的方法。心脏病人的摄氧量，多从健康成人的摄氧量间接推算，如从运动持续的时间或达到高峰阶段时的负荷，用

公式计算往往估计过高。冠心病病人，由于心肌缺血、损伤或梗死等病变，不能达到最大摄氧量而且有危险，采用最大摄氧量的百分数来表示运动强度时，60%～80%最大摄氧量是理想的运动强度，低于70%最大摄氧量的持续运动，血中乳酸不增高，血中肾上腺素和去甲肾上腺素保持在较低水平，超过80%最大摄氧量的运动，不仅运动效果不佳而且对心脏储备能力差的人是有危险的，低于50%最大摄氧量的运动，对老年人和心脏病病人有较好的效果。

②心率：常用心率规定运动强度，除去环境、心理刺激或疾病等因素，心率和运动强度之间呈线性关系，达到最大运动强度时的心率称为最大心率，通常将达到最大功能的60%～70%时的心率称为靶心率。靶心率等于最大心率减去安静心率乘以60%～80%，再加安静心率，或等于最大心率乘以心率范围的百分数。

③MET：一般认为60%～70%最大功能（最大MET）是适量的运动强度，以MET值表示功能则为3～20 MET（国内应稍偏低一些），运动处方开始应比其训练心率时的运动强度低1 MET，直到适应运动为止，最高运动强度不应超过85%最大功能。

④无氧阈值：运动中无氧代谢代替有氧代谢时的摄氧量，称为无氧阈值，根据无氧阈值确定运动强度，较为安全、标准化而且疗效可靠。在强度大于无氧阈值运动时，血乳酸升高，儿茶酚胺水平上升和血钾水平下降，可引起心脏猝死的危险性一过性增加，在强度接近无氧阈值训练，可明显改善心肺功能，而不至于出现高运动强度的不适感，心血管疾病病人进行大于无氧阈值的运动训练是有害的，冠心病病人的无氧阈值大约为60%最大摄氧量或60%～70%最大心率。

（4）运动持续时间。

除准备活动和整理活动外，运动持续时间为15～60 min，一般为20～30 min，时间长短与运动强度成反比，运动强度越低，需要的时间越长，运动能力高的人能做长时间高强度运动。运动产生的效应是与运动强度和运动持续时间的乘积有关的，欲得到明显的心血管效应，需在大于90%功能的强度下运动5～10 min，但对坐位工作的人和有症状的病人应进行低强度长时间的运动。在运动的第1周应进行中等强度运动20～30 min，运动2周后出现正常运动反应且无并发症时，运动时间可从每次20 min逐渐增加到45 min，对于健康情况较差的人，每天运动3～5 min也是有益处的。

（5）运动频度。

运动频度通常每周3次，冠心病病人的运动频度取决于运动强度和每次运动的持续时间，根据需要、兴趣和功能状态，运动频度每周3～5次。功能状态小于3 MET，每次运动5 min，每天运动1次；功能在3～5 MET时，每天运动1～2次；功能在5～8 MET时，每周至少运动3次。开始训练时，由于骨关节过分应激，最好间日运动，一旦适应，每天运动可产生较好的训练效应。

3. 运动方案的进度

运动方案的进度取决于个体的最大体能、健康状态、年龄和目标，运动处方的耐力或有氧期分三个阶段。

开始阶段：开始阶段的活动应包括伸展、体操和低强度的有氧运动，这些活动不易引起损伤和肌肉疼痛，如果开始进展快、没有得到生理性适应而出现不适感，常不易坚持运动，建议开始阶段的运动强度为50%～85%最大功能减去1 MET；也可参照表4-2，以确定适宜的训练计划。

开始运动的总时间至少10～15 min，然后逐渐增加，由开始的功能状态来决定频率，开始阶段持续4～6周，冠心病病人则需6～10周。

改善阶段：运动有氧期的改善可较快地进行，运动强度在2～3周内逐渐增加到50%～80%最大功能水平，健康水平差和心脏病人需要较长时间适应，对症状限制的病人，建议采用间歇有氧运动，见表4-3，逐渐发展到持续的有氧运动，运动时间增加到20～30 min。

维持阶段：运动处方的维持阶段常在训练8个月后开始，在此阶段参加者的心肺功能达到满意水平，而且对继续增加运动负荷不再感兴趣，要求运动负荷不变和维持健康状态，这时需要建立切实可行的运动方案，应设计类似能量消耗的特殊运动方案，除改善阶段的步行、慢跑外，应增加有兴趣的不同种类的活动，这样可以避免参加者因重复活动乏味而中断运动，以使参加者终生坚持运动，降低退出率。

表4-2 心脏健康水平与运动强度表

健康水平	摄氧量 mL（kg·min）	MET
差	3.5～13.9	1.0～3.9
低	14.0～24.9	4.0～6.9
平均	25.0～38.9	7.0～10.9
良	39.0～48.9	11.0～13.9
优	49.0～56.0	14.0～16.0

表4-3 间歇有氧运动计划表

耐力	周	在%最大功能时的总时间（min）	%最大功能	在60%～80%最大功能的时间（min）	休息时间（min）	重复次数
开始阶段	1	12	50	2	1	6
	2	14	60	2	1	7
	3	16	60	2	1	8
	4	18	60～70	2	1	9
	5	20	60～70	2	1	10
改善阶段	6～9	21	70～80	3	1	7
	10～13	24	70～80	3	1	8
	14～16	24	70～80	2	1	6
	17～19	28	70～80	4	1	7
	20～23	30	70～80	5	1	6
	24～27	30	70～80	持续		
维持阶段	28及以上	45～46		持续		

4. 运动方案的设计

每一次运动应包括5～10 min的准备活动，从休息水平的1 MET值逐渐增加到运动状态，包括伸展运动、体操、步行或慢跑，对高血压、心律失常和心脏储备能力差的个体，应慎重小心设计运动方案。表4-4、表4-5、表4-6可提供具体的指导。

5. 康复运动程序

第Ⅰ期：属于住院病人的运动方案，适用于冠心病的住院病人。住院病人的运动方案应在监测条件下进行，工作人员与病人的比例约为1∶1，并应具备心电监护和抢救的条件。Ⅰ期运动方案的目的是消除由于卧床引起的生理和心理不良反应，恢复日常生活活动能力，改善心肺功能，增加关节灵活性、肌力和耐力，从而提高体质。

第Ⅱ期：为出院病人或家庭运动方案，Ⅱ期运动方案是从出院后1周开始持续8～12周，它是Ⅰ期运动方案的继续，多在病人出院后立即进入Ⅱ期运动方案，应当具有心电监护和抢救的条件，工作人员和病人的比例由1∶1到1∶5，这取决于病人的心脏功能、症状和心电图变化，亦可在家中进行，但应定期参加运动方案的评定。其目的是指导恢复体力、职业活动和正确的生活方式。Ⅱ期运动处方要根据病人的功能来制订，如大于5 MET，应当用心率和自觉疲劳分级来规定运动强度，运动时间从10～15 min逐渐增加到30～60 min，每周3～4次。

完成Ⅱ期运动方案的条件：①病人的功能达到5MET时，才能安全地进行3 MET的活动；②病情稳定，表现在对运动有正常的血流动力学反应，适当的血压上升，心电图无明显变化，如缺血、传导阻滞和心律失常，心绞痛稳定或无心绞痛，安静心率 < 90 次/min，血压 < 18.7/12 kPa（140/90 mmHg）；③具备完成日常生活活动或职业活动所具有的体能，如肌力、耐力和心脏功能等；④病人应了解心血管疾病的基本病理生理学，应用合理的干预措施，心血管药物作用和副作用，进行职业活动和娱乐活动的安全范围；⑤有能力维持运动处方规定的内容。

表 4-4　运动分组表

	高强度	低强度
梗死部位数	1.6　0.7	2.7　0.1
室壁瘤	0	18
心衰分类	1.0　0.8	2.4　1.1
运动 ECGST（mV）	0.17　0.12	0.79　0.72
心律失常	5	32
心梗后恢复期（月）	4.9　4.1	8.6　5.0

表 4-5　低强度运动方案表

	适应期	维持期
时间	1～3 个月	4 个月起
准备	放松运动，呼吸运动	放松运动，呼吸运动
体操	25 min	25 min
灵活性	伸展运动，放松运动	伸展运动，放松运动
协调能力	简单协调	复杂协调
一般有氧耐力	低强度有氧训练	动态和静态耐力循环训练
结束	放松运动，呼吸运动	放松运动，呼吸运动

表 4-6　高强度运动方案表

	适应期	改善期	维持期
时间	1～3 个月	4～5 个月	7 个月
准备活动	放松运动，呼吸运动	放松运动，呼吸运动	放松运动，呼吸运动
体操	25 min	25 min	25 min
局部肌肉耐力	动态用力	动态、静态用力循环训练	动态、静态用力循环训练
一般有氧耐力	10 min	15 min	15～30 min
	走，快走，间歇	走，快走，间歇到持续	走，快走，游戏，体育活动
结束	放松运动，呼吸运动	放松运动，呼吸运动	放松运动，呼吸运动

第Ⅲ期：为社区运动方案，参加者来自住院病人、出院后病人或从未参加过运动方案者，一般在出院后 6～12 周参加此期。

①参加Ⅲ期运动方案应具备的条件：a. 临床稳定或心绞痛减轻；b. 心律失常已得到控制；c. 了解运动中症状反应；d. 有自我调节能力。

Ⅲ期运动方案应提供急救措施、设备和招之即来的急救队伍，工作人员和病人的比例为 1∶10，逐渐减少监测。运动试验和医学评定应持续 3～6 个月，以后每年一次或根据需要进行。

②运动处方的方法：参加者的运动能力大于 5 MET，开始的 3～6 个月运动强度为最大功能的 50%～80%，运动时间逐渐增加到 45 min，每周 3～4 次，达到 8 MET 或大于 8 MET 时，继续维持本期运动方案，目的是终生坚持运动。

③完成Ⅲ期运动方案的条件：Ⅲ期运动方案持续6～12个月，并能达到：体能达到职业活动和娱乐活动预期的目标，至少超过5MET才能安全进行日常活动；医学状态同完成Ⅱ期运动方案的条件参加者有较大的功能储备能力，有能力参加需要较高代谢的活动和文体活动。

渥太华大学心脏研究所预防及康复程序（HIPRC）简介如下。

HIPRC第一阶段由动员和宣教开始，对心脏监护病房（CCU）中活动能力在1～2 MET的病人和普通病房中活动能力在2～3 MET的病人，首先进行集中授课，听课后领到教育材料和须知，然后开始康复程序。根据病情制定不同运动量的运动处方，这时，有相当多的患者需要严格的监护。要求出院时病人能安全地上一层楼；第二阶段和第三阶段均要求患者填写调查表，并对患者再次评估，将病人分为不同的班：2阶段班适用新近出院的病人，3A阶段班适用病情复杂或不能耐受中等强度运动的人，3B阶段班适用功能储备良好的患者，低强度班适用运动能力在3～4 MET以下的病人。各班的运动处方采用"KARVONEN"法，按运动强度为心率储备的50%～80%进行设计；第四阶段的任务主要是对前期工作的总结，评价运动对患者的益处，并制定长期的康复运动方案。

6. 药物对运动的影响

许多治疗心脏的药物，可以影响运动对心肺和代谢的反应，心脏病病人的运动处方应根据病人用药后对运动试验的反应来调整，由于治疗心脏病的药物影响运动功能，因此药物变更时应变动运动处方。

（1）β-阻滞剂：β-阻滞剂降低安静心率、血压和运动中心率，劳力性心绞痛服用β-阻滞剂可使病人以较低的心率和血压的乘积（心肌耗氧量）完成较大的运动负荷，并可使心绞痛的阈值升高，对有严重左心功能不全的病人，β-阻滞剂能使运动负荷量降低，无心绞痛或轻度左室功能不全病人，β-阻滞剂降低最大运动负荷，产生运动和安静状态疲劳感。采用在运动试验中测得的70%～90%最大运动负荷来进行训练，与未服用β-阻滞剂的病人比较可表现出明显有益的生理变化，如心率下降，心搏出量上升，心排出量和最大摄氧量增高。

（2）钙离子拮抗剂：钙离子拮抗剂作为冠状动脉和周围血管扩张剂而广泛应用，可以增加因心绞痛运动受限病人的运动能力，不影响无心绞痛病人的最大运动强度。由于周围血管扩张作用，硝苯地平有时引起安静状态心动过速，维拉帕米降低安静心率，如果药物变更时，应预料到安静和运动心律的变化。

（3）抗心律失常药物：有时抗心律失常的药物使病情恶化，对这种病人应监测运动心律，尤其在药物变化时应密切注意运动中心律的变化。

（4）硝酸甘油：为冠状动脉的扩张剂，它可引起心脏前负荷和心肌耗氧量降低，增加心绞痛阈值，改善心绞痛病人的运动能力。

（五）手术治疗

1. 主动脉-冠状动脉旁路移植术

对稳定型心绞痛经内科治疗无效影响工作与生活者，或不稳定型心绞痛进行性加剧，梗死后心绞痛和左冠状动脉主干病变者，均可考虑手术治疗，术前要行选择性冠状动脉造影以明确病变所在部位和程度，近年来国内广泛应用的方法是主动脉-冠状动脉旁路移植手术（或称搭桥手术），已取得较为满意的效果。手术死亡率与病情有关，对左心室射血分数<35%者不宜手术，动脉弥漫性病变者也不宜手术。

2. 经皮冠状动脉腔内成形术

经皮冠状动脉腔内成形术（PTCA）是用一种气囊导管插入到狭窄的血管腔内，随后将气囊充盈借助压力减少管腔狭窄，改善冠脉供血的手术，病变范围已从单支扩大到多支，最初作为溶栓治疗的辅助疗法，如溶栓失败或溶栓后有明显的残留狭窄再作PTCA，现在PTCA已单独用于急性心肌梗死和部分心绞痛的治疗，特别是对有出血趋向溶栓治疗有禁忌者可直接作PTCA，其血管再通率高，近期成功率80%～90%，有30%可出现再狭窄，但重复作PTCA后复发率明显下降。其适应证为：①急性心肌梗死症状出现后6 h之内，可在溶栓疗法后行PTCA手术，不仅减轻残余狭窄，改善缺血心肌再灌注，且可提高左室射血分数；②心绞痛患者冠脉造影有70%以上狭窄，并有主动脉冠状动脉旁路移植术指征者；③病变累及部位在冠脉近中段，无严重钙化病变；④冠状动脉旁路手术后出现明显狭窄或移植血管的远端出现病变。

3. 激光心肌血运重建术

用激光在心肌上造成许多直径为数微米的通道称为激光心肌血运重建术；此法应用于冠状动脉远端或稍后性病变的患者，不宜用于心肺分流术的患者或糖尿病小血管病变者。

第二节　心力衰竭

一、概述

因心室功能低下导致心衰是遍及全球的一个严重问题。在有症状的、慢性 CHF 患者中，有近一半患有严重的左室功能衰竭，随着心血管疾病诸如心肌梗死、高血压、瓣膜性心脏病诊治技术的发展，预计心衰患者人数今后将会进一步增加。针对此类患者的健康专业护理，需要对心衰的病理生理学以及各种治疗方法，诸如心脏康复和运动有较好的了解，这样可减少心衰的发病率和死亡率。近年来，对心衰的治疗发生了很大的变化，原有的治疗焦点现在被放在如何改善血流动力学和容量超负荷上，以往对口服强心剂、血管扩张剂的使用经验表明疗效是短期的，而且不降低死亡率，β-阻滞剂的使用已根本上改变了心衰的治疗策略，具有划时代的意义，仅仅在几年前对收缩性心室功能衰竭使用 β-阻滞剂还被认为是不安全的，然而几项大的研究表明，使用 β-阻滞剂确有实际益处。运动和体育活动作为心衰治疗的手段已得到充分的肯定，Fothergill 于 1872 年首先报道了卧床休息治疗心衰可以改善其症状，特别是对症状较轻的患者；Burch 于 1969 年报道了强制性完全性卧床休息疗法，有时卧床时间超过 1 年以上，不允许这些患者起床，"也就是在患者症状改善之前或消失之前，卧床疗法是强制实施的。只有经慎重考虑之后他们才被允许下床活动"。卧床休息有许多生理学的优点：仰卧位可以通过增加肾血流、减少周围血管阻力起到利尿的作用，尤其是在有效的袢利尿剂还没有的年代，心脏的负荷因血压、心排量及心率降低而减轻，整体的氧耗也将减少，心脏代谢需求的降低减少了应激缺血的发生概率。另外，考虑到体力活动所带来的潜在的不利影响，就更需要卧床疗法了。例如，有可能发生的进行性左室扩张可以导致心脏收缩功能的进行性衰减，还可以发生心律失常，肾血流减少可以激活肾素-血管紧张素系统，从而导致液体潴留和症状加重，交感神经系统的激活也具有危害性。最后，已有的症状如气短、疲劳通常使得体力活动难以完成，因此原地静坐的生活方式是最简易的疗法。

1990 年，针对心衰的卧床疗法提出了大胆的挑战，同时提出了运动疗法。限制活动带来许多风险，包括远期运动耐量的降低、褥疮、静脉血栓、肺栓塞和肌肉萎缩，先前由卧床疗法能获得的许多益处现在已能用药物来达到目的。20 世纪 70 年代和 80 年代初的研究资料表明心衰患者运动是可行的，能提高运动耐量，减少交感神经活动，由此，人们发现了限制活动的害处要比益处大，并认为运动可以作为慢性心衰常规治疗的一部分，特别是症状发生在早期。现在，美国心脏学会及美国健康和人类服务部门已确认运动可以作为慢性、稳定型心衰患者的常规疗法。

现在已认识到，确实存在着比导致心衰患者运动受限的血流动力学更为复杂的生理学变化，诸如肺、周围血管以及骨骼肌的交替变化等，对以上因素比较全面的了解有利于制定更科学的方法，指导和劝告患者重视体力活动和运动还能对未来的运动生理学的研究有着直接的帮助。由左室功能减退引发的心衰的定义为 EF 小于 50%，病人肌细胞肥大，进行性的心室腔扩张和心室收缩功能受损，但休息时的 EF 与运动能力之间的相关性不大，肺毛细血管嵌楔压与休息和运动时血流动力学的指数和运动能力、最大氧摄取之间相关性也不大。无症状的左室功能低下的患者，只是血流动力学相对稳定，但其运动能力减少 30%～40%，偶然的血流动力学的迅速改善并不意味着运动能力稳定增加。对于最大运动耐量来讲，心排量可能是首要的决定因素，而相对于亚量的运动耐量，其他因素也可能起一定作用。慢性左心功能障碍因心输出量减少而导致生命器官的低灌注，使身体处于低血容量状态，导致交感神经系统、RAA 和抗利尿激素活性增加，醛固酮、血管紧张素Ⅱ、心钠素、内皮素、肾上腺素、生长激素、去甲肾上腺素、前列腺素、肾素及肿瘤坏死因子仅和抗利尿激素增加，这些神经激素在急性期是有益的，在慢性期是有害的，而且对心功能衰竭的发展起着非常重要的作用。不论是正常人或是心衰患者，轻度活动不会立即改变血浆的肾素活性，但剧烈运动确能使心衰患者的肾素水平立即增高，心衰患者无论休息或运动，血浆去甲肾上腺素都增高，但心衰患者神经激素的峰值水平无法达到正常人的最高值。ACEI 和 Carvedtol 对心衰的神经激素水平有影响，能提高心室的收缩功能，减低死亡率，提高生活质量，但对运动耐量的提高很轻微。心衰患者外周循环的改变可以使心衰病人的运动耐量下降并出现一系列症状，NO 生成量增加相对于心衰患者可能是血管过度收缩的部分代偿，但心衰病人处于稳定期释放 NO 是有害的，提示运动时不适当的血管扩张反应。研究表明，心衰患者动脉扩张能力下降，而静脉张力增加，最大血管舒张也减小，可能是由于此时血管壁的僵硬程度增加，内皮功能失调及其他的慢性血管结构的改变，毛细血管固缩或固有的血管结构改变造成的水钠潴留可进一步损害血管扩张能力，随着心衰的加重，内皮功能进一步恶化，导致运动能力进一步降低。

总之，慢性心力衰竭的康复治疗虽然开展较晚，但近年的研究显示在药物疗法的基础上，运用运动、中医技术及物理疗法，能有效地提高患者的生活质量，降低病残率和死亡率，有极为重要的意义。

慢性心衰的病理生理改变及与运动受限、气短和乏力的关系见表 4-7、图 4-1。

表 4-7　慢性心衰的病理生理改变及与运动受限、气短和乏力的关系

血流动力学	
	射血分数和心排量低
	体循环阻力增加
	肺毛细血管嵌楔压增高
	右房和肺动脉压升高
肺	
	过度通气及呼吸肌工作增加
	通气灌注失调及无效腔增多
	肺顺应性减低
	呼吸肌无力
	中枢化学感受器敏感性增高
神经激素	
	交感神经兴奋
	肾素——血管紧张素——醛固酮及抗利尿激素系统活性增高
	心钠素升高
	前列腺素、肿瘤坏死因子及生长素升高
周围血管/内皮	
	血管收缩/静脉张力增加
	内皮素依赖性血管舒张降低
	内皮素增加
	氮氧化物释放受抑
骨骼肌	
	血流和营养输送减少
	骨骼肌萎缩
	摄氧能力降低
	线粒体大小和密度降低
	去适应（作用）
心理改变	
	恐惧和焦虑
	对运动恐惧
	认为在目前阶段运动是有害的或不可能的

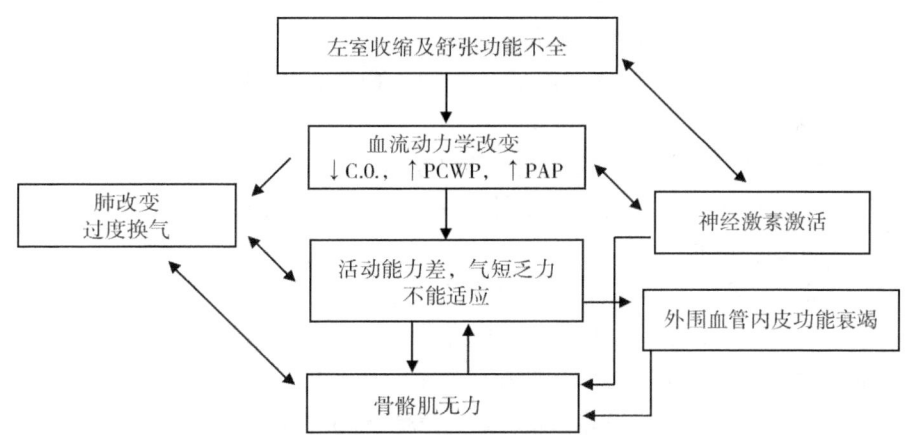

图 4-1 慢性心衰的病理生理改变及与运动受限、气短和乏力的关系

二、诊断要点

(一) 亚临床型心力衰竭

亚临床型心衰或称早期心衰，或称隐性心衰，通常指无明显的症状和明确的体征，常不被患者本人感知，也常被医生漏诊，而实际上患者的血流动力学检测能证明已有心衰存在。一般认为如右心室舒张末压 > 1.3 kPa（10 mmHg），左心室舒张末压 > 2.4 kPa（18 mmHg），肺毛细血管嵌楔压 > 2.1 kPa（16 mmHg）分别为右心衰竭和左心衰竭的指标。在临床工作中，详细询问病史和体检，能够早期发现心衰的存在，及时进行防治，可避免其发展为严重心衰。诊断早期心衰有以下方面。

（1）心悸、气短：冠心病、心肌炎或离心病患者在一般体力活动时出现心悸气短症状，无心外原因可解释时，提示患者有心衰存在。

（2）夜间睡眠呼吸困难：任何心脏病患者出现夜间睡眠气短憋醒，头部有时须垫高，无心外原因可解释时则是由心衰引起。

（3）尿少：心脏病患者一旦有尿量减少或体重增加，是心衰的早期征象。

（4）肺底呼吸音减低：为肺淤血的早期征象，但特异性较小，如能与其他心衰表现结合起来则具有重要诊断意义。

（5）交替脉：在有心肌受损，或有左心衰竭可能的病人，如出现无其他原因可解释的交替脉，可视为心衰的早期征象。

（6）肝颈静脉回流征：阳性为有心力衰竭的早期征象。

（7）第三心音奔马律：在有左心衰竭因素的患者出现第三心音奔马律往往是左心衰竭的一个重要征象。

（8）肝脏早期淤血肿大：为右心衰竭的早期灵敏指标，尤其是婴幼儿的心衰。

（9）心电图 PV_1 终末向量阳性：心电图 V_1 导联 P 波终末向量（$PtfV_1$）阳性是诊断左心衰竭的常见重要指标（二尖瓣狭窄例外）。

（10）肺中、上野纹理增粗：胸片上显示两肺中、上野肺静脉纹理增粗，或看到 Kerley 氏 B 线对心衰的早期诊断有重要意义。

(二) 临床型心力衰竭

1. 充血性心力衰竭

（1）Framingham 心力衰竭诊断标准（略加增补）。

主要条件：①夜间阵发性呼吸困难和，或睡眠时憋醒；②颈静脉怒张或搏动增强；③肺部罗音和/或呼吸音减弱，尤其是双肺底，心脏扩大；④急性肺水肿；⑤非洋地黄所致交替脉；⑥第三心音奔马律；⑦颈静脉压升高，> 15 cmH$_2$O；⑧循环时间 > 25 s；⑨X 线胸片中、上肺野纹理增粗，或见到

Kerley氏线，尤其B线；⑩肝颈静脉回流征阳性。

次要条件：①踝部水肿和/或尿量减少而体重增加；②无上呼吸道感染的夜间咳嗽；③劳力性呼吸困难；④淤血性肝大，有时表现肝区疼痛或不适；⑤胸腔积液；⑥潮气量降低至最大量的1/3；⑦心动过速，心率大于120次/min。

主要或次要条件：经治疗体重在5日内减少大于4.5 kg。

判断方法：具有两项主要条件或一项主要条件及两项次要条件可确诊。

（2）Boston心力衰竭诊断标准。

采用积分的方法，综合了病史、体格检查及胸部X线结果，三大项每一项的最高积分是4分。如果总积分达8分以上，可以诊断为充血性心力衰竭；总积分为5～7分时可疑心衰；少于4分无心衰。这一标准将病史、体征及胸部X线检查进行综合，以血流动力学检测作为依据，故该标准较为可靠，见表4-8。

表4-8 Boston心力衰竭诊断标准

条件	评分	条件	评分
1.病史		>6 cmH$_2$O（0.147 kPa）	2
休息状态下呼吸困难	4	>6 cmH$_2$O并有肝大或浮肿	3
端坐呼吸	4	肺啰音（肺底部1分，超过肺底部2分）	1～2
夜间阵发性呼吸困难	3	哮鸣音	3
平地走路时呼吸困难	2	第三心音	3
爬坡时呼吸困难	1	3.胸部X线检查	
2.物理检查		肺泡性肺水肿	4
心率异常	1～2	间质性肺水肿	3
(～100 bpm)	1	双侧胸腔积液	2
(>110 bpm)	2	心胸比率>0.50（后前位）	3
颈静脉压升高	2～3	肺尖部血流重分布	2

2. 泵衰竭

Forrester等按血流动力学改变和临床表现将急性心肌梗死分为四型，Forrester分型见表4-9。

根据Killip分级（略加增补）可将急性心肌梗死发生泵衰竭分为五级。

Ⅰ级：无心衰征象，但肺毛细血管嵌楔压可升高，病死率为0%～5%。

Ⅱ级：轻至中度心衰，肺啰音出现范围小于两肺野的50%，可出现第三心音奔马律、持续性窦性心动过速或其他心律失常，静脉压升高，有肺淤血的X线表现，病死率为10%～20%。

Ⅲ级：重度心衰，肺啰音出现范围大于两肺野的50%，可出现急性肺水肿，病死率为35%～40%。

Ⅳ级：出现心源性休克，血压<12 kPa（90 mmHg）、少尿（<20 mL/h），皮肤湿冷、发绀、呼吸加速，脉率>100 bpm，病死率为85%～95%。

Ⅴ级：心源性休克并急性肺水肿，病死率极高。

表4-9 Forrester心肌梗死分型

类型	心脏指数（CI）（L/min/m^2）	肺毛细血管嵌顿压（PCWP）	临床表现
Ⅰ型	>2.2	<18 mmHg	无周围灌注不足及肺淤血
Ⅱ型	>2.2	>18 mmHg	无周围灌注不足，出现肺淤血
Ⅲ型	<2.2	<18 mmHg	有周围灌注不足，无肺淤血
Ⅳ型	<2.2	>18 mmHg	有周围灌注不足及肺淤血

三、康复目的

心力衰竭的康复目的主要有以下几点。

（1）改善心功能，提高心脏对应激的耐受性，防止急性应激所致的循环衰竭。

（2）改善临床症状，提高生活质量。

（3）减少其他重要脏器功能衰竭的机会，降低血栓栓塞并发症。

（4）防止恶性心律失常，预防猝死，提高远期生存率。

四、康复评定

（一）生活评定

心力衰竭患者的生活能力的评定遵循心脏病患者生存质量评定的一般标准，包括基本日常生活能力、操作性能力、家庭与社会的交往能力、职业能力等，以及焦虑、抑郁及生活方式等的评定，具体参见本书冠心病节。需要特别指出的是心力衰竭患者由于反复就医，多半敏感、易激，后者尚与大脑慢性供血不足有关，对环境的适应能力不强，应重点对患者应激耐受性进行评价，以便于采取有效的康复手段，减少急性心脏事件的发生。具体可参照美国精神病学会制定的心理社会应激评定量表，本量表中心理社会应激因素分为急性事件和持续事件两大类，每一大类按严重程度分为6级：①无事件发生；②轻度；③中度；④重度；⑤极重；⑥灾难性。

（1）无事件发生。

（2）轻度：如失恋、开始上学和毕业、子女离家、家人不和、对工作不满。

（3）中度：如结婚、夫妻分居、失业退休、流产、夫妻不和、与领导不和、严重经济问题、身兼父母双重义务。

（4）重度：如离婚、长子女出生、长期失业、贫困等。

（5）极重度：如配偶死亡、确诊为重病、遭虐待和性骚扰。

（6）灾难性：如子女死亡、配偶自杀、遭天灾、入狱等。

（二）临床评定

1. 临床症状和体征

（1）症状：心功能不全患者以呼吸困难和疲乏无力为最明显。①呼吸困难：心功能不全患者在早期仅在活动时出现呼吸困难，可能只是气短的加重，随着心功能不全的加重，在较少活动甚至休息时就有呼吸困难。正常人与心功能不全患者运动性呼吸困难的区别仅仅在于诱发症状所需的活动的强度，阵发性呼吸困难是指夜间发作的气短、咳嗽而惊醒，患者急速坐起进行呼吸时呼吸困难渐消失，随着心功能不全程度加重，患者可能在平时卧位时就有呼吸困难，而坐位时症状缓解，心衰患者不能平卧，需要高枕卧位或坐位；②疲乏和软弱：可能是骨骼肌灌注减少的结果；③脑部症状：记忆力减退、头痛、失眠、焦虑、注意力不集中、精神错乱等，是脑部血流减少的结果。

（2）体征：左心功能不全时可出现心脏增大、舒张期奔马律、胎样心音、肺动脉区第二心音亢进、心尖区收缩期杂音、窦性心动过速、交替脉、肺底湿啰音或两肺广泛性湿啰音等，还可有皮下水肿，特别是下垂部位的皮下水肿，腹水和胸腔积液，颈静脉怒张和肝颈静脉回流征阳性，四肢静脉怒张，肝脏肿大及发绀等。

2. 心率与靶心率

心率是最简便和直接的指标，可测定桡动脉、颈总动脉的脉搏，直接听诊或用心电监护记录仪等测定心率，有时心率的测定有一定的局限性，在同样的做功强度下，不同人的心率并不相同，反之，不同的人，或同一人在不同时期内虽心率相同，但做功强度不相同。

靶心率（THR）又称预期心率，是在运动时所应达到和保持的预期心率值，理论值为220减去患者年龄，在制定运动处方时，确定功能能力是基础，运动能力和靶心率都是按功能能力来确定的，而靶心率是功能能力的具体指标之一。

3. 吸氧量

运动强度越大，吸氧量越大，并有相对固定的关系，所以可以用吸氧量多少来评定运动强度。活动可分为两种类型，一种是活动参加者不需要负担自身的体重，如骑自行车、划船等，可用每分钟吸氧量

L/min 来衡量运动强度；另一种类型的活动（占各种活动中的绝大多数）参加者必须克服自身的体重，可用 mL/（kg·min）的吸氧量来计算运动强度。由于每个人的最大吸氧量不同，处于同一吸氧量水平，对体力不同人的实际负担大不相同，故常以最大吸氧量的百分数来表示活动的强度。

4. 心率收缩压双乘积

心率收缩压双乘积简称 D.P.（或 R.P.P.），这个指标可用来表示心肌耗氧量（MVO_2）的大小。MVO_2 大小的决定因素主要有三个方面：

（1）心室壁的应力：室壁应力又取决于心室内压力及心室容量，凡使左室收缩压或左室容量增加的因素，都可使室壁应力提高，从而增加 MVO_2。

（2）心室壁应力作用的时间：取决于心脏收缩的时间和收缩频率的乘积，因此，搏出时间延长及心率加快都可增加 MVO_2。

（3）心肌收缩性能：心肌收缩性能增加，可提高 MVO_2。

临床上可用如下简易方法计算：D.P. = HR（bpm）× SBP（mmHg）/100。

5. 能量代谢当量

能量代谢当量简称"梅脱"或"MET"，指每千克体重，从事 1 min 活动，消耗 3.5 mL 的氧，其运动强度为 1 MET，1 MET 的活动强度相当于健康成年人坐位安静时的代谢水平，稍高于基础代谢的 3.3 mL/（kg·min）。MET 可用来评定各种不同运动的强度，还可将不同运动的强度相互比较，并可用来评定心脏功能的好坏。

MET 的测定方法多用气体代谢法，理想的设备是大型心肺功能仪，计算机可将每分钟运动的 MET 值直接打印出来。所收集的数据：①每分呼出气量（Ve）单位为"L"；②呼出气中氧的百分比（$O_2E\%$）；③呼出气中二氧化碳百分比（$CO_2E\%$）；④温度（T），单位为"℃"；⑤水蒸气压力（PH_2O）= 饱和水蒸气压力 × 相对湿度，单位为"mmHg"；⑥大气压力（Pb），单位为"mmHg"；⑦受试者体重（BW），单位为"kg"等。

6. 功能分级与功能能力

（1）功能与治疗分级，见表 4-10。

表 4-10　功能与治疗分级

		临床情况	能量消耗	最大 MET
功能分级	Ⅰ	体力活动不受限，一般体力活动不引起疲劳、心悸、呼吸困难或心绞痛	4.0 ~ 6.0	6.5
	Ⅱ	体力活动稍受限，休息时无症状，一般体力活动引起疲劳、心悸、呼吸困难或心绞痛	3.0 ~ 4.0	4.5
	Ⅲ	体力活动大受限制，休息时基本无症状，轻度活动即引起疲劳、心悸、呼吸困难或心绞痛	2.0 ~ 3.0	3.0
	Ⅳ	不能从事任何体力活动。在休息时亦有心功能不全或心绞痛症状，任何体力活动均可使症状加重	1.0 ~ 2.0	1.5
治疗分级	A	患有心脏疾病，其体力活动不应受任何限制		
	B	患有心脏疾病，其一般体力活动不应受限，但应避免重度或竞赛性用力		
	C	患有心脏疾病，其一般体力活动应中度受限，较为费力的活动应予终止		
	D	患有心脏疾病，其一般体力活动应严格受到限制		
	E	患有心脏疾病，必须完全休息，限于卧床或坐椅子		

（2）功能能力：又称功能容量，简称 F.C.，单位是 MET，是指机体尽力活动时所能达到的最大

MET，或者在有氧范围内机体所能完成的最大强度活动的 MET。对一般人来说，F.C. 相当于与最大吸氧量相应的 MET。其计算方法为：

$$F.C. = VO_2 \max[mL/(kg \cdot min)]/3.5\ mL/(kg \cdot min)$$

对心力衰竭的患者来说，功能能力仅相当于在没有出现异常或刚刚出现异常时所能达到的吸氧水平相应的 MET。

7. 递增负荷运动试验

（1）递增负荷运动试验的概念：递增负荷运动试验简称 GXT，是指在试验过程中，逐渐增加负荷强度，同时测定某些生理指标，直到受试者达到一定强度的一种运动耐量试验。

（2）递增负荷运动试验的分类：按终止试验的标准分类：①最大强度运动试验或称极量运动试验，要求试验达到最大吸氧量和最高心率水平，一般以心率达到 220 减去年龄为终止试验的标准；②次大强度运动试验或称次（亚）极量运动试验，要求心率达到预期最大心率的 85%，或达到 195 减去年龄为终止试验的标准；③症状限制最大强度运动试验或称为症状限制性运动试验，以受试者在心率、血压、心电、呼吸、主观感觉、客观表现等方面出现异常时，为终止试验标准。心力衰竭患者选择后两种试验方法。

试验的目的是制订预防性或康复性运动处方，评定治疗或康复锻炼效果，评定运动生理学效果，排除受试者不必要的顾虑等。根据运动试验结果，可制订合理的运动处方，危险性较小。常用二阶梯、踏车或运动平板作为负荷设备。

（3）递增负荷运动试验方案的设计：①试验开始的负荷：一般不超过 1~2 MET；②递增负荷的速度：年纪较轻、身体较好的受试者，每级可递增 1 MET，较差者每级增加 0.5~1.0 MET；③每级持续时间：确定持续时间长短的原则是，使心率能达到稳定状态；④最大负荷达到 3~3.5 MET 即可，病人如能完成这样的负荷，出院后可从事一般的生活自理活动和家务劳动，可称为"低水平运动试验"。

（4）递增负荷运动试验的监护为保证受试者的人身安全，需具备良好的监护条件方可开始试验，试验前应向患者讲明试验的有关情况，进行全身检查，行 12 导心电图检查，试验室内备有急救设备，包括输氧设备、药品、电除颤等，附近应有医生，并可对试验及受试者的安全负责。

（5）终止试验的标准：①吸氧量：在未达最大强度时已达最大吸氧量；②心率达到 85% 最大心率，或 195 减去年龄，或虽未达到上述吸氧量或心率，如出现以下症状，也必须立即终止试验；③症状：出现气急、呼吸困难、发绀、头晕、耳鸣、恶心、胸闷、心绞痛、极度疲劳、严重跛行、身体摇晃、步态不稳、意识不清、面部有痛苦表情、面色苍白、出冷汗等；④血压：运动强度增加，收缩压反而下降超过 1.3 kPa（10 mmHg），或收缩压超过 29.3~32 kP（220~240 mmHg），舒张压上升超过 14.6~16 kPa（110~120 mmHg），或舒张压上升超过安静时 2~2.6 kPa（15~20 mmHg）；⑤心率：运动负荷不变或增加时，心率下降超过 10 次/min；⑥心电图改变：ST 下降或上升超过 0.2 mV，心律失常[包括各种异位心动过速，频发（>30%）、多源或成对出现的早搏、RonT 现象]，房颤、房扑、室颤等，Ⅱ度以上房室传导阻滞或窦房阻滞、完全性束枝传导阻滞等；⑦仪器设备失灵。

8. 心脏超声

超声心动图不仅可直接观察心脏和大血管的结构，而且可以随着心动周期的变化可推算心泵功能、收缩功能和舒张功能情况，与其他检查方法相比，突出的优点是无创性，可以反复测定，而且对人体无害。

9. 心脏导管检查

（1）选择性左心室造影。

选择性左心室造影是将造影导管的顶端置于左心室，用压力泵将造影剂快速注入左心室进行造影，摄片后制成心室造影电影，从电影上勾画出心动周期不同时刻的左心室心内膜边缘，从此计算出左心室的舒张和收缩末期容量，由此推算出每搏量、射血分数等指标，还可以将心室壁分为几个节段，对心室的节段性运动异常进行定性或定量分析。

（2）指示剂稀释法心功能测定。

根据温度稀释原理，将病人的血液和注射冰水的温度输入计算机内，再用 10 mL 相同温度的无菌冰生理盐水以 4 s 的速度经导管注入右心房，在右心房冰水与血液混合后进入肺动脉内，用恒温器监测肺动脉内被冰水稀释后的血液温度，通过导管上的热敏电阻电极传给计算机，计算机会自动计算出心排血量。

10. 高速心脏 CT

高速心脏 CT 与一般 CT 的区别在于它能进行快速触发定时摄片，可以动态地观察心动周期内各时相心脏的轮廓，从而计算出心室容量及收缩功能指标，还可用计算机图像重建技术，重建心脏的立体图像，更加直观和精确。

五、康复治疗

（一）治疗

治疗目的为减轻心脏负荷，增加心肌收缩力，改善心功能，增加心排量，尽快去除诱发心衰的因素。

1. 利尿剂

利尿剂可使潴留过多的液体排出，减轻全身各组织和器官的水肿，降低过多的血容量，减轻心脏的前负荷，增加心排量，但要注意由利尿剂引起的低血钾而诱发洋地黄所引起的心律失常，使心力衰竭加重。常用的利尿剂有：

（1）强效利尿剂：常用呋塞米，属于袢利尿剂，静脉注射 5～15 min 见效，作用高峰在 1.5 h，6～8 h 作用消失，常用剂量 20～40 mg/次，每日可重复多次。

（2）中效利尿剂：常用氢氯噻嗪，口服 1～2 h 开始利尿，4 h 达高峰，12 h 作用消失，剂量为 25～50 mg，2～3 次/d。

（3）保钾利尿剂：属于醛固酮拮抗剂，利尿作用较弱，有明显的保钾作用，一般不单独使用，常用螺内酯和氨苯蝶啶，有人认为后者的作用可能更佳。

利尿剂的应用原则是：

（1）急性心力衰竭或慢性心力衰竭加重期用强效利尿剂，其余用中、低效利尿剂。

（2）应注意防止循环容量过低和对电解质的影响。

（3）用药期间密切观察病情变化，注意与其他药物的相互作用和副作用的叠加。

利尿剂常见的副作用有低钾、低镁血症，代谢性碱中毒及低钠综合征等。

2. 血管扩张剂

常用的扩血管药物分类：①主要影响小动脉阻力血管床的药物，如酚妥拉明、肼苯达嗪、硝苯地平，适用于低心排血量，周围阻力增加而致灌注不足但无肺充血的患者；②主要影响静脉容量血管的药物，如硝酸甘油、硝酸异山梨酯，适用于有明显肺充血，而无周围灌注不足的患者；③对两血管床作用均衡的药物，如硝普钠、哌唑嗪、血管紧张素转换酶抑制剂等，适用于肺充血及周围灌注不足两者兼有的患者。

（1）硝普钠：硝普钠是一种强有力的血管扩张剂，作用迅速，可同时作用于动脉和静脉壁的平滑肌，前者可使周围阻力下降，左心室向主动脉射血时的阻力相应下降从而使心排出量增加，可很快使心力衰竭症状缓解，尿量增加，硝普钠还能使周围静脉床的容量增加，使升高了的左室充盈压和肺毛细血管压下降，减轻了"前负荷"。对急性左心衰竭和慢性心力衰竭的患者，一般采取静脉连续点滴法，从小剂量开始，逐渐增加，调整至血流动力学改善，使血压维持于正常水平或稍低。

（2）酚妥拉明：是 α-受体阻滞剂，能阻断阻力血管、容量血管的收缩，减少小动脉压力，增加周围静脉的血容量，故可降低左心室充盈压、平均动脉压以及肺血管及体血管阻力，从而增加每搏容积及心排血量，改善左室功能，尤其在左室充盈压力增加（超过 17 mmHg）且伴有左心衰竭的心肌梗死患者，效果更为显著。酚妥拉明对各种原因的充血性心力衰血流动力学结果与硝普钠相似，所不同的是前者有引起心动过速的倾向。一般以 0.2～0.3 mg/min 的速度给药，1 次/d 或持续静滴。

（3）硝酸甘油及同类药物：主要作用于静脉系统，对阻力动脉的作用不及酚妥拉明强，注射或口含可迅速降低心脏前后负荷及氧耗，降低肺毛细血管压力和左心室压力，可改善肺部充血和临床症状，但对动脉的扩张作用较小，以致减少体循环血管阻力和左心室射血阻抗较少，故硝酸甘油及同类药物可使左室充盈压显著降低，心排出量和心输出量轻度增加。方法：硝酸甘油 5～10 mg 加入葡萄糖 250 mL 中以 8～16 滴/min 的速度静滴，或以硝酸异山梨酯 10 mg 加入 250 mL 液体中，10 滴/min（6 mg/h）的速度静脉点滴。

（4）哌唑嗪：为突触后 α-受体阻滞剂，可选择性扩张阻力血管和容量血管，故可均衡地减轻严重心力衰竭时心脏的前后负荷，改善心脏功能，还能使冠状动脉的 α-受体阻滞而增加其血流量，因此也适用于急性心肌梗死后顽固性心衰及冠心病心绞痛。首次剂量 0.5～1.0 mg，以小剂量开始，以免发生体位性低血压，多数病例的用量为每日 3～9 mg。

（5）血管紧张素转换酶抑制剂（ACEI）：其主要作用为抑制 RAAS 系统，扩张血管，增加心肌收缩力，逆转左室重构，降低远期死亡率，常用卡托普利、依那普利、雷米普利等制剂。

3. 洋地黄

洋地黄类药物为经典的强心药，可在不增加心肌耗氧量的前提下增加心肌收缩力和输出量，反射性降低交感神经的张力，使外周阻力下降，从而改善心功能，用法见表 4-11。

表 4-11　洋地黄类药物

品名	给药途径	药物作用时间 开始	高峰	持续	消失	半减期	有效治疗量	维持量
洋地黄	口服	2～4 h	8～12 h	4～7 d	2～3 w	4～6 d	0.8～1.5 g	0.05～0.15 g
洋地黄毒苷	口服	2～4 h	8～12 h	4～7 d	2～3 w	4～6 d	0.8～1.5 g	0.05～0.15 g
地高辛	口服	1～2 h	4～6 h	1～2 d	5～10 d	35 h	0.5～1.5 mg	0.125～0.75 mg
	静脉	5～10 min	30 min～6 h					
毛花甙 C	静脉	5～10 min	1/2～2 h	1～2 d	3～5 d	35 h	1.0～1.6 mg	0.2～0.4 mg
毒毛花苷 K	静脉	5 min	1/2～2 h	1～2 d	2～3 d	21 h	0.25～0.5 mg	

4. 其他正性肌力药物

（1）多巴胺：为一种多种受体激动剂，对心脏的作用可使其释放去甲肾上腺素从而使心肌收缩作用增强，应用小剂量 5～10 μg/(kg·min) 静滴，逐步增加剂量，至心率增快以前或血压增高，或尿量增多后为止，可改善患者心力衰竭症状。

（2）多巴酚丁胺：系 β_1 受体兴奋剂，对 α 和 β_2 受体亦有轻微的作用，为正性肌力药物，是儿茶酚胺的一种，能使腺苷环化酶活跃，使 ATP 转化为 cAMP，促使 Ca^{2+} 进入心脏细胞膜，能增强心肌收缩力，增加心输出量和降低肺毛细血管楔压，改善心肌功能，增加心排量的剂量为 2.5～10 μg/(kg·min)。

（3）磷酸二酯酶抑制剂：氨力农有独特的正性肌力作用，其作用与洋地黄或儿茶酚胺完全不同，能改善对洋地黄、利尿剂以及血管扩张剂治疗无效的慢性心力衰竭患者静息或运动时的心脏功能，并对体肺循环的血管均有益，可能尚有直接或间接的血管扩张作用。米力农为氨力农的同类药物，亦具有增强心肌收缩力和扩张周围血管的双重作用，作用比氨力农强。

5. 心肌营养与代谢剂

果糖二磷酸、辅酶、三磷酸腺苷及极化液等药物可能有一定的治疗作用。

（二）饮食治疗

合理的饮食营养对减轻心力衰竭病人的症状，缩短病程，促进康复有重要的意义。

1. 饮食原则

（1）低热量，要有足够的维生素、中等量的蛋白质、适量的碳水化合物及脂肪。

（2）少量多餐，可把每日饭量分为5次摄取，以减少胃肠充盈所造成的餐后血流重分配，从而减轻心脏负担。

（3）宜选用易消化的食物，以流质或半流质为好，如大米粥、藕粉、蛋花汤、酸奶、面条等。避免生冷油腻刺激性食物及易产气的食物，如土豆、红薯等。

（4）盐的摄入应控制在适当的水平，每日在 1～5 g，过多可导致液体潴留，过少易致低渗。

（5）营养要丰富、完善，食物要多样化。

2. 饮食宜忌

（1）允许摄入的食物有小米、玉米、面粉、大米、豆类及其制品、猪瘦肉、牛肉、鸡肉、鸭肉、淡水鱼、牛奶、新鲜蔬菜、水果、醋、胡椒、葱、姜等。

（2）禁忌或少食各种面包及切片、饼干、油条油饼及发酵做的各种点心、豆腐乳、香肠、咸肉、咸蛋、奶油、咸鱼、熏鱼、海鱼、皮蛋、乳酪、榨菜、菠菜、卷心菜、酱油、豆酱及啤酒等。

3. 食疗验方

（1）人参 10 g 煎饮代茶。

（2）椰子汁代茶饮有强心利尿作用，伴有水肿者尤宜。

（3）生黄芪 60 g，粳米 50 g，红糖少许，黄芪水煎取汁，入粳米煮成稀糊粥，加入红糖调味服用，尤具补益肺气、健脾养胃、利水消肿之功效。

（4）白茯苓粉 15 g，粳米 100 g，胡椒粉、盐、味精各少许，前两味加水共煮沸，后以文火熬至米烂成稀粥，入后三味服用，可健脾利湿。

（三）心理治疗

（1）心理支持疗法：通过心理咨询，向病人讲授心力衰竭的起因、诱因、现状、发展趋势、预后和保健方法，帮助患者克服焦虑、抑郁、自卑及失望等心理行为反应。

（2）行为纠正疗法：通过心理治疗，帮助病人克服不良的生活习惯和饮食结构，使之逐步建立有益于疾病康复的良好行为方式，提高心理活动的应变能力和生活质量。

（四）运动治疗

1. 运动治疗的意义

与健康人群或其他左室功能正常的心脏病患者相似，这组病人可以获得规律的运动治疗所带来的公认的所有益处，包括降低高血压，通过增加高密度脂蛋白及降低甘油三酯来改善脂代谢，增加胰岛素敏感性及减少冠脉疾病死亡率，规律的运动可以降低体重，减少患其他并发症的危险性。通过了解心衰所造成的各种生理变化，可以制订规律的运动计划，使这些变化减到最小并尽可能将大部分生理变化恢复正常，从而使心衰症状减轻，再度恢复健康且改善生活质量，随着运动的经常开展，住院人数将逐渐减少。

（1）心脏和血流动力学参数：运动量大小与心衰病人生存率是紧密相关的，通过运动训练可以增加氧的最大摄取量，增加运动耐量并且可以延迟无氧代谢，从而可以使病人明显增加极量运动能力及亚极量运动能力，因此，由运动训练所增加的运动能力将导致生存情况的改善。改善运动能力也是很重要的，因为它影响每天日常生活中完成亚极量工作负荷的耐受情况，我们认为改善运动能力，特别是最大运动情况，是增加心输出量的结果，作为增加心输出量的因素，每搏输出量的增加在亚极量运动水平是主导机制，但心率的增加亦有利于增加最大运动能力，训练亦可以增加射血分数，运动可以减少次极量工作负荷下的心率–血压反应。对动物和人类的初步研究提示运动对心肌有负面影响，但未有报道对心室容量、室壁厚度及功能起有害的影响，未发现血流动力学压力有恶化趋势，其中包括右房压、肺动脉压、肺毛细血管楔压及动脉收缩压。一个动物试验已经证实长期运动可以改善 G 促蛋白的功能异常，它能够转化，从而增加左室收缩力，运动所致的心脏重塑可区别于病理性心脏重塑，总之，心衰患者有氧训练对分子生物动力学水平是绝对有益的。

（2）肺部情况：运动训练可以降低每分通气量及每分通气量与生成 CO_2 的比率，体能训练可以改善慢性心衰患者的通气状态，这种改善可以用来解释为什么患者运动以后在静息时及日常活动时主诉气短的人减少,其他一些能导致减少呼吸次数的措施也同样是有益的。

(3)神经激素失调:在剧烈运动时,交感神经系统活性增加,但规律运动可以消除交感神经紧张和神经激素活性,增加副交感紧张及改善应变能力,可以降低去甲肾上腺素水平且增加心率变异,这二者均可以作为生存率预测的独立指标,运动亦使心室节律障碍敏感度下降。另外的研究显示,通过运动训练可以明显地降低血管紧张素Ⅱ、心钠素、醛固酮及抗利尿激素的水平,从而产生有益的效应。

(4)外周血管异常:通过运动,运动肌肉的血流增加,一部分是由于全身血管阻力减少所致,运动时肢体血流增加与循环中去甲肾上腺素减少有关,一些证据证实内皮功能也可以得到改善。例如,NO合酶的增加和减少血小板聚集,此外,内皮的NO可能在调节骨骼肌线粒体氧化中起一定的作用,进一步增强运动效果。

(5)骨骼肌改善:运动可以促进肌肉强度和力量的增加,改善肌肉的灌注及代谢,骨骼肌线粒体密度增加,其他的改善发生在细胞水平,研究表明运动训练可增加线粒体总的容量密度及细胞色素C氧化酶线粒体的容量密度,氧化能力的增加与增加最大运动耐量及亚极量运动状态中无氧代谢的延迟是相关的,运动训练显著地改善氧化能力。

2. 运动处方

(1)运动前心脏评价:与其他心脏病患者相似,在开始运动之前对于心衰病人应进行正规负荷试验,以鉴别高危人群,从而帮助指导并开具运动处方,如下。

①检出危险人群。

诱导心肌缺血,节律障碍及心电图变化,收缩压下降,奔马律、支气管痉挛、肺水肿的发生。

②测定运动能力。

测定无氧代谢阈值下的VO_2值及VO_2峰值;鉴别其他限制运动因素,如跛行或背痛。

③评价运动后心率变化。

检出变时性功能不全,测定最大心率,测定无氧代谢阈值下的或不同试验阶段的心率。

④对病人的教育。

学习对出力程度的评价,保证运动安全性。

评价心衰患者运动界限的最好时机是药理学上认为他们已获得最好的治疗时,即在他们最好状态下被评价,于患者心衰发作当时或恢复以后立即获取信息则会低估病人的能力,高估了危险性。

对于严重心衰的患者,可以用代谢负荷试验来测定最大VO_2和无氧代谢阈值时的VO_2,工作负荷数据应随每阶段间递增量的减少及递增速度的减慢而修改,而达到目标值的时间为 8~10 min,原始标准。例如,Balke、Ellestad、Bruce及改进的ASTRAND的标准对于心衰患者均太难,改进的Naughton和Branching标准可对患者真正运动能力进行更好的评估。需观察患者运动中低血压的反应、心律的变化及ST段变化,检查患者加压测验后即刻是否有新的S_3、S_4奔马律,肺部哮鸣音及支气管痉挛。不同水平运动过程中对于评价出力程度(RPE)及心率变化的原始记录将用于制定准确的、安全的训练计划,对于中、高危险个体应严格监测,尤其对那些器官功能小于8 MET及射血分数小于30%的患者,家庭训练计划对于病情稳定的心衰患者是适用的,甚至可用于有严重左室功能障碍的患者。

(2)运动方式:运动处方包括四个方面:活动类型、剧烈程度、时间、频率。心衰患者与其他心脏病患者有所不同,见表4-12。

在避免可能发生的副反应的同时,怎样使心血管及骨骼肌工作处于最佳状态仍是不可知的,所以心衰患者完善的方案和计划仍没有制定出来。认识到心衰患者外周循环改变及如何改善器官功能,训练计划应首先致力于恢复那些紊乱功能,与健康人群相比,主要是着眼于运动后增加心输出量。

最通常的运动类型为有氧的等张运动,如散步及骑自行车,散步是最普遍的,因为它不需要特殊训练及器械,而且几乎可随处进行,平地散步每小时3.22 km约相当于2.5 MET,每小时4.83 km约相当于3.3 MET,每小时6.44 km相当于3.5 MET,慢速骑车运动约相当于3.5 MET。虽然游泳和划船是很好的无重量支撑(Non-weight Bearing)运动,但对于大多数初始运动的心衰患者来说,运动量有些过大。例如,慢速游泳每次呼吸需要大约5 MET,这要求患者无氧代谢阈值要大于约16 mL/(kg·mm)。典型的运动是持续进行的，然而一些研究证实，间歇式的训练方法可使有氧代谢能力增加且心脏负荷最小，这种训练方式包括短时（10～30 s）环状运动，休息60 s后再跑，这对于外周肌肉乏力的病人是很有益的。

表4-12 慢性心衰患者运动处方

类型	有氧、等张运动
	轻度耐力训练
	避免等长运动、健身运动
程度	低于无氧阈值
	以 VO_2 峰值的 50%～70% 为指标
	RPE Borg 分级为 13～15 级
	最大心率为 60%～80% 或 Borg 分级为 13～15 级
持续时间	开始为 10～20 min/次
	逐步增至 30～40 min/次
频率	每周 3～5 次

与等张运动增加左室容量负荷相比，等长运动增加左室的压力负荷，这将导致左室壁压力立即增加，外周血管阻力增加，严重心律失常及内皮素水平增加，这种运动应当避免。耐力训练（等张和等长运动）可增加肌肉力量、弹性和耐力，如果运动能量大于 5 MET，低体重者要十分小心，提倡心衰患者进行"分段"恢复，进行特殊肌群的训练，如呼吸肌及上肢肌群，要比改善受心衰影响的整体日常生活质量好得多，作为一种传统的等长运动，对于功能损伤的病人是特别有益的，不会使心脏处于同样的压力之中。

长时间低强度和短时间高强度的运动均可以增加运动耐力，并可改善心室顺应性，心衰患者运动时，理想状况应在无氧代谢阈以下，正常受训个体达到无氧代谢阈时 VO_2 峰值的 80%～90%，未训练的正常人群为 VO_2 峰值的 60%～70%，心衰患者为 VO_2 峰值的 50% 及 50% 以下。通过代谢加压试验所获得的数据可以指导制订最适宜的运动强度，通常患者在运动中大约达到其 VO_2 峰值的 70%，患者可根据 RPF 来调整自己的常规运动，Borg 分级从 6（很轻的活动）到 20（很重的活动），指出无氧代谢阈通常为 Borg RPE 13～15 级（有时很重），通常指导病人运动水平低于 13～15 是非常合适的，特别对于没有监测及监护装置的运动。心率也可帮助指导运动强度，患者应在加压试验中达到其最大心率的 60%～80% 或 RPE 13～15 水平，亦可以用心率储备（HRR）的 50%～75%+静息心率来代替[HRR 定义为（最大心率－静息心率）×（50%～75%）]，心率指标有时低于实际心率，但心衰患者可能服用 β-阻滞剂、地高辛、胺碘酮等控制或限制心率，同样，许多慢性心衰患者对运动变时反应减弱，这在指导运动中也应考虑进去。合并房颤的心衰患者心率很难控制，对心率的指导也是很困难的，对于这些病例，最好用 Borg 分级来替代。在用 RPE 或心率来指导锻炼强度时，允许患者根据习惯或感觉不适时适当进行调整，应提醒心衰患者观察过度劳累的症状，如胸部不适、过于疲劳、急促呼吸和头晕目眩。

运动间期和频率理想的目标为每阶段 30～40 min，每周进行 3～5 次，低强度或短时间的运动则需增加频率，时间上应灵活，特别是刚开始时。实际上，许多心衰患者开始只能坚持 10～20 min，经过长时间适应，患者将能够耐受且成功地完成。准备活动主要是拉长肌肉和韧带，以减少受伤危险，充分的放松阶段对于心衰患者，尤其是使用血管扩张药和利尿剂的患者是重要的，因为可以避免严重的及症状性低血压发生。目前运动时间多在 3～24 周，没有远期研究证明 6 个月以上运动是否会增加益处或可能带来危害，所以，只要患者可耐受则坚持进行常规运动，最好终生坚持。

（3）心衰患者运动禁忌证：对于心室功能障碍患者，运动存在禁忌证，见表4-13。

表 4-13　心衰患者运动禁忌证

绝对禁忌证	在运动试验时发现不稳定心绞痛及明显的缺血
	未矫正的不稳定的瓣膜病，特别是主动瓣膜狭窄
	严重的左室流出道狭窄
	未能控制的/未治疗的心律失常
	活动性心肌炎
	间歇发热性疾病
相对禁忌证	按纽约心脏病协会标准符合Ⅳ级充血性心力衰竭，左室流出道中度狭窄
需另外考虑的因素	按纽约心脏病协会标准符合Ⅲ级充血性心力衰竭，轻度的运动诱发心律失常
不需考虑的因素	年龄射血分数
	安置起搏器或心律复律器/除颤器

缺血性心脏病伴射血分数低于 40% 及平板运动试验前即显示出心肌缺血的患者，提示运动耐力较差，包括运动时间、最大氧耗量及亚最大心率，这组患者不能从训练中受益，而且存在发生并发症的很大危险性；不稳定心绞痛患者应在运动以前，尽可能地进行血管重建或介入治疗；未修补的或不稳定瓣膜疾病，特别是主动脉狭窄，严重左室流出道梗阻，严重高血压都是运动禁忌证，改良的左室流出道梗阻是相对禁忌证；伴有难以控制心律失常的心衰患者应避免运动，那些运动诱发的较轻的心律失常，应使异常心率比开始发病时减少 10 次/min，对于比较严重的不可控制的心律失常应避免运动；活动性心肌炎和间断发热的患者也应避免运动；NYHA 分级 4 级的心衰患者几乎不能从事任何运动；左室安置起搏器的患者可在严密监测下进行运动，且可产生同样的运动效果；NYHA 分级 3 级的病人应遵循各自的运动常规，且需严密监测。

（五）手术治疗

慢性心力衰竭的手术治疗是心力衰竭治疗的重要进展，晚期严重的心力衰竭患者完全丧失了活动能力，重要脏器由于慢性缺血，逐步丧失功能而衰竭，死亡率极高。近年来，巴西的医学家成功地对慢性心力衰竭的患者实施了心脏减容手术，取得了良好的效果，具体的方法是在体外循环的支持下，开胸直视切除部分左心室心肌，使左心室腔减小，从而提高了左心功能。另外一种更为有效的手术是心脏或心肺联合移植，虽然代价昂贵且缺少供体，但移植后患者可几乎完全康复。需要特别提及的是，美国的科学家已研制出人工心脏，并已初步应用于临床，为晚期心力衰竭的治疗展示了美好的前景。

第五章 骨科疾病的康复

第一节 风湿性关节炎

一、概述

风湿性关节炎是风湿热的主要表现之一。风湿热是一种常见的、反复发作的急性或慢性全身性结缔组织的炎症性疾病，以心脏和关节受累最为显著。临床表现以心肌炎和关节炎为主，伴有发热、皮疹、皮下结节、舞蹈病等症状。风湿热的确切病因迄今尚未完全明了，通常认为遗传、自身免疫反应、链球菌感染是风湿性关节炎的致病因素。就临床流行病学及免疫学等方面的一些资料分析，都支持是一种与 A 组溶血性链球菌感染有关的变态反应性疾病。而目前也注意到病毒感染与风湿热的发生亦有一定关系。受累关节的病理改变主要是关节滑膜及周围组织的水肿，关节囊液中有纤维蛋白和粒细胞渗出。风湿性关节炎的临床特点是以侵犯四肢大关节为主，在关节局部出现红、肿、热、痛、关节屈伸不利等症。经治疗炎症消退后，关节功能可恢复正常，不留畸形，但具有反复发作的倾向而形成慢性风湿性关节炎。本病常在冬、春季节发病，以儿童及青年居多。

二、康复评定

1. 一般临床要点

初次发病在 5～15 岁，男女均可发病，没有明显的性别差异。风湿热处于急性期或慢性活动阶段，可表现有发热、关节炎、心肌炎、环形红斑及舞蹈症等神经系统障碍。

2. 关节表现

主要呈现为游走性及反复发作性关节疼痛，常对称地累及膝、踝、肩、腕、肘、髋等大关节，局部呈红、肿、热、痛的炎症表现，但不化脓，关节功能多因肿痛而活动受限。儿童关节炎症状多轻微，或仅一两个关节受累，成人则比较显著。晨僵患者晨起或休息较长时间后，关节呈胶粘样僵硬感，活动后方能缓解或消失。关节肿胀和压痛往往出现在有疼痛的关节，是滑膜炎或周围软组织炎的体征。在急性炎症消退后，关节功能完全恢复正常，一般不出现畸形，如为慢性风湿性关节炎，表现为关节酸痛，呈游走性窜痛或限于一两个关节轻度肿痛，关节功能因疼痛轻度受限，呈反复发作，遇阴雨天气变化时加重。

3. 功能评测

关节因肿胀而活动受限时，可用关节量角器测量其关节活动范围。疼痛症状明显时，可通过视觉模拟量表（VAS）来评定其疼痛的强度。肌肉力量减退时，可通过肌力手法评定，常采用 Lovett 肌力测定法，以评定其肌力。若患者日常生活受到影响，则可以用 Barthel 指数评定其日常生活活动能力，了解功能受限的程度。

4. 实验室检查

血常规检查白细胞计数轻度至中度增高，中性粒细胞增多，常有轻度贫血。血沉多为增快，血清中抗链球菌血素"O"多在 500 U 以上，C 反应蛋白（CPR）多阳性，尿中可有少量蛋白、红细胞、白细胞，甚至管型。

三、康复治疗

风湿性关节炎是一个多病因且病理机制复杂的疾病，故风湿性关节炎的治疗宜结合多种治疗方法进行综合治疗，任何单一的疗法都难以取得满意的疗效。

1. 一般治疗

治疗最好在疾病进程早期开始，方案必须个体化。康复治疗应定期评定及调整，关节炎发作期或活动期应注意限制体力活动，病程中宜进食易消化和有营养的饮食。

2. 运动治疗

运动治疗主要进行肢体关节的主动运动及辅助助力运动。运动治疗处方需要考虑每个治疗的关节力学结构的破坏和关节渗出的程度、周围肌肉的状态、患者整体耐受水平、心脏状况等。因为关节炎常会破坏关节及其周围生物力学结构完整性，引起一些不良后果，如关节活动度下降、肌肉萎缩、肌无力、关节渗出、关节不稳、耗能的步态类型及关节负重的改变等。所以，运动治疗方案就应针对其障碍问题而制订出相应的促进其功能的方法，改善已改变的生物力学结构，改善和维持肌力、耐力和关节活动度，以增强患者的整体功能。

3. 物理因子治疗

选用特定电磁波（TDP）照射，具有消炎、镇痛和改善局部循环的作用，对风湿性关节炎受累关节的肿痛有较好疗效。每天 1 次，每次照射 30～40 min，10 次为 1 个疗程。也可选用电脑中频、低周波及中药离子导入疗法等，均有一定疗效。

4. 中医治疗

中医治疗风湿性关节炎疗效确切。

（1）中药疗法：中医学认为本病属"痹证"范畴，多因身体虚弱、劳累过度、久居寒湿之地、内外不固，风、寒、湿、热之邪乘虚而入，流注经络、关节所致。临床根据辨证常可分为：①行痹：治宜疏风通络、散寒除湿，方用防风汤（防风、当归、赤茯苓、杏仁、黄芩、秦艽、葛根、麻黄、肉桂、生姜、甘草、大枣）加减；②痛痹：治宜温经散寒止痛、祛风除湿，方用乌头汤（制川乌、麻黄、芍药、黄芪、甘草）加减；③着痹：治宜除湿通络、祛风散寒，方用薏苡仁汤（薏苡仁、川芎、当归、麻黄、桂枝、羌活、独活、防风、制川乌、苍术、甘草、生姜）加减；④热痹：治宜清热通络、疏风胜湿，方用白虎加桂枝汤（知母、石膏、甘草、粳米、桂枝）加减。临床上对于风寒湿痹，症状复杂，且疼痛明显，可用独活寄生汤或蠲痹汤加减。

（2）针灸治疗：针灸可疏通经络，调和气血，缓解关节肿痛，临床常根据辨证采取局部取穴与循经取穴相结合。针灸每天 1 次，10 次为 1 个疗程。

在利用中医治风湿性关节炎时，应遵循中医辨证施治的原则，考虑不同证型的风湿性关节炎患者运用不同的方法和药方。长期坚持，对治慢性风湿性关节炎有较好的疗效。

5. 西药治疗

在关节疼痛较显著情况下，常用的抗风湿性关节炎药物有：①非甾体抗炎药：如布洛芬、萘普生、双氯酚酸、阿司匹林、吲哚美辛等，一般本类药物易引起胃肠道不良反应，宜饭后口服，溃疡病患者、哺乳期妇女、儿童禁用，疼痛减轻或消失即停用；②细胞毒药物：如环磷酰胺、氨甲蝶呤、雷公藤等，该类药物副作用多且较严重，但对改善这些疾病的预后有很大的作用；③肾上腺皮质激素：如泼尼松、地塞米松等，肾上腺皮质激素能抑制变态反应，控制炎症发展，减少炎症渗出，但本类药物其众多的副作用随剂量加大及疗程延长而增加，故在应用时要衡量它的疗效和副作用而慎重选用。

第二节 类风湿性关节炎

一、概述

类风湿性关节炎（rheumatoid arthritis，RA）是一种原因不明的以关节组织慢性炎症性病变为特点的全身性自身免疫性疾病。本病属中医学"痹证"范畴，临床表现是以对称性、侵犯全身多个关节为主要特征的一种常见的慢性全身性炎性疾患，目前病因尚不清楚，较公认的观点是多种因素诱发遗传易感机体的自身免疫反应而致病。患病率约为0.4%，男女发病之比为1∶2.5，发病高峰在34~60岁；主要累及手、足等小关节，也可累及任何有滑膜的关节、韧带、肌腱、骨骼、心、肺及血管。根据流行病学调查，内分泌、代谢、营养以及地理、职业和精神社会因素等，均可能影响疾病的进展，但不是类风湿性关节炎的直接发病原因。

类风湿性关节炎致残率高，发病呈隐袭性或急性，可能持续数月，然后缓解；也可以是周期性的，关节受累的程度也不一致。持续时间短者数天，长者数年，一旦罹患，终身延续。后期产生关节功能障碍，影响日常生活。

二、康复评定

1. 临床表现

一般起病缓慢，多先有几周到几个月的疲倦无力、体重减轻、胃纳不佳、低热和手足麻木刺痛等前驱症状。①关节症状：晨僵常在关节疼痛前出现。关节僵硬开始活动时疼痛不适，关节活动增多则晨僵减轻或消失。关节晨僵早晨明显，午后减轻。关节肿痛多呈对称性，常侵及掌指关节、腕关节、肩关节、趾间关节、踝关节及膝关节。后期病例一般均出现掌指关节屈曲及尺偏畸形，如发生在足趾，则呈现爪状趾畸形外观。②关节外表现：是类风湿性关节炎全身表现的一部分或是其并发症。类风湿结节多见于前臂常受压的伸侧面，如尺侧及鹰嘴处。类风湿性血管炎是本病的基本病变，除关节及关节周围组织外，全身其他处均可发生血管炎。心脏受累可引起类风湿性心脏病等。

2. 诊断标准

典型病例的诊断一般不难，但在早期，尤以单关节炎开始的及X线改变尚不明显时，需随访观察方能确诊。现国际上沿用美国风湿病学学会1987年修订的诊断标准，具备下列指征4条或以上：①晨僵≥1 h持续6周以上；②对称性关节肿持续6周以上；③≥3个关节肿持续6周以上；④腕、掌指、近端指间关节肿持续6周以上；⑤类风湿结节；⑥X线手腕关节见骨质破坏；⑦类风湿因子阳性。

3. 关节肌肉功能评定

（1）关节症状：对称性两侧近端指间关节、掌指关节、腕关节肿胀、疼痛、压痛、僵硬、绞锁。早期梭形肿胀，后期关节半脱位、挛缩形成鹅颈畸形、纽扣花畸形、蛇形手、爪形手、槌状指、尺侧偏斜、桡侧偏斜、拇指Z字畸形等。受累及的肢体其他关节也可出现肿胀、疼痛和压痛。

（2）关节活动范围测定：主要是采用关节量角器测量病变关节的活动范围。

（3）肌肉萎缩的评定：肌肉萎缩的程度可用肢体周径表示。

（4）肌力测定：肌力测定用徒手肌力试验法，常用握力计。由于手指畸形，一般握力计难以准确显示，目前普遍采用血压计预先充气测定，其方法是将水银血压计的袖带卷褶充气，使水银汞柱保持于4 kPa处，让患者用力握充气之袖带，握测2~3次，取其平均值。注意在测量时，患者前臂要空悬无支托。

4. 实验室检查

血常规示有轻度贫血，活动期血沉、C反应蛋白、IgG、IgA、IgM升高，α_1、α_2、β、γ球蛋白升高，补体C_3、C_4降低，类风湿因子大多阳性，抗核抗体可阳性。滑液多为炎性、非化脓性，呈淡黄色，黏度降低，膝关节腔积液可达30~50 mL，蛋白升高。细胞数可达10万/mL，中性粒细胞<75%。细

菌涂片与培养阴性。

5. 关节 X 线平片或 CT（分 4 期）

Ⅰ期：软组织肿胀，骨质疏松。Ⅱ期：软骨下骨轻度侵蚀，关节间隙稍狭窄。Ⅲ期：软骨下骨明显侵蚀、破坏、囊性变，关节间隙明显狭窄。Ⅳ期：关节半脱位，关节间隙纤维性、骨性融合。

6. 整体功能分级

整体功能主要依据生活自立（吃饭、穿衣、如厕、洗漱、整理）、职业活动（工作、学习、家务）、非职业活动（娱乐、休闲、社交）的能力分 4 级：

Ⅰ级：生活自理，职业活动与非职业活动均可正常进行。

Ⅱ级：生活自理与职业活动均可正常进行，非职业活动受限。

Ⅲ级：生活能部分自理，职业活动与非职业活动受限。

Ⅳ级：生活大部分不能自理，职业活动与非职业活动能力均丧失。

三、康复治疗

目前类风湿性关节炎尚无特效疗法。康复治疗的主要目的是缓解疼痛，消炎退肿，保持肌力及关节功能，预防和纠正畸形及改善生活自理能力。由于本病病程长，且每个患者的病情进展和预后都不同，因此应针对患者个体情况制定完整的康复治疗计划，并要使患者充分了解自己的病情，积极配合治疗，提高信心，方可取得最大康复效果。

1. 一般治疗

急性炎症期肢体尽量保持于功能位。加强饮食营养，要注意补充蛋白质和纤维素，并要适当补充维生素 D 和钙剂。避免感受风寒及潮湿，注意肢体保暖。

2. 药物治疗

过去主张"金字塔"型治疗，即从非甾体消炎药物（一线药）开始，逐步过渡到免疫抑制剂或激素，及至三线、四线等药物。最新观点认为类风湿性关节炎的诊断一旦确立，早期就应该采用最有效的药物，即多采用联合用药疗法，如一、二、三线药物联用。当病情被有效控制之后，再视病情撤换药物。常用的药物包括双氯芬酸、尼美舒利、芬必得、萘普生、西乐葆、青霉胺、金诺芬、甲氨蝶呤、雷公藤、糖皮质激素等，可适当选用。注意临床选择药物时，一定要强调个体化。对病情较长、病情严重、老年人及肾功能不全的患者，应当选用半衰期短的药物。既往有胃肠道病史者，用药更应慎重。

3. 物理治疗

如温热疗法，其作用可镇痛、消除肌痉挛、改善局部血液循环和消炎，一般用于慢性期，急性期有发热者不宜用。常用的有温水浴（水温为 38～40℃），石蜡疗法，泥疗法，中药药物熏蒸疗法，TDP 特定电磁波、超短波、微波和超声波疗法等。

4. 运动治疗

运动治疗主要进行患者肢体的主动运动、被动运动及辅助助力运动，以改善患病关节的关节活动度，预防肌肉萎缩，增加肌力，矫正畸形，保持患者功能状态及日常生活活动能力。如已有关节活动范围受损或畸形时，应采用系列夹板固定，可采用低温热塑板材制作功能位夹板，效果较好。功能位固定应每 2 h 取下夹板，做该关节不负重、无痛范围内的主动或被动运动，每个动作重复 2～3 次。随着病情改善，无痛活动范围增大，主动运动的重复次数也渐增，可达 10～15 次。随着疼痛减轻，用力程度也逐渐增大，每个动作做到最大幅度时要保持片刻再放松，以起到肌肉等长练习的作用，同时患者应重视全身的保健运动、呼吸练习以及未受累关节的主动锻炼，也可练习太极拳运动以增强体质。

5. 作业治疗

作业治疗可提高患者生活自理能力，增强患者战胜病残的信心。作业疗法主要进行各种适当的手工操作练习及日常生活活动训练，如手的抓握、取物、进食、倒水、饮水、梳洗、拧毛巾、洗澡、如厕、穿脱上衣和裤子、解扣、开关抽屉、开关电器和水龙头及坐、站、移动、步行、上下楼梯等训练。必要时，需改装某些生活用具以适应其功能状况，或设计、自制一些自助用具，改善生活自理能力。

6. 中医治疗

（1）中药治疗：中医学无类风湿性关节炎这一病名，根据本病的临床表现归属于"痹证""历节风""尪痹"等证的范畴。认为本病的发生主要由于正气不足，感受风寒湿热之邪，闭阻经络所致。临床须辨证施治。如见关节肿大、红肿热痛，发热、消瘦乃风湿流注关节，化热伤阴，治宜祛风除湿、温经散寒、滋阴清热，方用桂枝芍药知母汤（桂枝、芍药、甘草、麻黄、生姜、白术、知母、防风、附子）加减。如寒湿凝着关节，损伤阴气致关节疼痛不能屈伸，全身无明显热象，应祛寒除湿、通经温阳，以乌头汤（川乌、麻黄、芍药、黄芪、甘草）加减治之。

（2）针灸治疗：针灸具有疏通阻滞的经络气血，调和营卫，解除痹痛的功效。治疗时以循经和局部取穴为主，也可取阿是穴。在针刺治疗时可加艾灸以温经散寒，每天1次，10天为1个疗程。

（3）推拿按摩治疗：推拿按摩治疗应根据病情选用相应手法。如改善肌肉、皮肤、血液循环，以捏、摩、滚、揉等手法为主。松解肌肉、关节粘连，以弹拨、拿捏、摇、扳、屈伸关节等法为主。手法操作时力量要适中，一般以患者感到局部舒适，不发生关节肿胀、疼痛为度。

7. 基因治疗

所谓基因治疗是指将新的人工合成的基因片段通过某种途径引入细胞内，借助于该基因片段所控制的遗传性状的改变而达到治疗疾病的目的。常规方法治疗类风湿性关节炎目前还达不到理想的效果，促使人们寻求新的途径。基因治疗是一种全新的技术，它避免了传统药物治疗的不良反应，从疾病的根源进行治疗，为患者提供了新的选择。

第三节　退行性关节炎

一、概述

退行性关节炎（osteoarthritis，OA）在临床上又称骨关节炎、增生性关节炎、肥大性骨关节炎或老年性骨关节炎等，是一种常见的随年龄增长而增加的，以关节软骨退变、破坏及相邻软骨下骨板、关节边缘骨后增生、骨赘形成为特点的一种不对称的慢性、进行性骨关节病。临床出现不同程度的关节肿痛、僵硬与不稳定，导致关节功能减退和畸形。临床上主要影响膝关节、髋关节、脊柱关节、远端指间关节，以膝关节为常见。本病常见于中老年，发病率约占人口的3%，女性发病率高于男性，在65岁以上的老年人口中占80%，成为影响老年人生活质量的主要疾病。

退行性关节炎一般分为原发性和继发性两类。原发性退行性关节炎多发生在50岁以后，一般认为是一种由多因素引起的疾病，女性多于男性，老年性组织变性和劳损积累是其主要病因。继发性退行性关节炎可发生于任何年龄，常见的原因有：①机械性的，即由于重力过度增加而作用于正常的关节软骨，关节力线改变或受创伤后，有机械性改变而磨损所致；②失用性的，即由于活动消失或减少，致使关节软骨正常的营养环境改变，导致退化；③先天性因素，如各种先天性畸形；④各种原因的关节面不平整，关节不稳定以及某些关节疾病，使关节软骨受损；⑤医源性因素，如长期不恰当地使用皮质激素，引起关节软骨的病损等。

二、康复评定

退行性关节炎是一个缓慢、渐进性病程，大多累及大的负重关节。受累关节出现休息痛的特征，即经过一段时间不活动而开始活动时，以及从一种姿势转变为另一姿势时，感到关节疼痛、僵硬，经活动后好转。但活动过多时疼痛又加重，休息后疼痛缓解或减轻。疾病后期，疼痛持续时间延长，关节功能活动受限。X线检查可见关节周缘骨质增生，软骨下骨囊肿形成，关节软骨退变，关节面硬化，严重时可以出现关节间隙变窄。当关节退变不规律和关节软骨缺失时，关节力线不正常，有骨摩擦音，行走时可见跛行。退行性关节炎因肢体活动减少可致失用性肌萎缩、关节挛缩畸形及僵直等。因此，本病评定必须针对关节的生物力学及其功能障碍出现对邻近组织的影响和这些障碍对患者的独立性和生活质量的影响程度进行评估。常采用的方法有以下有几种。

1. 疼痛的评定

临床常采用视觉模拟评分法、数字疼痛评分法、口述分级评分法、McGill 疼痛调查表。

2. 肌力评定

采用徒手肌力检查法和使用各种测力器进行肌力测定。

3. 关节活动度测量

利用关节量角器进行关节活动范围（ROM）测定，了解关节活动受限程度，判断是否对日常生活活动产生影响。

4. 日常生活活动能力评定

可采用 Stewart 设计的量表对骨关节炎患者的躯体活动能力进行评定（表 5-1）。

表 5-1 躯体活动能力评定

活动强度级分类	项目编号	内容
Ⅰ.基本活动	12	应用浴室无须帮助
	11	进食无须帮助
	10	自己穿脱衣服
	9	走到餐桌前就餐
	8	在屋内走动
Ⅱ.中等强度活动	7	步行一个街区或更远
	6	步行上坡或上楼
	5	如愿意可跑一小段距离
	4	在室内进行除尘或洗碗碟等工作
	3	在家中搬动桌椅、推动吸尘器等
Ⅲ.强度活动	2	如愿意，可参加游泳、网球、篮球、排球、划船等体育活动
	1	在家中刷地板、搬动沉重的家具等

在进行评定时，可按项目编号从 1 开始评定，如 1、2 等项目能够完成，以上各项理应能够完成，不必再逐项进行。评定时对每项用"能""能，但慢"和"不能"三种回答。根据患者"能"回答的项目，可知其躯体活动能力处于何种水平；如患者对 3 项及 3 项以上均能，表示患者可完成中等强度的体力活动；若患者在中等强度的 5 项中只能完成 5、6、7 项，可记下数值最小的一项如"Ⅱ 5"，便于治疗后比较。

5. 生存质量的评定

当其生理功能及心理和社会活动能力下降时，可通过生存质量评定量表加以评定。

三、康复治疗

康复治疗的目的是缓解疼痛，改善关节的稳定性，维持关节活动度，增强肌力，减轻关节负重，保持关节功能，防止畸形，提高患者生活质量。

1. 健康教育

因本病是一个缓慢、渐进性的发病过程，病程较长。要帮助患者认识疾病，树立战胜疾病的信心，以取得患者的积极配合。适当的休息是非常重要的。必须指导患者制定一个适合个体的康复锻炼计划，使患者既不会感到因运动过量而疲劳、疼痛加重，也不会由于活动过少而功能减退、肌肉萎缩。患者可以进行一些非负重状态下的功能锻炼，这样可以使关节保持活动度，使症状减轻，改善机体功能。必须注意，实质上没有一种药物对退行性关节有特异性。临床常用的非甾体消炎药物，可以减轻患者疼痛，缓解症状，有助于功能的恢复，但应注意这类药物对老年人肾脏及胃肠道的副作用。中医中药、针灸治疗均有一定效果，可辨证应用。

2. 物理疗法

物理疗法可改善关节血液循环，增进代谢，有消炎、退肿、止痛作用，常用的方法有间动电疗法、干扰电疗法、超短波、红外线、温热式低周波、蜡疗、水疗法等。家庭中热水浸浴与淋浴也有理疗作用，可根据个体情况选择应用。

3. 运动疗法

（1）关节运动：适宜的关节运动可以改善血液循环，促进慢性炎症的消除，可以维持关节的正常活动范围，并可对关节软骨进行适度的加压与减压，以促进软骨基质液与关节液的交换，改善关节软骨的营养与代谢。方法：①关节不负重的主动运动，下肢运动宜在坐位与卧位进行，以减小关节的应力负荷；②器械上的连续被动运动；③必要时可做恢复关节范围的牵引。

（2）肌力练习：患肢及患病关节周围肌群的肌力练习，可给关节以一定的应力刺激，预防和治疗失用性及关节源性肌萎缩，增强关节的稳定性，起保护关节的作用。方法：在不引起疼痛的角度做肌肉的等长运动，等长运动不使关节受更大负荷，而对增加肌力最为适宜。一般认为一次等长运动的时间在 6 s 以上时，增强肌力的效果达到顶点，所以一般持续 6 s 左右，然后放松休息，如此反复进行。平常受累多的膝关节发生退行性关节炎时，容易引起股四头肌的肌力下降，宜做直腿抬起运动，即取仰卧位，在膝伸展的情况下做下肢的抬高运动，可以达到增强股四头肌和髂腰肌的肌力的目的。练习时注意循序渐进。

（3）有氧运动：全身大肌群参加的有氧运动，有利于脂质代谢，配合适当的饮食控制可促进体重正常化，以减轻关节负荷。

4. 辅助器具的应用

根据病程的情况需要适当选用各种杖、支架、轮椅等，可以减轻受累关节的重力负荷，有积极的辅助治疗作用。

5. 手术治疗

当非手术方法不能有效控制症状时，应进行手术治疗。手术目的在于减轻关节疼痛，矫正畸形，保留功能和关节的稳定性，或恢复严重病例的关节功能。目前用于治疗退行性关节炎的手术方法有关节清理术、截骨术、融合术、关节切除成形术、骨软骨移植术及人工关节置换术等。

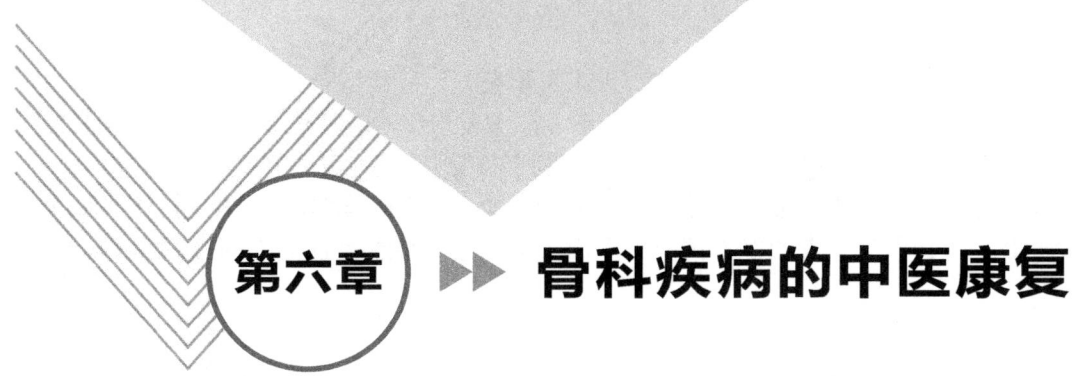

第六章 骨科疾病的中医康复

第一节 肩关节僵硬（肩痹病）

中医病名：肩痹病（TCD 编码：BNV090）。

西医病名：肩关节僵硬（ICD-10 编码：M25.691）。

创伤后肩关节僵硬是由于外伤后患侧肢体过久的不适当制动于某一位置，或长时间地垂于体侧，造成肩关节僵硬、疼痛，关节功能障碍的症候群。因创伤引起的肩关节僵硬，临床上主要是肩部的骨折、脱位。病理变化为创伤或炎症所引起的肩关节组织粘连、挛缩、纤维化，导致肩关节功能障碍。其常见于肩关节各类损伤，如肩胛骨骨折、肱骨干骨折、肱骨近端骨折、锁骨骨折、肩袖损伤、撞击肩、肩峰下滑囊炎等，属于中医学"肩痹病"范畴。

一、诊断

（一）疾病诊断

1. 中医诊断

（1）多有急性创伤、手术史，或有慢性炎症、长期制动史。

（2）肩关节僵硬、不灵活，上举、后伸、外展、内外旋功能受限，影响穿衣、梳头等日常活动功能。

（3）与健侧相比，肩关节活动度下降。

（4）可伴有肩关节疼痛、肿胀，周围肌肉肌力下降等功能障碍。

2. 西医诊断

（1）可有肩部外伤史。

（2）主要症状是逐渐加剧的肩部疼痛，伴有肩部功能活动障碍和僵硬，不同程度地影响日常生活和工作。

（3）患者早期可见肩部肿胀，中后期可见肌萎缩，以三角肌萎缩最明显；压痛、压痛点在肩峰下滑囊、肱二头肌长头、喙突及结节间沟等处；外展、内外旋活动受限，部分患者可因上肢血液循环障碍出现手部肿胀、发凉。

（4）影像学检查。

① X 线摄影检查：包括肩关节正、侧位及冈上肌出口位，可了解局部骨折愈合情况。无外伤患者偶见冈上肌腱钙化、骨质疏松、肱骨大结节密度增高、肩峰下骨刺。排除肩峰形态异常，排除肩部骨肿瘤。

② CT 检查：可了解关节盂损伤情况及骨折愈合情况。

③ MRI 检查：外伤者可见骨髓水肿。了解肩袖损伤、盂唇损伤、滑囊积液、肱二头肌长头肌滑膜炎的情况，旋转袖的损伤多伴有肩部的滑囊炎。肩关节退行性改变者可见肩锁关节退行性改变、肱二头肌

腱鞘炎。

④彩超检查：可诊断肩袖损伤及关节囊积液、肱二头肌腱鞘炎。

（5）生化检查：CRP、SR、IgG、IgM、IgA、C_3、C_4 升高，UA、RF、CCP 正常，ASO 基本正常，ANA 谱有利于鉴别风湿免疫类疾病。关节液的实验室检验有利于排除感染性疾病。

（6）入院检查项目：包括三大常规、血型、肝功能、血糖、血脂、乙肝标志物、丙肝抗体、梅毒、HIV 抗体以及心电图、B 超等，以对患者的基本情况做全面了解。老年患者需选查胸部 X 线摄影、骨密度以及肿瘤标志物等。

3. 鉴别诊断

（1）肿瘤及瘤样病变：临床多为无明显原因的肩关节疼痛、功能障碍或轻微外伤导致的肩关节骨折引起的肩关节僵硬。X 线摄影、CT、MRI 检查以及肿瘤标志物检查等可协助诊断。

（2）肩关节结核：患者常有消瘦、面色苍白、盗汗和低热症状，白细胞计数稍高。连续 X 线片常可显示进行性骨质破坏，结核菌素试验呈强阳性。

（二）证候诊断

（1）瘀血阻滞证：关节刺痛，痛处固定，关节畸形，活动不利，或腰弯背驼，面色晦暗。唇舌紫暗，脉沉或细涩。

（2）风寒湿痹证：肩及上肢串痛，以痛为主，肩部有沉重感，肩部僵硬，活动不利，恶寒畏风。舌质淡红、苔薄白，脉弦紧。

（3）肾虚髓亏证：关节隐隐作痛，腰膝酸软，腰腿不利，俯仰转侧不利，伴有头晕、耳鸣、耳聋、目眩。舌质淡红、苔薄白，脉细。

（三）疾病分期

（1）急性期：此期一般为 1~2 周，以身体功能与结构水平的障碍为主，临床以疼痛、肿胀、活动困难为主要表现。此期患者多表现为剧烈疼痛，关节周围软组织肿胀、瘀血，伤处肌痉挛。患者不敢活动，关节活动明显受限，形成严重功能障碍。

（2）缓解期：此期为发病后 3~6 周，以活动水平障碍为主，临床上虽然疼痛及活动困难依然存在，但主要的功能障碍以日常生活活动能力障碍为更突出的表现。此期患者疼痛、肿胀明显减轻，肩关节活动范围可能会有一定改善，但穿衣、洗漱、梳头等日常活动功能障碍明显。同时患肢肌力有一定程度的下降，并可能伴有肌萎缩。

（3）康复期：此期为发病 6 周以后。临床上肩部肿胀、疼痛明显缓解，肩关节功能明显改善，日常生活能力日益恢复，但肩关节活动时伴疼痛，耐力不够，肌肉力量不足。康复目标为增加活动度和肌肉力量，加强本体感觉训练，增加日常活动。

二、康复评定

应进行疼痛、关节活动度、关节肿胀、肌力、日常生活活动能力评定以及 JOA 肩关节功能评定。

（1）疼痛：采用目测类比评分法（VAS）评定。

（2）关节活动度：采用量角器对肩关节前屈、后伸、外展、内收、内外旋角度进行测量。

（3）关节肿胀：目测法（轻、中、重度）。

（4）肩胛骨活动度：与健侧肩关节相比，记录患侧肩胛骨外移是否受限，可有肩关节撞击综合征试验、肩肱节律异常征、Neer's 征阳性。

（5）肩关节肌力：采用徒手肌力评定法对肩关节外展肌群进行肌力评定，采用等速肌力测试系统对肩关节前屈、外展肌力进行评定。

（6）日常生活能力。

（7）JOA 肩关节功能评定。

三、中医治疗

（一）辨证用药

1. 瘀血阻滞证

（1）治法：活血化瘀，行气止痛。

（2）推荐方药：桃红四物汤加味（桃仁、红花、川芎、当归、赤芍、生地、泽兰、香附、延胡索、三七）。

2. 风寒湿痹证

（1）治法：祛风除湿，温经止痛。

（2）推荐方药：羌活渗湿汤（羌活、藁本、秦艽、川芎、千年健、续断、天麻、杜仲、泽泻、防风、独活、厚朴等）。

3. 肾虚髓亏证

（1）治法：滋补肝肾，强壮筋骨。

（2）推荐方药：补肾壮筋汤（熟地、当归、牛膝、山茱萸、茯苓、续断、杜仲、白芍、青皮、五加皮）。

（二）外用药

（1）外敷药：早期可用新伤软膏，中期可用红花、延胡索、白芷、海桐、川芎、牛膝、土鳖虫，后期采用旧伤药，如局部发硬可用软坚药散。隐痛不适者，可用丁桂活络膏。

（2）熏洗药：损伤 7～10 d 后可用四川省骨科医院验方 1 号熏洗药，有硬结粘连者可用 3 号熏洗药。切记温度不宜过高，以 50℃左右为宜。

（3）外搽药：选用郑氏舒活酊、云南白药外搽。

（4）中药溻渍：中后期局部发硬、关节不利者，可用软筋化结药水溻渍 20 min。

（5）中药热奄包：中后期使用，20 min/次，可在关节松动治疗之前软化筋结。

（三）针灸治疗

（1）电针：肩髎、肩三针、压痛点、天宗、曲池、合谷、阳陵泉、中平（足三里下 1 寸）。气滞血瘀型选膈俞、血海，风寒湿痹型选商丘、足三里，肝肾亏虚型选大椎、膏肓、肩井。接电针仪，脉冲连续波或疏密波，以能引起肌肉明显收缩而患者能忍受为度，留针 20 min。

（2）温针灸：毫针刺入穴位得气后，在留针过程中，取约 2 cm 长的艾条一段，套在针柄之上，应距皮肤 2～3 cm，再从其下端点燃施灸。在燃烧过程中，如患者觉灼烫难忍，可在该穴区置一硬纸片，以稍减火力。每穴艾条段 1 或 2 壮。

（3）艾灸：采用温和灸，将艾条燃着的一端对准施灸部位，距 2～3 cm 进行熏灸，使患者局部产生温热感而无灼痛感。一般灸 20～30 min，至皮肤稍呈红晕为度。

（四）手法

（1）急性期：以抚摩、推压、揉、揉捏为主。患者取坐位，治疗师轻手法对肱二头肌、肱三头肌、三角肌、肩袖肌、斜方肌、胸大肌等做从远端到腋窝方向的治疗，以行气活血、消肿止痛。每块肌肉做 3 次。

（2）缓解期：患者取坐位，在接受抚、揉、捏手法后增加弹拨、抖动、摇晃、扳法和指压等手法 3 min。提拿后弹拨斜方肌、肩袖肌、三角肌、胸大肌、肱二头肌、肱三头肌数次，在肩髃、肩髎、肩贞、天宗、臑上、曲池、阿是穴等穴位用拇指指腹推按、捎、揉。牵引下抖动患肢 1～2 min，然后，治疗师握持患肢部，以肩关节为中心，做肩部屈伸、收展、旋转、扳法数次，以上手法可交替进行。最后用搓法结束治疗。每次治疗 20～30 min，每天或隔天 1 次。手法治疗时可用郑氏舒活酊作为按摩介质，以松解粘连，恢复关节功能。

（3）康复期：注意肌肉（肱二头肌、肱三头肌、三角肌、肩袖肌、斜方肌、胸大肌、菱形肌）、肌肉-肌腱交界处、腱止点的硬结或条索状物，用以弹拨为主的重手法治疗，每个激痛点弹拨 1 min。在肩胛骨外侧缘的肩胛下肌上做轻柔的指压与横向按摩，放松肩胛下肌 1 min。肩关节活动终末端内旋、外旋时分别做前后向、后前向、头尾向有节律的牵抖，肩关节活动范围内的摇晃以及肩胛骨上下、内外、上回旋、下回旋推动。最后以表面抚摩手法结束治疗。

四、物理治疗

1. 电疗法

（1）短波：急性期采用患部对置法，峰值固定，100 Hz，15 min，每天 1 或 2 次。缓解期 40 W，温热量，每次 15～20 min，每天 1 次。10～15 次为 1 个疗程。

（2）微波治疗：急性期 8～10 W，缓解期 15～18 W，每天 15 min。

（3）中频电疗法：最大输出电流 40 mA，板状电极固定法需 4 cm×5 cm 电极 4 个，在肩部痛点交叉放置，电流强度以患者能耐受为限。10 次为 1 个疗程。

2. 超声波治疗

（1）超声药物导入疗法：急性期可采用，将耦合剂与双氯芬酸软膏（扶他林软膏）或地塞米松注射液混合，涂于关节周围治疗。缓解期及康复期 1～1.2 W/cm^2，5 min，每天 1 或 2 次。可采用软坚软膏作耦合剂使用，或 0.1% 地塞米松耦合剂。

（2）超声波骨折仪：适用于局部骨折，160 mW/cm^2，两个电极板，10～20 min，每天 1 次。

3. 光疗法

（1）激光：氦氖激光，3～9 mJ，10 min，每天 1 次；半导体激光，400～600 mW，10 min，每天 1 次。

（2）红外线加药物湿敷：将浸有软坚药水的棉花（垫）盖在患处，红外线灯置于上方照射，视局部药物多少而确定照射时间，一般为 15～20 min，每天 1 次。该法用于肩关节周围炎的冻结期和康复期。

4. 冲击波治疗

缓解期及康复期每个痛点 1 000 次，治疗后予以冷敷。

5. 冷疗

冷疗用于关节损伤及炎症早期、骨折术后、关节松动术后。

（1）冰袋冷敷：将碎冰块放入橡胶囊中或使用化学冰袋敷于患处，或缓慢移动摩擦，持续 15～20 min。

（2）冷吹风：将冷空气治疗仪的吹风口或喷射器对准患部，持续 10 min。

五、康复方案

（一）急性期康复方案

康复目标为减轻肿胀、疼痛，防止再次损伤，并维持适度锻炼，避免制动加重粘连。

1. PRICE 原则

（1）保护（protect）：利用三角巾、护具、支持带、肌内效贴布等进行保护，预防或减少损伤的发生。

（2）休息（rest）：避免活动，可减轻疼痛。

（3）冷敷（ice）：用冰块或冰水冷敷可使局部血管收缩，减轻出血、肿胀，也可减轻疼痛。可每小时使用 20 min，每天 3 或 4 次，使用 3 天。也可使用冷空气治疗仪吹患部。

（4）加压固定（compression）：使用各种弹力绷带、胶布、软夹板、空气夹板、支具等进行短时间固定，以减轻肿胀、疼痛，使患者感觉更舒适。

（5）抬高患肢（elevation）：三角巾固定患肢于与心脏高度水平的位置，促进淋巴回流，减轻肢体水肿。

2. 给药

根据患者疼痛情况，可给予活血化瘀、行气止痛的中药口服。外敷新伤软膏，或口服非甾体消炎药，如双氯芬酸钠、塞来昔布（西乐葆）胶囊等。

3. 运动疗法

（1）钟摆训练：患者站立弯腰或俯卧，将患肩垂于床外，患肢自然下垂放松，以肩关节为轴心做前、后、内、外绕臂摆动训练。活动幅度可逐渐加大，每天数次，每次训练直至肩感觉较为舒适。

（2）耸肩训练：患者取站立位或坐位，双上肢自然放松，双侧肩关节耸肩至最大位置，每次持续5~10 s，每组10次，共3组。

（3）远端关节活动：患者肩部在制动保护下，坚持行肘关节、腕关节、掌指关节、指间关节主动活动，促进血液循环。

（二）缓解期康复方案

康复目标为在被动治疗的基础上，逐渐增加主动功能训练，在无痛范围内活动和开始肌肉牵拉训练，适当保护。

1. 关节粘连传统松解技术

（1）早期。

①行气活血，消肿止痛：用以抚摩、推压、揉、揉捏为主的轻手法对肱二头肌、肱三头肌、三角肌、肩袖肌、斜方肌、胸大肌等做从远端到腋窝方向的治疗，以行气活血、消肿止痛。每块肌肉做3次。

②耸肩训练，维持5~10 s/次，10次/组。

③维持关节活动度：肘关节屈伸运动，10次/组；肩胛骨前伸、后缩训练，维持5~10 s/次，10次/组；肩关节前后、左右做钟摆运动，每个方向10次；在肩关节允许的活动范围内做各方向的摆动，每个方向10次/组。

（2）中期。

①行气活血，舒筋通络：用以揉、揉捏为主的中度手法对肱二头肌、肱三头肌、三角肌、肩袖肌、斜方肌、胸大肌、菱形肌等做放松治疗，并以拿、掐、揉手法在相应肌肉的主要穴位上指针穴位，以行气活血、舒筋通络。每块肌肉或穴位做3次。

②改善关节活动度。

a. 肩关节分离牵引，维持5~10 s/次，3次/组。

b. 起始端肩关节前后向、后前向以及头尾向有节律地滑动，2或3次/s，每个方向1 min。

c. 起始端肩关节前后向、头尾向有节律地牵抖，2或3次/s，每个方向30 s。

d. 终末端肩关节前后向、后前向、头尾向有节律地滑动，2或3次/s，每个方向1 min。

e. 终末端肩关节前后向、头尾向有节律地牵抖，2或3次/s，每个方向30 s。

f. 肩胛骨上下、内外、上回旋、下回旋推动，每个方向维持5~10 s/次，5次/组。

g. 在肩关节允许的活动范围内做各方向的摇晃或摆动，每个方向10次/组。

h. 在肩关节允许的活动范围内做各方向的主动活动，每个方向10次/组。

（3）后期：主要以治疗肩关节周围肌肉、肌腱中的硬结或条索状物，终末端肩关节内外旋时的牵引、滑动以及恢复肩肱节律为主。

①舒筋通络，松解粘连：注意肌肉（肱二头肌、肱三头肌、三角肌、肩袖肌、斜方肌、胸大肌、菱形肌）、肌肉-肌腱交界处、腱止点中的硬结或条索状物，采用以弹拨为主的重手法治疗，每个激痛点弹拨1 min。在肩胛骨外侧缘的肩胛下肌上做轻柔的指压与横向推拿，放松肩胛下肌，1 min。

②增加关节活动度。

a. 终末端肩关节内、外旋时分别做牵引，维持5~10 s/次，5次/组。

b. 终末端肩关节内、外旋时分别做前后向、后前向、头尾向有节律的滑动，2或3次/s，每个动作1 min。

c. 终末端肩关节做前后向、头尾向有节律的牵抖，2或3次/s，每个方向30 s。

d. 肩胛骨上下、内外、上回旋、下回旋推动，每个方向维持5~10 s/次，5次/组。

e. 肩关节屈、伸、内收、外展、内旋、外旋肌群肌肉牵伸，每个方向持续1 min。

f. 在肩关节允许的活动范围内做各方向的摇晃或摆动，每个方向 10 次 / 组。

g. 在肩关节允许的活动范围内做各方向的主动或抗阻关节活动，每个方向 10 次 / 组。

2. 肩关节助动训练

（1）肩梯训练：患者站立于肩梯前方或侧方，患侧肘关节伸直，肩关节前屈上举或外展上举，手指以"爬梯式"向上爬，至最高点维持 10 ~ 15 s。

（2）滑轮训练：患者站立于滑轮下方，双手拉滑轮把手，健侧手部牵拉，带动患侧肩关节前屈上举、后伸、外展、内收，至最高点维持 10 ~ 15 s。

（3）体操棍训练：患者取站立位，双肩关节前屈 90°，肘关节伸直，前臂中立位，双手各持体操棍一端，健侧做屈伸、外旋、内旋、内收、外展动作，带动患侧肩关节伸屈、内旋、外旋、外展、内收，在极限位置维持 10 ~ 15 s。

3. 肩部牵伸训练

（1）后拉训练：患者取站立位，患肢自然下垂后伸，健侧手自身后握住患侧手，向健侧及后方牵拉，至患肩出现牵拉样疼痛但可忍受范围，维持该姿势 10 ~ 15 s。

（2）搭肩训练：患者取站立位，患肢屈肘 90°，患侧手搭在健侧肩上，健侧手抱患肢肘部，向健侧方向用力牵拉，肩关节尽可能前屈，至患肩出现牵拉样疼痛但可忍受范围，维持该姿势 10 ~ 15 s。

（3）前屈训练：患者取站立位，患肢肩关节前屈上举，屈肘，健侧肩关节前屈上举，手抱于患肘部，向后用力牵拉，至患肩出现牵拉样疼痛但可忍受范围，维持该姿势 10 ~ 15 s。

（4）仙人靠训练：患者取站立位，患侧侧身靠墙，患肢尽可能外展上举，屈肘，手放在头部，患侧下肢内收交叉于健侧下肢后外侧，身体自然靠近墙壁，使患侧上臂尺侧贴墙，至患肩出现牵拉样疼痛但可忍受范围，维持该姿势 10 ~ 15 s。

（三）康复期康复方案

康复目标为恢复正常活动，加强肩部肌力训练。如有轻度关节不稳定，予以保护，并继续训练。

1. 关节活动度和肌肉力量训练

（1）徒手训练。

①推墙训练：患者面对墙站立，双侧肩关节前屈 90°，双肘关节伸直，前臂旋前，双手背伸支撑于墙壁上，身体及前臂用力推墙。每次持续 5 ~ 10 s，每组 10 次，共 3 组。

②抱头张肩训练：患者取坐位或站立位，两侧肩关节外展上举，肘关节屈曲，双手抱于头后，双侧肩关节用力张开，至最大位置，每次持续 5 ~ 10 s。

（2）哑铃训练。

①肩前屈哑铃训练：患者取站立位，肘关节伸直，手握 1 个 1 ~ 2 kg 的哑铃，肩前屈 45°、90°、135°，再自然下放 90°、45°，每个角度持续 5 ~ 10 s。

②肩外展哑铃训练：患者取仰卧位，屈髋屈膝，患肢手心向上，手握 1 个 1 ~ 2 kg 的哑铃，肩前屈 30°、外展 45°，每次持续 5 ~ 10 s。

③肩后伸哑铃训练：患者取站立位，身体前倾弯腰，患侧手持 1 个 1 ~ 2 kg 的哑铃，肘关节伸直，肩后伸至最大位置，每次持续 5 ~ 10 s。

④仰卧肩内旋哑铃训练：患者取仰卧位，患肢外展 90°、屈肘 90°，手握 1 个 1 ~ 2 kg 的哑铃，肩关节内旋至最大位置，每次持续 5 ~ 10 s。

⑤侧卧肩外旋哑铃训练：患者取侧卧位，患肢前臂中立位，屈肘 90°，肘部与身体间夹一个软垫，手握 1 个 1 ~ 2 kg 的哑铃，肩关节外旋至最大位置，每次持续 5 ~ 10 s。

（3）弹力带训练。

①肩前屈弹力带训练：患者取站立位，患侧脚踩弹力带，肘关节伸直，手握弹力带一端，肩关节前屈至 45° 或更高，每次持续 5 ~ 10 s。

②肩后伸弹力带训练：患者取双足前后站立位，患侧下肢在前，踩弹力带，患侧肘关节伸直，手拉弹力带，肩关节后伸至最大位置，每次持续 5 ~ 10 s。

③肩外旋弹力带训练：患者取站立位或坐位，患肢肘关节屈曲 90°，平肘关节位置固定弹力带，手拉弹力带，肩关节外旋至最大位置，每次持续 5～10 s。

④肩内旋弹力带训练：患者取坐位，平患侧肘关节位置固定弹力带，患肢肩关节中立位，肘关节屈曲 90°，手拉弹力带，肩关节内旋至最大位置，每次持续 5～10 s。

⑤肩外展弹力带训练：患者取站立位，平肘关节位置固定弹力带，患侧肘关节伸直，手拉弹力带，肩关节外展至最大位置，每次持续 5～10 s。

⑥肩内收弹力带训练：患者取站立位，平腰部位置固定弹力带，患肢肘关节伸直，前臂旋前，手拉弹力带，肩关节内收至最大位置，每次持续 5～10 s。

2. 肩关节本体感觉训练

肩关节本体感觉训练是指患者在医师或治疗师指导下，徒手或借助巴氏球、悬吊训练系统（SET）、平衡半球等辅助设备训练，以维持和改善肩关节本体感觉的训练方法。

（1）巴氏球训练。

①夹球训练：患者背对墙壁站立，双侧肩胛骨中间放巴氏球，双手握拳，屈肘，肩关节后伸夹球，在极限位置维持 10～15 s。

②推球训练：患者取站立位，患侧靠墙站立，患肢屈肘 90°，前臂中立位，在前臂和墙之间放巴氏球，患侧前臂及手部用力推球，在极限位置维持 10～15 s。

③压球训练：患者取站立位，健侧靠墙站立，患侧肩关节屈曲 90°，前臂中立位，在前臂和墙之间放巴氏球，患肢前臂及手部用力压球，在极限位置维持 10～15 s。

（2）悬吊训练系统训练。

①俯卧悬吊训练：患者俯卧于悬吊床上，双足支撑，双下肢伸直，单手或肘部置于悬吊绳上，每次持续 10～30 s。

②侧卧悬吊训练：患者侧卧于悬吊床上，双足置于悬吊绳上，双下肢伸直，双手或肘部在床上支撑，挺直腰腹部，每次持续 10～30 s。

（3）平衡半球训练。

①俯卧撑平衡半球训练：患者双手或单手置于平衡半球上做静态或动态的俯卧撑训练，上半身左右晃动以增加训练难度，每次持续 10～30 s。

②侧支撑平衡半球训练：患者取侧卧位，患侧手或肘部置于平衡半球上做静态或动态的支撑训练，上半身左右晃动以增加训练难度，每次持续 10～30 s。

3. 等速运动训练

先进行测评，然后采用 80% 强度开始训练。可先选择 60～120°/s 的速度，每天每组 20 次，2 或 3 组，每周 3 次。

4. 日常功能训练

根据患者生活、学习和工作的需要，设计相应的动作训练，如梳头、穿衣、洗漱、铺床等。

六、难点分析及对策

肩（盂肱）关节是人体中活动范围最大、最灵活的关节，是最不稳定的关节。肩关节僵硬在骨科创伤中比较常见。损伤后需要恢复的方向较多，关节功能恢复缓慢，强力扳动易损伤肩袖，并且肩关节不稳定，面临诸多康复难点。

1. 疼痛

（1）难点提出：肩关节疼痛，尤其夜间疼痛加重。肩部酸胀，劳累后疼痛加重，遇寒痛剧，得温痛缓。在恢复肩关节功能时，肩部疼痛反复。

（2）解决对策：综合应用中药、针灸、推拿、艾灸、热疗等中医理疗项目作为常规治疗手段，并配合现代的康复理疗手段以缓解本病的顽固性疼痛。必要时口服非甾体类（非类固醇类）抗炎药，在发病早期及时控制疼痛。本病由于病情易反复，所用中西医药物有胃肠不良反应，故需要准确掌握药物使用的注意事项。可采用冷疗缓解疼痛。

2. 关节活动受限

（1）难点提出：因肩部损伤后或术后，肩关节制动或患者因惧痛而不敢活动等原因引起局部肌腱、软组织粘连，关节囊挛缩，造成不同程度的关节活动度减少甚至关节僵硬。关节活动度的减少会导致肩关节生物力学、运动学和动力学异常，从而影响肩关节的功能，包括前屈、外展、内旋、外旋受限。尤其以90°后上举受限为明显，且不易恢复。

（2）解决对策：肩部损伤或术后，在不加重损伤或疼痛的情况下要及早进行被动的、助动的或主动的肩关节各方向活动。诊疗方案中制订肩部损伤后的关节粘连程序，鼓励患者早期进行主动关节活动范围训练。采用中医内外治法活血化瘀、疏通经络，以减少疼痛、肿胀和粘连，并注重冷疗的应用，采取我科特色中医关节粘连传统松解手法摇晃、摆动盂肱关节进行松动训练。除了常用的中医手法外，要特别重视肩锁关节、胸锁关节、肩胛胸壁关节的滑动手法，以及肩胛提肌、上斜方肌、中斜方肌、胸大肌、胸小肌、前锯肌、肩胛下肌、背阔肌、后关节囊的牵伸。通过以上的努力，可以较好地解决关节功能受限问题。

3. 肩周肌力下降

（1）难点提出：由于长期制动及伤后惧痛，肩关节僵硬的患者存在三角肌、肩袖以及肩带肌肌力减弱的问题，由此导致肌肉间不协调，盂肱关节和肩胛胸壁关节控制无力，加剧关节活动受限和畸形。肩部肌力下降后，造成肩关节不稳定。

（2）解决对策：肌力可以在日常肌力训练中得到恢复。重视肌力训练是解决肩关节僵硬后肌力下降问题的关键。针对三角肌、肩袖，肩胛骨周围的菱形肌、斜方肌、背阔肌、前锯肌等，在治疗方案中始终贯彻无痛范围、肩胛骨平面的等长、等张抗阻训练等，以解决肌力下降的问题。

4. 协调性下降

（1）难点提出：上肢的功能以灵活性为主，由于疼痛、肌力下降、活动度受限、肩关节不稳定等原因，肩关节僵硬患者的协调性下降。

（2）解决对策：针对肩关节协调性下降的问题，我们在诊疗方案中，将功能性力量训练、肩胛稳定性训练、闭链训练列入肩关节僵硬的康复治疗计划之中。肩关节损伤后，可以在无痛的情况下进行肩胛稳定性训练，随着关节活动度的改善，逐渐进行功能性力量训练和肩关节闭链训练，以提高肩关节的协调性。

七、疗效评定

（1）临床治愈：症状、体征积分下降不小于90%。

（2）显效：症状、体征积分下降不小于70%，小于90%。

（3）有效：症状、体征积分下降不小于30%，小于70%。

（4）无效：症状、体征积分下降小于30%。

在评价时可采取尼莫地平法计算公式：疗效指数=（治疗后得分–治疗前得分）/治疗前得分×100%。

第二节　肩袖损伤（肩部伤筋病）

中医病名：肩部伤筋病（TCD编码：BGS000）。

西医病名：肩袖损伤（ICD-10编码：S46.051）。

肩袖损伤在中老年和肩关节创伤中比较常见，其发病率占肩关节疾病的17%~41%，是引起肩痛的一个重要原因。过去对其认识不足，缺乏有效的诊断手段，多笼统地诊断为肩关节周围炎或创伤性肩关节周围炎，导致治疗效果欠佳。部分肩袖损伤患者疼痛难忍，尤其是夜间或活动后疼痛明显，部分患者甚至伴有焦虑症状。肩袖损伤患者大多肩关节活动范围受限、肩带肌力明显下降，严重影响其日常生活活动能力。传统的中医治疗和练功可以缓解疼痛，改善部分肩关节活动度，提高肌力和患者的日常生活活动能力。

一、诊断

（一）疾病诊断

1. 中医诊断

（1）多由肩部外伤、劳损或感受风寒湿邪所致。

（2）好发于青年人或中老年人，多数缓慢发病。

（3）肩峰下疼痛，肩部外侧渐进性疼痛，活动受限。

（4）肱骨大结节处或肩峰下有局限性压痛，肩关节外展60°～120°时出现疼痛弧。

2. 西医诊断

（1）急性或慢性重复性外伤史、反复撞击史或累积性劳损史。

（2）肩关节疼痛，夜间疼痛加重，肩关节无力。

（3）病程超过3个月以上，肩关节继发性挛缩，活动范围不同程度受限，以外展、外旋、上举受限较明显。

（4）肱骨大结节近侧或肩峰下区压痛，盂肱关节内摩擦音，Tent-test阳性，疼痛弧征阳性，Neer征阳性，Hawkins征阳性，上臂坠落试验阳性。

（5）冈上肌出口位X线摄影检查显示肱骨头、大结节、肩峰以及肩锁关节发生退行性改变。

（6）MRI检查。

①肌腱炎：肌腱信号强度均匀增加，但无形态学改变，肩峰下和三角肌下滑囊脂肪层完整。

②不完全断裂：肌腱信号强度局限性增加，形态发生改变，表现为肩峰下和三角肌下滑囊脂肪层连续性中断。

③完全断裂：肌腱信号强度明显增加，形态明显异常，表现为肌腱连续性中断，肌腱-肌腹连接处回缩或明显的肌萎缩，肌肉的信号强度增高，肩峰下和三角肌下滑囊脂肪层连续性中断或消失。

3. 鉴别诊断

（1）肩关节周围炎：肩关节被动活动差，肩周压痛点广泛。X线片显示，肩关节间隙窄，骨质疏松。而肩袖损伤一般被动活动受限不明显，压痛点仅限于冈上肌及冈下肌止点（但有些广泛肩袖损伤也有肩关节僵硬），肩峰下间隙有变化，肱骨头旋转受限。

（2）颈椎病：压痛一般从颈部到肩部，呈放射状，颈部影像学检查有异常。而肩袖损伤压痛点在冈上肌止点，疼痛仅限于三角肌附近，肩部影像学检查有异常。

（3）四边孔综合征：压痛主要在四边孔，肌萎缩只有三角肌，其他肌肉不受累，肩外侧皮肤感觉障碍。而肩袖损伤压痛点在大结节，肌萎缩主要是冈上肌和冈下肌，虽有时也有三角肌萎缩，但多为几块肌萎缩同时出现，或三角肌萎缩在后。

（4）肱二头肌长头腱鞘炎：压痛点主要在二头肌结节间沟，虽也会出现疼痛弧，但是不典型，主要是上肢后背时疼痛较甚，二头肌结节间沟封闭可立即见效。而肩袖损伤压痛点在大结节，有典型疼痛弧，疼痛多在上举外旋时，大结节部位封闭可立即使疼痛减轻。MRI检查可帮助鉴别诊断。

（5）冈上肌钙化：多见于老年人，与创伤无关，有不明原因的肩部疼痛，也可见外展无力，外旋时疼痛，压痛点也在大结节部位。其与肩袖损伤不易鉴别，只有靠X线摄影、CT、MRI等检查帮助鉴别。严格来讲，冈上肌钙化也是肩袖损伤的一种。

（6）肩峰下滑囊炎：肩峰下滑囊炎的主要症状是疼痛、运动受限和局限性压痛。疼痛逐渐加重，夜间疼痛较显著，运动时疼痛加重，尤其在外展和外旋时。疼痛一般位于肩部深处，涉及三角肌的止点等部位，亦可向肩胛部、颈部和手等处放射。压痛点位于肩峰下、大结节等处，并随肱骨的旋转而移位。当滑囊肿胀积液时，整个肩关节区域和三角肌部均有压痛，为减轻疼痛，患者常使肩关节处于内收和内旋位，以减轻对滑囊的挤压刺激。随着滑囊壁的增厚和粘连，肩关节的活动范围逐渐缩小以致完全消失。晚期可见肩胛带肌萎缩。本病与肩袖损伤不易鉴别，常同时存在，局部封闭可使疼痛减轻，MRI 检查可帮助鉴别诊断。

（7）SLAP 损伤（superior labrum anterior and posterior）：SLAP 损伤是肩胛盂缘上唇自前向后的撕脱，累及肱二头肌长头腱附着处。其最主要的症状是疼痛，有时可出现交锁、弹响及不稳等机械症状，且常伴有其他肩关节病变，如肩袖损伤、肩关节不稳、肩锁关节炎、肩峰下滑囊炎等。常规肩关节 X 线摄影检查对 SLAP 损伤的诊断帮助不大，关节造影、超声波及 MRI 检查对该病的诊断有一定意义，其中磁共振关节造影（MRA）诊断的准确率达 70% 以上。若有 SLAP 损伤存在，可在上盂唇、肱二头肌长头腱附着处发现高密度信号。

（8）肩关节骨折脱位：肩关节骨折脱位多有急性损伤史或习惯性脱位病史，伤肩肿胀、疼痛，主动和被动活动受限。患肢弹性固定于轻度外展位，常以健手托患臂，头和躯干向患侧倾斜。肩三角肌塌陷，呈方肩畸形，在腋窝、喙突下或锁骨下可触及移位的肱骨头，关节盂空虚，搭肩试验阳性。肩关节脱位常伴有大、小结节骨折，X 线摄影检查可用于与肩袖损伤鉴别。

（二）证候诊断

（1）瘀滞型：肩部疼痛、肿胀，以夜间为甚，痛处固定，拒按，肩部活动时可闻及摩擦音。舌质暗红或有瘀斑，苔白或薄黄，脉弦或细涩。

（2）虚寒型：肩部酸胀，劳累后疼痛加重，遇寒痛剧，得温痛缓。舌质淡、苔薄白，脉沉细无力。

（三）疾病分期

（1）急性期：以肩关节疼痛为主要表现。康复目标为减轻局部肿胀、疼痛。

（2）缓解期：患者疼痛明显减轻，肩关节活动范围稍受限。康复目标为减轻肿胀、疼痛，在无痛范围内活动，开始肌肉力量训练。

（3）康复期：患者疼痛、肩关节活动范围明显改善，主要表现为肩关节周围肌力和协调性下降，康复目标为增加肌肉力量和协调性。

（四）入院检查项目

（1）血常规、尿常规、大便常规。

（2）肝功能、肾功能、血糖、电解质、凝血功能、红细胞沉降率。

（3）心电图。

（4）胸部透视或胸部 X 线片，肩关节正位 X 线片、Y 位片，MRI、彩超。

（5）ASO、RF、CRP、抗 –CCP。

二、康复评定

在确诊为肩袖损伤后，应主要通过疼痛、肩关节活动度、肩关节周围肌力、本体感觉、UCLA 肩关节评分系统、JOA 肩关节功能评定及日常生活活动能力综合评估。

（1）疼痛：采用目测类比评分法（VAS）评定。

（2）关节活动度：采用量角器对肩关节外展、前屈、内旋、外旋等角度进行测量。

（3）肌力：采用徒手肌力评定法，根据情况选用等速、等张及等长肌力测评。

（4）本体感觉：采用位置觉或运动觉进行评定。

（5）日常生活活动能力：采用 Barthel 指数评定量表。

（6）UCLA 肩关节评分系统。

（7）JOA 肩关节功能评定。

三、中医治疗

中医治疗采取三期论治原则，急性期活血化瘀、消肿止痛，缓解期和营止痛、舒筋活络，康复期益气养血、补益肝肾。

（一）辨证用药

1. 瘀滞型

（1）治法：活血化瘀，行气止痛。

（2）推荐方药：桃红四物汤加味（桃仁、红花、川芎、当归、赤芍、生地、泽兰、香附、延胡索、三七等）。

（3）中成药：七厘散、七味三七口服液、血藤当归胶囊。

2. 虚寒型

（1）治法：温中祛寒，补气健脾。

（2）推荐方药：理中汤加味（人参、干姜、炙甘草、白术等）。

（二）外用药

（1）外敷药：急性期可用二黄新伤止痛软膏，缓解期可用红花、延胡索、白芷、海桐、川芎、牛膝、土鳖虫，康复期采用旧伤药，如局部发硬可用软坚药散。隐痛不适者，可用丁桂活络膏。

（2）熏洗药：缓解期和康复期可用四川省骨科医院验方1号熏洗药，有硬结粘连者可用3号熏洗药。切记温度不宜过高，以50℃左右为宜。

（3）外搽药：选用郑氏舒活酊、云南白药外搽。

（4）中药溻渍：康复期局部发硬、关节不利者，可用软筋化结药水溻渍20 min。

（5）中药热奄包：缓解期、康复期使用，20 min/次，可在手法治疗之前软筋化结。

（三）手法

（1）急性期：急性期不宜用重手法，用以抚摩、推压、揉、揉捏为主的轻手法对肱二头肌、肱三头肌、三角肌、肩袖肌、斜方肌、胸大肌等做从远端到腋窝方向的治疗，以行气活血、消肿止痛。每块肌肉做3次。

（2）缓解期：用以揉、揉捏为主的中度手法对肱二头肌、肱三头肌、三角肌、肩袖肌、斜方肌、胸大肌、菱形肌等做放松治疗，并以拿、掐、揉等经穴手法在相应的肌肉上指针主要穴位，以行气活血、舒筋通络。每块肌肉或穴位做3次。肩关节分离牵引，于肩关节活动起始端、终末端行前后向、后前向、头尾向有节律的郑氏牵抖手法，肩关节活动范围内的郑氏摇晃手法以及肩胛骨上下、内外、上回旋、下回旋推动。最后以表面抚摩手法结束治疗。每天或隔天手法治疗1次，每次15~20 min。

（3）康复期：注意肌肉（肱二头肌、肱三头肌、三角肌、肩袖肌、斜方肌、胸大肌、菱形肌）、肌肉-肌腱交界处、腱止点中的硬结或条索状物，用以弹拨为主的重手法治疗，每个激痛点弹拨1 min。在肩胛骨外侧缘的肩胛下肌上做轻柔的指压与横向推拿，放松肩胛下肌，每次1 min。肩关节活动终末端内、外旋时分别做前后向、后前向、头尾向有节律的郑氏牵抖手法，肩关节活动范围内的郑氏摇晃手法以及肩胛骨上下、内外、上回旋、下回旋推动。最后以表面抚摩手法结束治疗。每天或隔天手法治疗1次，每次15~20 min。

（四）针灸疗法

（1）急性期：行气通络、活血化瘀。常用穴位有阿是穴、肩髃、肩髎、肩贞、肩前、臂臑等。电针20 min，疏密波。

（2）缓解期：根据局部情况选用。常用穴位有阿是穴、肩髃、肩髎、肩贞、肩前、臂臑等。电针20 min，疏密波。

四、物理治疗

根据局部肿胀、疼痛、粘连程度和设备来源选择使用。

（1）冷疗：在急救时可采用局部冷冻喷剂（氟甲烷）。用碎冰加压包扎20 min，减轻出血肿胀、疼痛。肿痛严重者可每小时使用15 min，每隔1小时1次；也可使用冷空气治疗仪吹患部或冰敷患部。运动疗法或冲击波治疗后给予冰敷或冷空气治疗仪吹患部，每次10~15 min。

（2）超声波：急性期0.6~0.8 W/cm^2，5~10 min，每天1或2次，可采用新伤软膏作为耦合剂使用，或 0.1% 地塞米松耦合剂。缓解期和康复期可视局部情况增加剂量。

（3）短波：急性期峰值固定，100 Hz，15 min。缓解期和康复期可视局部情况增加剂量。

（4）微波：急性期 8～10 W，15 min。缓解期和康复期可视局部情况增加剂量。

（5）激光：氦氖激光痛点照射。急性期 8～10 mJ，照射 5～10 min；缓解期和康复期 10～12 mJ，5～10 min。可每天 1 或 2 次。

（6）中频电疗：缓解期和康复期使用，强度以耐受为宜，20 min，每天 1 或 2 次。

（7）蜡疗：蜡饼法，20 min/天。

（8）磁震热疗法：缓解期和康复期使用，强度以耐受为宜，20 min，每天 1 或 2 次。

（9）冲击波治疗：康复期和恢复期每周 1 次，治疗 1～3 次。治疗频率 5～10 Hz，治疗压力根据患者的耐受情况而定，一般在 0.016～0.040 Pa，每次冲击 1 000 次，治疗部位为患者疼痛程度最严重的点。治疗后立即用冰袋冰敷 5～10 min。

（10）水疗：康复期应用，可在水中做肩关节各方向的抗阻运动。

五、非手术康复治疗方案

多数学者认为，对病程较短（3 个月内）、撕裂较小、Neer 分期 I 期的患者，老年人，对肩部功能要求不高者，可改变运动方式，采用非手术治疗。

（一）急性期

临床以肩关节疼痛为主要表现，首先采用 POLICE 原则。

1. POLICE 原则

（1）保护（protect）：利用护具、支持带、肌内效贴布等进行保护，预防或减少损伤的发生。

（2）适当运动（optimal loading）：尽量安排不引起肩关节疼痛的动作，避免肩关节损伤制动带来的机能下降。

（3）冷敷（ice）：用冰块或冰水冷敷可使局部血管收缩，减轻出血肿胀和疼痛。可每小时使用 20 min，每天 3 或 4 次，使用 3 天。也可使用冷空气治疗仪吹患部。

（4）加压固定（compression）：使用各种弹力绷带、悬吊带等短时间固定，以减轻肿胀、疼痛，使患者感觉更舒适。

（5）抬高上肢（elevation）：促进淋巴回流，减轻肢体水肿。

2. 贴扎支持

如果疼痛不重，可在支持带或肌内效贴布保护下活动肩关节，以减少本体感觉损伤，减轻肌萎缩，维持关节活动度。肌肉的主动活动也有利于肿胀的消退。如果疼痛减轻，可进入缓解期治疗。

3. 西药治疗

疼痛严重者，可口服非甾体消炎药，如双氯芬酸钠缓释胶囊；或在肩峰下间隙行局部封闭治疗，曲安奈德 5 mg 加 1% 利多卡因 2～4 mL 局部封闭，最多不超过 3 次。

4. 运动疗法

以不加重疼痛为原则，锻炼后及时冷敷。

（1）耸肩训练：患者取站立位或坐位，双上肢自然放松，双侧肩关节耸肩至最大位置，回到起始位。

（2）前后钟摆训练：患者取双足弓步站立位，健侧下肢在前，双上肢屈肘 90°，健侧手托住患侧肘部，弯腰使双上肢悬空，通过肢体重力及惯性，健侧手带动患肢似"钟摆"样自然前后摆动。

（3）左右钟摆训练：患者取双足弓步站立位，患侧下肢在前，双上肢屈肘 90°，健侧手托住患侧肘部，弯腰使双上肢悬空，通过肢体重力及惯性，健侧手带动患肢似"钟摆"样自然左右摆动。

（二）缓解期

此期患者疼痛明显减轻，肩关节活动范围稍受限，以手法治疗和运动疗法为主，配合其他中医治疗和物理治疗。

1. 护具

根据局部情况选用护具和弹力绷带、肌内效贴布。

2. 运动疗法

运动疗法包括肩关节屈、伸、内收、外展、内旋、外旋肌群肌肉牵伸，肩胛骨平面的前屈、外展活动度训练，肌力训练以及内外旋肌和肩带肌的力量训练。

（1）外旋、内旋体操棍训练：患者取站立位，双肩关节中立位，肘关节屈曲90°，患侧前臂旋后紧贴胸廓，双手各持体操棍一端，通过健侧用力，带动患侧肩关节外旋、内旋，至被牵拉的肌肉有拉紧的感觉，维持该姿势10~15 s，然后放松。

（2）后伸牵伸训练：患者取站立位，双上肢自然下垂，手心向后，双上肢后伸、外展，似"飞翔"姿势，至被牵拉的肌肉有拉紧的感觉，维持该姿势10~15 s，然后放松。

（3）体操棍前屈训练：患者取站立位，肘关节伸直，前臂旋前，双手各持体操棍一端，健侧肩关节前屈带动体操棒，使患侧肩关节同时前屈，在极限位置维持10~15 s。

（4）外展训练：患者取站立位，双侧肘关节伸直，肩关节外旋使大拇指朝上，在肩胛骨平面外展双侧肩关节至最大位置，每次持续5~10 s。

（5）抗阻外旋训练：患者取站立位，患侧肩关节中立位，肘关节屈曲90°，紧贴胸廓，健侧肘关节屈曲，手握患肢前臂背侧，患侧肩关节用力外旋，健侧手对向用力，维持位置不变，每次持续5~10 s。

（6）抗阻内旋训练：患者取站立位，患侧肩关节中立位，肘关节屈曲90°，紧贴胸廓，健侧肘关节屈曲，手握患肢前臂中下部，患侧肩关节用力内旋，健侧手对向用力，维持位置不变，每次持续5~10 s。

（7）推墙训练。

（8）菱形肌肌力训练：患者取站立位，双侧肩关节前屈、外展90°，双肘关节屈曲90°，用力使双侧肩胛骨向脊柱靠近，每次持续10 s。

（9）斜方肌肌力训练：患者取站立位，双肘关节伸直，肩关节分别在外展约120°、90°、45°向后用力，每次持续约10 s，分别锻炼下、中、上斜方肌。

（三）康复期

本期治疗主要以运动疗法为主，当训练后出现症状时，配合中医治疗和物理治疗。

1. 护具

根据局部情况选用护具和弹力绷带、肌内效贴布。

2. 运动疗法

（1）前屈哑铃训练。

（2）外展哑铃训练：患者取站立位，肘关节伸直，手握1个1~2 kg的哑铃，肩关节外旋使大拇指朝上，在肩袖肌内效贴布胛骨平面外展肩关节至不同角度，每次持续5~10 s。

（3）外旋哑铃训练。

（4）内旋哑铃训练：患者取侧卧位，患肢前臂中立位，屈肘90°，手握1个1~2 kg的哑铃，肩关节内旋，每次持续5~10 s。

（5）夹球训练。

（6）推球训练。

（7）压球训练。

（8）振动棒训练：患者取站立位，手握振动棒，在肩关节前屈、外旋、外展的不同位置、不同角度，通过肩关节小范围的抖动使振动棒振动，肩带肌肉协同用力，控制振动棒的振动。

（9）控球训练：患者取站立位，墙面放巴氏球，肩关节外展或前屈，在墙面上小范围滚动巴氏球。

（10）俯卧悬吊训练。

（11）侧卧悬吊训练。

（12）俯卧撑平衡半球训练。
（13）侧支撑平衡半球训练。

六、手术康复治疗方案

肩袖损伤手术康复治疗方案各期的中医治疗和物理治疗，可参考非手术康复治疗方案的各期治疗。术后第一阶段可参考急性期，术后第二、三阶段可参考缓解期，术后第四阶段可参考康复期。

1. 术后第一阶段：最大限度保护（0～3周）

（1）悬吊制动：指导患者正确地穿脱悬吊带。

（2）冷敷：每间隔1 h进行10～20 min。

（3）关节活动度训练：在允许的限度内进行被动关节活动度训练。仰卧位用对侧肢体协助进行主动关节前屈训练，仰卧位使用体操棒进行肩胛骨平面内的内外旋训练、钟摆训练。

（4）腕手、前臂、肘关节的主动活动度训练。

（5）肩胛骨后缩训练。

（6）中立位亚极量三角肌短力臂等长收缩训练。

（7）肩胛骨上下、内外、上回旋、下回旋松动训练。

2. 术后第二阶段：中度保护（3～7周）

（1）主动-辅助活动范围训练：患者取仰卧位，进行肩胛骨平面体操棒前屈训练、体操棒内外旋训练。

（2）关节松动术（Ⅰ级、Ⅱ级）。

（3）水平面以下的肩胛骨稳定性训练：患者双上肢低于水平面支撑在治疗球上。

（4）等长收缩训练：改良中立位的亚极量内外旋训练、中立位的长力臂三角肌等长收缩训练。

3. 术后第三阶段：早期功能和肌力增强（7～13周）

（1）体操棒内外旋、屈曲训练。

（2）关节松动术（Ⅲ级、Ⅳ级）。

（3）水平内收牵伸后侧关节囊。

（4）肩带等张肌力训练：肩胛骨前伸、后缩训练。

（5）肩袖等张肌力训练：侧卧位外旋训练、改良中立位弹力带内外旋训练。

（6）功能性力量训练：仰卧位主动前屈训练过渡到站立位前屈训练。

（7）闭链训练：低于水平面单侧上肢支撑在治疗球上，肩关节水平面的双上肢支撑。

4. 术后第四阶段：后期肌力强化（14～19周）

（1）肩带及肩袖等张肌力训练。

（2）侧卧位牵伸后侧关节囊。

（3）强化肩胛稳定性训练。

七、难点分析及对策

1. 疼痛

（1）难点提出：肩关节疼痛，尤其夜间疼痛加重。肩部酸胀，劳累后疼痛加重，遇寒痛剧，得温痛缓。

（2）解决对策：明确肩袖损伤的原因（肩峰撞击综合征或肩关节不稳）、损伤的范围、损伤分期、关节内损伤情况、骨结构有无异常以及患者的活动水平。在明确诊断、分期和损伤严重程度的基础上，分期综合应用制动、冷疗、中药、针灸、推拿、艾灸、热疗等中医理疗项目作为常规治疗手段，并配合现代的康复理疗手段以缓解本病的顽固性疼痛。必要时口服非甾体消炎药，在发病早期及时控制疼痛。本病由于病情易反复，所用中西医药物有胃肠不良反应，故需要准确掌握药物使用的注意事项。指导患者正确的锻炼方式，在维持关节活动范围和肌力的基础上，避免疼痛加重。

2. 被动或主动关节活动范围受限

（1）难点提出：因肩袖损伤后或术后肩关节制动，或患者因惧痛而不敢活动等原因引起局部肌腱组织粘连、关节囊挛缩，造成不同程度的被动或主动关节活动度减少甚至关节僵硬。关节活动度的减少会导致肩关节生物力学、运动学和动力学异常，从而影响肩关节的功能，主要表现在前屈、外展、内旋、外旋受限。

（2）解决对策：肩袖损伤或术后，关节活动受限是常见的症状。在不加重损伤或疼痛的情况下要及早进行被动的、助动的或主动的肩关节各方向活动。诊疗方案中制订肩部损伤后的手法治疗和运动疗法，鼓励患者早期进行主动关节活动范围训练，并注重冷疗的应用。采用中医内外治法活血化瘀、疏通经络，减少疼痛、肿胀和粘连，并采取特色中医关节粘连传统松解手法摇晃、摆动盂肱关节进行松动训练。除了常用的中医手法外，要特别重视盂肱关节、肩锁关节、胸锁关节、肩胛胸壁关节的滑动手法，以及肩胛提肌、上斜方肌、中斜方肌、胸大肌、胸小肌、前锯肌、肩胛下肌、背阔肌、后关节囊的牵伸，综合应用以上手法和运动疗法，可以较好地解决关节功能受限的问题。

3. 肩周肌力和协调性下降

（1）难点提出：由于长期制动及伤后惧痛，肩袖损伤患者的三角肌、肩袖以及肩带肌肌力减弱，由此导致肌肉间不协调。上肢的功能以灵活性为主，由于疼痛、肌力下降、活动度受限、肩关节不稳定等原因，肩袖损伤患者的盂肱关节和肩胛胸壁关节控制无力、协调性下降，加剧了关节活动范围的受限和畸形。

（2）解决对策：肌力可以在日常肌力训练中得到恢复。重视肌力训练是解决肩袖损伤后肌力下降问题的关键。针对三角肌、肩袖，肩胛骨周围的菱形肌、斜方肌、背阔肌、前锯肌等，在治疗方案中始终贯彻无痛范围、肩胛骨平面的等长、等张抗阻训练等，并将肩关节的肩胛稳定性训练、闭链训练、功能性力量训练列入肩袖损伤的康复治疗计划之中。肩袖损伤后，可以在无痛的情况下进行肩胛稳定性训练，随着关节活动度的改善，逐渐进行功能性力量训练和肩关节闭链训练，以提高肩关节的协调性。

八、疗效评定

（1）治愈：肩部疼痛及压痛消失，肩关节活动功能恢复。

（2）好转：肩部疼痛减轻，功能改善。

（3）未愈：症状无改善。

在评价时可采取尼莫地平法计算公式：疗效指数 =（治疗后得分 – 治疗前得分）/ 治疗前得分 × 100%。

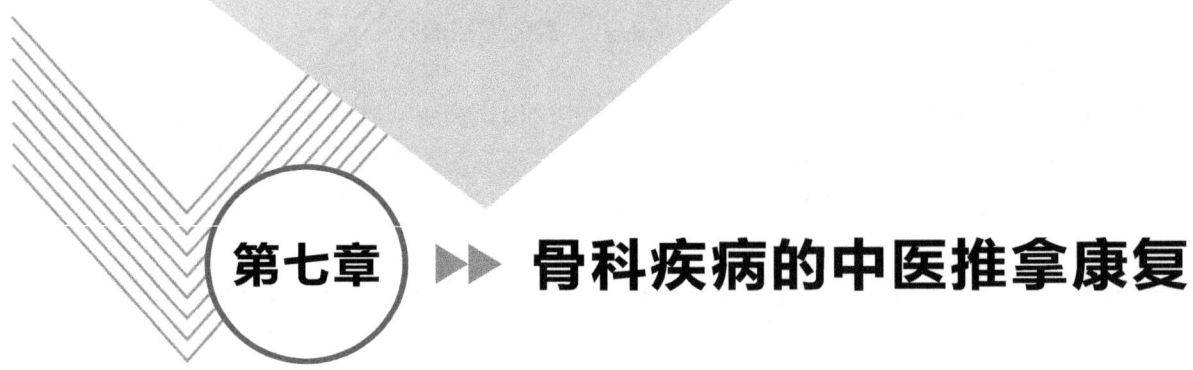

第七章 骨科疾病的中医推拿康复

第一节 慢性腰肌劳损

慢性腰肌劳损系指腰部肌肉、筋膜、韧带等组织的慢性疲劳性损伤，又称慢性腰部劳损、腰背肌筋膜炎等。本病好发于体力劳动者和长期静坐缺乏运动的文职人员。

一、病因病理

引起慢性腰肌劳损的主要原因是长期从事腰部负重、弯腰工作，或长期维持某一姿势操作等，引起腰背肌肉筋膜劳损。或腰部肌肉急性扭伤之后，没有得到及时有效的治疗，或治疗不彻底，或反复损伤，迁延而成为慢性腰痛。或腰椎有先天性畸形和解剖结构缺陷，如腰椎骶化、先天性隐性裂、腰椎滑移等，引起腰脊柱平衡失调，腰肌功能下降，造成腰部肌肉筋膜的劳损。其病理表现为肌筋膜渗出性炎症、水肿、粘连、纤维变性等改变，刺激脊神经后支而产生持续性腰痛。

中医认为，平素体虚，肾气亏虚，劳累过度，或外感风、寒、湿邪，凝滞肌肉筋脉，以致气血不和，肌肉筋膜拘挛，经络阻滞而致慢性腰痛。

二、诊断

（一）症状

（1）有长期腰背部酸痛或胀痛史，时轻时重，反复发作。
（2）天气变化，劳累后腰痛加重，经休息后，或适当活动、改变体位后可减轻。
（3）腰部怕冷喜暖，常喜欢用双手捶腰或做叉腰后伸动作，以减轻疼痛。
（4）少数患者有臀部及大腿后外侧酸胀痛，一般不过膝。

（二）体征

（1）脊柱外观正常，腰部活动一般无明显影响。急性发作时可有腰部活动受限、脊柱侧弯等改变。
（2）腰背肌轻度紧张，压痛广泛，常在一侧或两侧骶棘肌、髂嵴后部、骶骨背面及横突处有压痛。
（3）神经系统检查多无异常，直腿抬高试验多接近正常。

（三）辅助检查

X线检查一般无明显异常。部分患者可见脊柱生理弧度改变、腰椎滑移、骨质增生等；有先天畸形或解剖结构缺陷者，可见第5腰椎骶化、第1骶椎腰化、隐性脊柱裂等。

三、治疗

（一）治疗原则

舒筋通络，活血止痛。

（二）手法

滚法、推法、按法、揉法、点法、弹拨法、擦法等。

（三）取穴与部位

肾俞、命门、大肠俞、关元俞、秩边、环跳、委中、阿是穴，腰背部和腰骶部。

（四）操作

（1）患者取俯卧位，术者用掖法或双手掌推、按、揉腰脊柱两侧的竖脊肌，时间约 5 min。

（2）继上势，用拇指点按或按揉、弹拨竖脊肌数遍，再用拇指端重点推、按、拨揉压痛点，时间约 5 min。

（3）继上势，用双手指指端或指腹按、揉、振肾俞、命门、大肠俞、关元俞、秩边、环跳、委中等穴，每穴各半分钟。

（4）继上势，沿督脉腰段及两侧膀胱经用直擦法，横擦腰骶部，以透热为度。

四、注意事项

（1）保持良好的姿势，注意纠正习惯性不良姿势，维持腰椎正常的生理弧度。

（2）注意腰部保暖，防止风寒湿邪侵袭。

（3）注意劳逸结合，对平素体虚，肾气亏虚者配合补益肝肾的中药治疗。

五、功能锻炼

（一）腰部前屈后伸运动

两足分开与肩同宽站立，两手叉腰，做腰部前屈、后伸各 8 次。

（二）腰部回旋运动

姿势同前，做腰部顺时针、逆时针方向旋转各 8 次。

（三）"拱桥式"运动

仰卧床上，双腿屈曲，以双足、双肘和后头部为支点（五点支撑）用力将臀部抬高，呈"拱桥状" 8 次。

（四）"飞燕式"运动

俯卧床上，双臂放于身体两侧，双腿伸直，然后将头、上肢和下肢用力向上抬起，呈"飞燕式" 8 次。

六、疗效评定

（一）治愈

腰痛症状消失，腰部活动自如。

（二）好转

腰痛减轻，腰部活动功能基本恢复。

（三）未愈

症状未改善。

第二节 腰椎退行性脊柱炎

腰椎退行性脊柱炎是指以腰脊柱椎体边缘唇样增生和小关节的肥大性改变为主要病理变化的一种椎骨关节炎，故又称"增生性脊柱炎""肥大性脊柱炎""脊椎骨关节炎""老年性脊柱炎"等。本病起病缓慢，病程较长，症状迁延，多见于中老年人，男性多于女性。体态肥胖、体力劳动者及运动员等发病则偏早。其临床特征主要表现为慢性腰腿疼痛。

一、病因病理

本病分为原发性和继发性两种。原发性为老年生理性退变，人到中年，随着年龄的增长，人体各组织器官逐渐衰退，骨质开始出现退行性改变。这种改变主要表现在机体各部组织细胞所含水分和胶质减少，而游离钙质增加，其生理功能也随之衰退，腰椎椎体边缘形成不同程度的骨赘，椎间盘发生变性，椎间隙变窄，椎间孔缩小，椎周组织反应性变化刺激或压迫周围神经，而引起腰腿疼痛。继发性常由于各种损伤、慢性炎症、新陈代谢障碍，或内分泌紊乱等因素，影响到骨关节软骨板的血液循环和营养供给，从而导致软骨的炎性改变和软骨下骨反应性骨质增生，而引起腰腿痛。

本病主要的病理机制为关节软骨的变性、椎间盘的退行性改变。人体在中壮年以后，椎体周围关节的软骨弹性降低，其边缘、关节囊、韧带等附着处，逐渐形成保护性的骨质增生。椎间盘退变表现为髓核内的纤维组织增多，髓核逐渐变性，椎间盘萎缩，椎间隙变窄，椎间孔变小，又加速了髓核和纤维环的变性。椎间盘退变使脊柱失去椎间盘的缓冲，椎体前、后缘应力增加，所受压力明显增大，椎体两端不断受到震荡、冲击和磨损，引起骨质增生。椎体受压和磨损的时间越长，骨质增生形成的机会越多。此外，在椎间盘变性的同时，也会发生老年性的骨质疏松现象，削弱了椎体对压力的承重负荷能力。

本病属中医"骨痹""骨萎证"范畴。中医认为本病与年龄及气血盛衰、筋骨强弱有关。人过中年，内因肝肾亏虚，骨失充盈，筋失滋养；外因风寒湿邪客于脊隙筋节，或因积劳成伤，气血凝滞，节窍黏结，筋肌拘挛，脊僵筋弛而作痛，每遇劳累即发，病程缠绵。

二、诊断

（一）症状

（1）发病缓慢，45 岁以后逐渐出现腰痛，缠绵持续，60 岁以后腰痛反而逐渐减轻。

（2）一般腰痛并不剧烈，仅感腰部酸痛不适，活动不太灵活，或有束缚感。晨起或久坐起立时腰痛明显，而稍事活动后疼痛减轻，过度疲劳、阴雨天气或受风寒后症状又会加重。

（3）腰痛有时可牵涉至臀部及大腿外侧部。

（二）体征

（1）腰椎弧度改变，生理前凸减小或消失，明显者可见圆背。

（2）两侧腰肌紧张、局限性压痛，有时腰椎棘突有叩击痛。臀上皮神经和股外侧皮神经分布区按之酸痛。

（3）急性发作时腰部压痛明显，肌肉痉挛，脊柱运动受限。

（4）直腿抬高试验、后伸试验可呈阳性。

（三）辅助检查

X 线片检查可显示腰椎体边缘骨质增生、唇样改变或骨桥形成。椎间隙变窄或不规则，关节突模糊不清，可伴有老年性骨萎缩。

三、治疗

（一）治疗原则

行气活血，舒筋通络。

（二）手法

滚法、按法、揉法、点法、弹拨法、扳法、摇法、擦法等。

（三）取穴和部位

命门、阳关、气海俞、大肠俞、关元俞、夹脊、委中等穴及腰骶部。

（四）操作

（1）患者取俯卧位，术者用滚法、按揉法在腰部病变处、腰椎两侧膀胱经及腰骶部往返操作，可同时配合下肢后抬腿活动，手法宜深沉，时间 5 ~ 8 min。

（2）继上势，用拇指按命门、阳关、气海俞、大肠俞、关元俞等穴，叠指按揉或掌根按脊椎两旁夹脊穴，时间 5~8 min。

（3）有下肢牵涉痛者，继上势，在臀部沿股后肌群至小腿后侧，大腿外侧至小腿外侧用㨰法、按揉法、捏法、拿法操作，并按揉、点压委中、承山、阳陵泉等穴位，时间 5~8 min。

（4）继上势，在腰部边用㨰法，边做腰部后伸扳法操作，然后改为侧卧位，做腰部斜扳法，左右各 1 次，以调整脊柱后关节。

（5）患者俯卧位，沿督脉腰段及脊柱两侧夹脊穴用掌擦法，腰骶部用横擦法治疗，以透热为度。然后患者仰卧位，做屈髋屈膝抖腰法，结束治疗。

四、注意事项

（1）对骨质增生明显或有骨桥形成者、老年骨质疏松者、伴有椎体滑移者，不宜用扳法。

（2）有腰椎生理弧度变直或消失者，可采用仰卧位腰部垫枕；对腰椎生理弧度增大者，可采用仰卧位臀部垫枕，以矫正或改善其生理弧度。

（3）注意腰部保暖，慎防受风寒湿邪侵袭。注意适当的功能锻炼。

第三节　第 3 腰椎横突综合征

第 3 腰椎横突综合征是以第 3 腰椎横突部明显压痛为特征的慢性腰痛，又称为第 3 腰椎横突周围炎，或第 3 腰椎横突滑囊炎。本病是腰肌筋膜劳损的一种类型，多数为一侧发病，部分患者可有两侧发病。本病以青壮年体力劳动者多见。

一、病因病理

由于第 3 腰椎为腰脊椎的中心，活动度大，其横突较长，抗应力大。以腰大肌、腰方肌起点，并附有腹横肌、背阔肌的深部筋膜。当腰、腹部肌肉强力收缩时，该处所承受的牵拉应力最大。因此，第 3 腰椎横突上附着的肌肉容易发生牵拉损伤，引起局部组织的炎性出血、肿胀、渗出等病理变化。横突顶端骨膜下假性滑囊形成，渗出液吸收困难，使穿行其间的血管、腰脊神经后支的外侧支受到刺激或压迫，产生腰痛和臀部痛，反应性地引起骶棘肌痉挛。日久横突周围瘢痕粘连，筋膜增厚，神经纤维可发生变性，使症状持续。

本病属中医伤科"腰痛"范畴，常因闪挫扭腰，筋肌损伤，气血瘀滞，筋粘拘僵，时时作痛；或因慢性劳损，或被风寒湿邪所困，致气血痹阻，筋肌失荣，久而黏结挛僵，活动掣痛，发为本病。

二、诊断

（一）症状

（1）腰部常有疲劳、不适感、疼痛等表现，疼痛常以一侧为甚，呈弥漫性。

（2）腰痛多呈持续性，劳累、天气变化、晨起或弯腰时加重，稍事活动疼痛减轻。

（3）少数患者可出现间歇性酸胀乏力、疼痛，可牵涉臀部、股后部及股内侧等部位。

（二）体征

（1）压痛：一侧或两侧的第 3 腰椎横突顶端有局限性压痛，可触及纤维性结节状或囊性样肿胀。

（2）肌痉挛：病变侧腰部肌肉紧张或肌张力减弱。

（3）活动功能：活动功能基本正常。急性发作时，腰部活动功能可明显受限。

（4）直腿抬高试验可为阳性。

（三）辅助检查

X 线检查可发现第 3 腰椎横突明显过长，远端边缘部有钙化阴影，或左右横突不对称、畸形等。

三、治疗

(一) 治疗原则
活血散瘀，舒筋通络。

(二) 手法
滚法、摩法、推法、揉法、按法、点法、弹拨法、擦法。

(三) 取穴与部位
阿是穴、环跳、承扶、殷门、委中、承山，腰背部。

(四) 操作
（1）患者取俯卧位，术者用滚法在脊柱两侧的竖脊肌、骶骨背面或臀部操作，并配合用手掌根或肘尖，在病变侧第三横突上下反复地推、揉、按、点等手法操作，时间约 5 min。

（2）继上势，术者以拇指反复按、揉环跳、承扶、殷门、委中、承山等穴，并配合腰部后伸被动活动，时间 3 ~ 5 min。

（3）继上势，术者用一手拇指在第 3 腰椎横突处对结节样或条索状硬块进行弹拨、按揉，操作要围绕横突的顶端、上侧面、下侧面和腹侧面进行操作，用力要由轻到重，以缓解疼痛，时间 5 ~ 8 min。

（4）医生用掌根沿患侧骶棘肌自上而下地推、摩、按、揉操作，最后在病变侧沿竖脊肌纤维方向做上下往返的擦法，以透热为度，时间 2 ~ 3 min。

四、注意事项
（1）治疗期间应睡硬板床，可佩戴腰围加以保护。

（2）纠正不良姿势，避免或减少腰部的前屈、后伸和旋转活动。

（3）注意腰部保暖，避免过度疲劳。

五、疗效评定

(一) 治愈
腰痛消失，功能恢复。

(二) 好转
腰痛减轻，活动功能基本恢复，劳累后仍觉疼痛不适。

(三) 未愈
腰痛未明显减轻，活动受限。

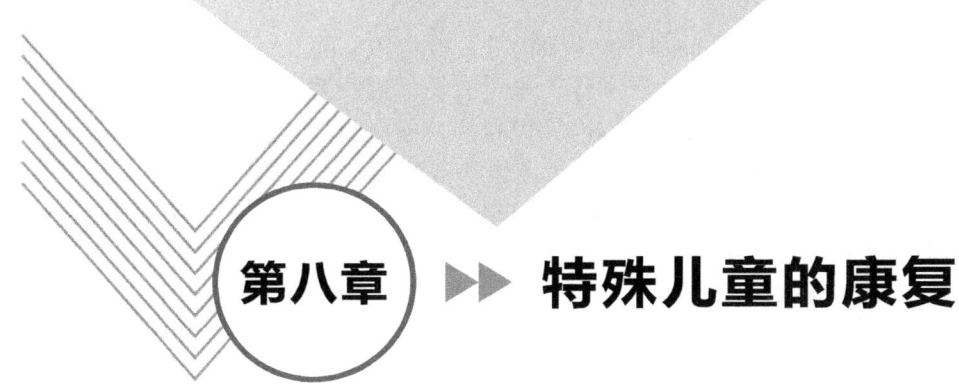

第八章 特殊儿童的康复

第一节 脑性瘫痪

脑性瘫痪（cerebral palsy，CP）简称脑瘫，是指在从胎儿到出生后脑发育尚未成熟的阶段内，由于非进行性脑损伤导致的以运动功能障碍和姿势异常为主的综合征，常伴有智力低下、癫痫、感知觉障碍、语言障碍、行为异常、精神障碍等。

脑瘫的病因有很多，母体因素包括母亲吸烟、酗酒、吸毒、外伤、不合理用药、智力低下、糖尿病、重度贫血、妊娠期感染、前置胎盘、先兆流产或服用避孕药、保胎药等，胎儿因素包括早产、双胎或多胎、胎儿发育迟缓、宫内感染、胎盘功能不良、脐带绕颈、产程过长或急产、早产儿或过期产儿、低出生体重儿等，出生后因素包括窒息吸入性肺炎、缺氧缺血性脑病、核黄疸、颅内出血、感染、中毒及营养不良等。脑瘫的发病率在国内为1.5‰~5‰，是小儿时期较常见的严重致残性疾病。

一、临床表现与诊断

（一）脑瘫的分类与表现

脑瘫病因复杂，临床表现随损伤部位和程度的不同而多种多样，常用分型有以下几种。

1. 按肌张力异常和运动障碍的性质分类

（1）痉挛型：临床最常见，占脑瘫患儿的60%~70%。损伤部位主要在锥体系，主要表现为肌张力增高，肢体肌肉痉挛、僵硬，运动障碍，姿势异常，站立及行走困难。肢体被动运动时阻力增加，有折刀样痉挛。屈肌肌张力增高，导致肢体关节多表现为屈曲、内收、内旋模式。上肢的主要表现为肩内收、屈肘、屈腕、拇指内收、其他手指掌屈握拳，下肢的主要表现为屈髋、大腿内收、屈膝、屈踝、脚跟不能着地、足内翻或外翻等。患者行走时双腿交叉，足尖着地，呈剪刀步态。检查可见腱反射亢进，骨膜反射增强，踝阵挛阳性。

（2）手足徐动型：该型占脑瘫患者总数的20%左右，脑损伤部位主要在大脑基底核和锥体外系。患者四肢和躯干肌张力不断发生变化，导致难以用意志控制的全身不自主活动，当进行有意识、有目的的运动时，不自主、不协调和无效运动会增加，表现为手足徐动或舞蹈样动作。由于上肢动摇不定，可使身体失去平衡，容易摔倒。部分患者表现为难以控制的四肢、躯干和颈部自发扭转，面部肌肉出现不规则的局部收缩，呈现"龇牙咧嘴""挤眉弄眼"等怪异表情，可有吐舌、流涎、咀嚼吞咽困难等症状，发声、构音器官也多受累，常伴有语言障碍。此型一般病理反射呈阴性，无关节挛缩。

（3）强直型：本型较少见，损伤部位在锥体外系，表现为全身肌张力增高，四肢僵硬，活动困难，被动屈伸都有抵抗。腱反射不亢进，无踝阵挛。

（4）共济失调型：该型损伤部位主要在小脑，可出现平衡和协调功能障碍。患儿表现为走路不稳，呈醉酒步态，容易跌倒，动作不协调、不准确，发音声调失常等。肌张力低下，常伴有手、头部和眼球的轻度震颤。本型较少见，常与其他型混合存在。

（5）震颤型：一般是静止性震颤，多为粗大的节律性震颤，3~5次/s，随意运动时可以被控制而停止震颤，多见于上肢与手部，表现为交替屈曲与伸展动作；也可有动作性震颤，多由小脑损伤所致，表现为随意动作时出现震颤，动作停止时震颤消失，手指越接近目标，震颤越严重。有的患儿有眼球震颤，有时伴有平衡功能障碍。单纯震颤型脑瘫极为罕见，在手足徐动型脑瘫患者中偶可见到。

（6）肌张力低下型：该型脑瘫患者表现为肌张力明显减低，全身无力，肌肉松软，头颈不能抬起，难以站立行走，关节活动度加大，随意运动减少或消失，但腱反射活跃，可出现病理反射。

（7）混合型：指上述几种类型的脑瘫同时存在的情况，以痉挛型和手足徐动型症状同时存在者多见。

（8）无法分类型：少数患儿表现复杂，难以用以上类型分类。

2. 按肢体障碍的部位分类

（1）双瘫：较常见，四肢均受累，双下肢障碍重，双上肢和躯干较轻。

（2）四肢瘫：四肢及躯干均受累，四肢障碍程度无太大差别。

（3）三肢瘫：三个肢体受累。

（4）单瘫：一个肢体受累，很少见。

（5）偏瘫：一侧肢体及躯干受累，上肢障碍程度较重。

（6）截瘫：双下肢受累。

3. 按运动障碍的程度分类

可分为轻度、中度、重度三类。由于脑损伤的部位不同，患者可合并其他障碍，主要有：

（1）智力低下（占50%~70%）：表现为不同程度的学习困难。脑瘫患者中智力正常者约占1/4，轻、中度低下者约占1/2，重度低下者约占1/4。

（2）言语障碍（占30%~70%）：如口吃、发音不清、表达困难、失语等。

（3）癫痫发作（占14%~75%）：因大脑内的固定病灶导致，尤其是智力重度低下的孩子，易发生惊厥。

（4）视力障碍（占50%~60%）：以斜视，尤其是内斜视多见，也可见弱视。

（5）听力损害（占5%~8%）：易见于手足徐动型，由耳至脑的部分神经损伤或耳、咽部的感染所致，常表现为对声音的节奏辨别困难。

（6）心理行为异常：表现为固执、任性、易怒、孤僻、情绪波动、自制力差等性格特征，有自残行为、暴力倾向、睡眠障碍等。

（7）饮食困难：由吸吮、咀嚼、吞咽障碍等导致，患儿容易发生呛咳、拒食。

（8）流涎：多由口唇难以闭严及不会吞咽口水所致。

（9）生长发育障碍：多数脑瘫儿童都比同龄正常儿童矮小，生长发育落后。随着病程的发展，可出现关节挛缩变形、骨质疏松、骨折、肩、髋等关节脱位、颈椎变形、脊柱侧弯、压疮、牙齿发育不良、肺部、泌尿系统感染等问题。

（二）诊断

神经系统在婴幼儿时期发育最快，可塑性最强，因此脑瘫治疗越早效果越好，太晚则效果不佳，容易导致终身残疾，因此早发现、早诊断、早治疗非常重要。脑瘫的早期诊断一般是指出生后0~6个月或0~9个月间做出的诊断，其中0~3个月间做出的诊断又称超早期诊断；最迟应在1岁左右做出诊断。早期发现异常后，即使难以做出明确诊断，也应及早进行干预。

1. 脑瘫的早期表现

家长如果发现婴儿出现以下表现，应予以重视，及时带孩子进行医学检查，排除脑瘫的可能。小儿脑瘫可通过以下表现早期发现。

（1）出生前、出生时及出生后的高危因素，如怀孕期感染、风疹、严重妊高征，小儿出生时窒息、早产儿、严重黄疸，小儿出生后颅内出血等。

（2）小儿出生后哺喂困难，如吸吮无力、吞咽困难、易吐，体重增加不良。

（3）身体发软及自发运动减少，或身体发硬，四肢发紧，出生不久即可见到。

（4）运动发育落后。如3~4个月大的小儿俯卧位不能竖头或抬头不稳；4个月仍不能用前臂支撑负重，扶站时以足尖着地或两下肢过于挺直、交叉；4~5个月不会翻身；8个月不会坐、不会爬等。

（5）经常出现异常的肌张力和异常的姿势，出生1个月后出现角弓反张、蛙位、倒U字形姿势等，3~4个月的婴儿有身体扭转。常握拳或上肢内收内旋，尤其是一侧上肢存在。抱举时足尖朝下，足尖站立。

（6）反应迟钝，不认人，不会哭笑。

（7）对噪音或体位改变易受惊吓，持续哭闹或过分安静，哭声微弱或多哭、阵阵尖叫，面部无表情或愁眉苦脸状。

（8）穿衣时肢体僵硬，上肢难入袖口；换尿布时大腿不易外展，难以分开大腿；洗澡时四肢僵硬，手握拳不易掰开。

（9）经常有痉挛发作。

2. 脑瘫的诊断

脑瘫的诊断主要根据以下几点做出。

（1）有引起脑损伤的高危因素。

（2）在新生儿和婴儿期出现脑损伤的早期症状。

（3）有运动发育落后、肌张力异常、姿势异常、反射异常等神经发育异常。

（4）同时伴有智力低下、言语障碍、心理行为异常、感知觉障碍等多种异常。

脑瘫的辅助检查主要有CT、MRI等影像学检查，脑电图、肌电图等神经电生理学检查和血、尿、脑脊液等生化、酶学检查。

关于脑瘫的分型诊断，在患儿年龄还很小时，由于尚未表现出典型的征象，因此难以进行分型。在这种情况下，治疗师应对患儿进行仔细的观察和随访，反复进行评估，以便及早诊断。

脑瘫还应与多种其他障碍或疾病相鉴别，如一过性运动障碍、发育迟缓、进行性脊肌萎缩症、智力低下、进行性肌营养不良、良性先天性肌张力低下症、脑白质营养不良、脑肿瘤、脊髓肿瘤、小脑退行性病变等。

二、康复评定

由于脑瘫患儿的年龄、类型等各不相同，且脑瘫的表现复杂多样，因此治疗师应根据实际情况选择合理的评定方法。常见的评定内容概述如下。

（一）体格发育障碍的评定

通过检查头围、身长（高）、体重等体格发育指标，可了解患儿体格发育滞后的程度。通过体格检查，还可知晓有无畸形、挛缩等情况。

（二）运动功能障碍的评定

运动功能障碍的评定包括对肌力、肌张力、关节活动度、平衡和协调、姿势与运动发育的评定等内容。

1. 肌力评定

由于脑瘫患儿长期存在自主运动障碍，因此大多数患儿有不同程度、不同部位的肌力下降。脑瘫患儿能否恢复自主运动功能，与四肢、躯干的肌力是分不开的，因此对脑瘫患儿应做肌力评定。肌力评定时常用徒手肌力检查法（MMT）。因为肌张力的变化、智力低下和年龄太小难以配合等因素的影响，对脑瘫患儿进行肌力评定一般比较困难，常结合主动运动及姿态观察来进行。

2. 肌张力评定

脑瘫患儿基本都存在肌张力增高、降低或肌张力障碍，以及由此导致的随意运动中主动肌与拮抗肌的不协调收缩，表现为姿势异常或异常的运动模式，因此应对脑瘫患儿进行肌张力的评定。肌张力的评定目前成人多使用"改良Ash-worth痉挛量表"，而对小儿肌张力的评定主要依据以下四个方面做出。

（1）对姿势的观察：超过3个月大的正常婴儿，仰卧位时会自如地保持一定的体位和姿势。肌张力低的患儿，仰卧位时上下肢常屈曲、外展，缺乏主动运动，如可见到蛙状、W状、折刀状姿势；而肌张力高的患儿，仰卧位往往出现不对称的异常姿势，肌张力越高，姿势异常就越明显。

（2）肌肉硬度：触摸肱二头肌、肱三头肌、腓肠肌、肱四头肌等，肌张力低的患儿肌肉组织手感柔软、松弛，对手指的按压较少抵抗；而肌张力高的患儿肌肉组织手感紧张、僵硬，对手指的按压有较大抵抗。

（3）被动运动检查。

①摆动度：固定肢体近端，使远端肢体摆动，观察摆动幅度，肌张力增高时摆动度较正常变小，肌张力低下时摆动度较正常变大。腕关节最易检查：握住患儿前臂，摆动其腕部，肌张力低下则表现松软，无抵抗；肌张力增高时振幅变小甚至硬如棒状。

②肌张力增高时可见如下表现：a. 折刀现象：给患儿做被动、快速的肌肉伸展运动时，开始阻力较大，到最大抵抗后阻力会突然减弱、消失。此现象在髋关节、膝关节和踝关节较能明显地观察到。b. 深部腱反射亢进，或因肌张力过大、肌肉紧张而难以诱发腱反射。c. 铅管样强直：在运动时，伸肌与屈肌张力同等增强，如同弯曲铅管一样。d. 齿轮样强直：在强直的基础上伴有震颤，当做被动运动时类似转动齿轮。

（4）关节伸展度：被动伸屈关节，检查伸展、屈曲时的关节角度。角度大于正常上限说明肌张力低下，小于正常下限说明肌张力增高。注意两侧肢体关节伸展度的差别。

①围巾征：目的是检查肩关节的伸展度。方法是将患儿的上臂围绕颈部尽可能向后拉，若患儿的肘部能越过中线，像围巾一样紧紧围在脖子上，手臂和脖子之间无空隙，则提示有上肢肌张力低下。

②跟耳征：目的是检查髋关节伸展度。方法是患儿取仰卧位，两足伸向头部，若其足跟可抵达耳部，表明存在下肢骨盆带肌张力低下。

③腕关节掌屈角：使小儿腕关节掌屈，测量手掌与前臂间的角度。正常小儿0～3个月时为30°，4～6个月时为45°～60°，7～12个月时为70°～90°，1岁以后为90°。

④足背屈角：检查者一手握住小儿小腿伸直，另一手将足向小腿方向背屈，观察足背与小腿前面所成的角度。正常标准与腕关节背屈角各年龄段的角度相同。

⑤腘窝角：小儿仰卧位，使一侧下肢伸展，抬高另一侧下肢，并使膝关节最大限度地伸展，然后测量小腿与大腿后侧面构成的角度。正常小儿1～3个月时为80°～100°，4～6个月时为90°～120°，7～9个月时为110°～160°，10～12个月时为150°～170°。

⑥股角：也叫内收肌角。评定方法是小儿取仰卧位，治疗师测量其两下肢在床面上分开的角度。正常小儿在1～3个月时为40°～80°，4～6个月时为70°～110°，7～9个月时为100°～140°，10～12个月时为130°～150°。

3. 姿势的评定

姿势无意识而稳定，反映肌张力、中枢神经系统的状况。脑瘫患儿在静卧和运动时均可表现出明显的姿势异常，常见的有：

（1）肌张力低下姿势：①蛙位姿势：患儿仰卧位四肢外展外旋，似仰面朝天的青蛙；②折刀状姿势：患儿坐位时头、颈、躯干极度前屈，似折刀状；③倒"U"字形姿势：用手水平托起患儿，可见躯干上凸，头及四肢自然下垂，似倒"U"字形；④"W"状姿势：患儿仰卧位时，四肢外展、外旋、屈曲少动，紧贴床面，呈"W"状；⑤翼状肩姿势：患儿俯卧位手支撑时，可见两肩胛骨突出，形似翼状；⑥头后垂姿势：仰卧位拉起时，可见患儿头后垂，不能竖直；⑦缩头抬肩征：将患儿立位悬垂，可见患儿两肩抬高，头后缩。

（2）肌张力增高姿势：①头背屈姿势：无论处于何种体位，都可见到患儿头、颈过度伸展、背屈、站立时可见躯干前屈，头后仰，臀后倾，双下肢屈曲成"X"形或膝反张，足尖着地不能负重；②角弓反张姿势：头、颈、躯干均出现过度伸展、背屈，形似弓状；③茶壶状姿势：坐位时头偏离正中扭向一侧，四肢一侧伸展，另一侧屈曲，形似茶壶；④上肢内收、内旋、屈曲，下肢内收、内旋、交叉伸展、尖足站立，由仰卧位牵拉坐起时，可表现为腿部和脚尖绷直，不经坐位而直接被拉起成直立姿势；⑤患儿常采取跪坐位，或双下肢硬直，呈躯干后倾坐位。

（3）原始反射残存及非对称姿势：①TLR姿势：俯卧位时，患儿髋、膝屈曲，头贴床、面向一侧，双上肢不能支撑躯干，抬头困难，呈臀高头低位；②ATNR姿势：患儿仰卧位时头转向一侧，颜面侧上下肢伸展，后头侧上下肢屈曲。

（4）步态姿势异常：①剪刀步：行走时两髋屈曲、内收，两下肢尖足交叉；②偏瘫步态：患儿常表现为一侧肢体运动，而另一侧肢体失用，偏瘫侧上肢内收、内旋、屈肘、屈腕、屈指、拇指内收，下肢外旋、伸展、足尖着地、提髋、划圈步态；③舞蹈样手足徐动姿势：紧张时手、足、口及躯干等出现奇形怪状的姿势，四肢和躯干出现不自主的抽搐、扭转、站立不稳，状似舞蹈，幅度大而无法控制，间断出现，安静时可减轻或消失；④"兔跳样"爬行：患儿跪坐在屈曲内旋的髋、膝之间，状似字母"W"，爬行时呈"兔跳"样。

姿势的评定常采用Vojta姿势反射检查法，该检查法是通过七种姿势反射判断因脑功能障碍引起的反射异常。

4. 运动发育评定

（1）粗大运动评定：Russell于1989年发表了适用于婴幼儿的"粗大运动功能评定量表"（gross motor function measure，GMFM），经修订后用于小儿脑瘫的疗效评估。该量表共有五部分评价内容：①卧位运动与部分原始反射残存，姿势反射的建立；②四点位及爬行；③坐位、跪位运动及平衡反射的建立；④站位运动；⑤走、跑、跳及攀登运动。共计80项评定内容，适用于年龄为0~6岁的小儿。评分时，按完成的程度在0~3分之间打分。GMFM可全面反映脑瘫患儿的主要功能障碍、姿势异常、异常反射的状况，但对轻度脑瘫患儿敏感性稍差。

（2）精细运动评定：精细功能评定主要是指对手功能的评定。瑞典学者Eliasson等人于2006年发表了针对脑瘫患儿的"手功能分级系统"（manual ability classification system，MACS），MACS是针对脑瘫患儿在日常生活中操作物品的能力进行分级的系统，分5个级别，Ⅰ级最高而Ⅴ级最低，年龄适用范围为4~18岁。MACS旨在反映患儿在家庭、学校和社区中最典型的日常能力表现，通过分级评定在日常活动中双手的参与能力，可用于参考评定患儿的精细运动功能。

（3）反射的评定：小儿的神经反射能反映其神经系统的发育水平。反射的评定是脑瘫康复评定中必不可少的内容，它可以让人们及早发现脑瘫的脑损伤及损伤程度，有利于脑瘫的早期干预和早日进行康复功能训练。最具诊断价值的反射是拥抱反射、非对称性紧张颈反射、对称性颈紧张反射和紧张性迷路反射等紧张性反射群。此外，还有吸吮反射、握持反射、阳性支持反应、降落伞反射等。如果出现神经反射左右不对称、该出现时不出现、该消失时不消失，或出现病理反射等情况，均提示神经系统发育异常或受损。根据儿童的生长发育特点，不同年龄阶段的检查项目、方法和意义各有不同。

（4）日常生活活动能力（ADL）评定：家庭及社会对脑瘫康复的最基本要求是患儿可以做到生活自理。因此，对日常生活活动能力的评定是脑瘫康复评定中的重要内容，越来越受到人们的重视。目前国内常用的儿童ADL评价量表是胡莹媛修订的，该量表包括个人卫生动作、进食动作、更衣动作、排便动作、电器使用、认识交流动作、床上运动、移动动作、步行动作等9个部分，共50项，评分按完成程度分为5个级别：能独立完成一项计2分，完成时间长有困难计1.5分，需别人帮助计1分，不能完成计0分，两项中完成一项计1分，满分100分。评定结果包括三个等级：①轻度功能障碍：评分大于70分，表示日常生活基本自理；②中度功能障碍：评分为41~69分，日常生活在有别人辅助的情况下可自理；③重度功能障碍：评分小于40分，日常生活不能自理。该量表可以较全面地反映脑瘫儿童治疗前后粗大运动、精细动作、手眼协调动作、肌力及肌张力的情况，缺点是没有对重要反射及姿势的评定。

（5）其他相关评定：包括对智力的评定，语言功能障碍的评定，特殊感知觉障碍如视觉、听觉、触觉、味觉、位置觉等的评定，关节活动度的评定，平衡和协调的评定等，详见相关章节。

三、康复治疗与训练

任何类型的脑瘫都无法自行痊愈，必须经过长期康复治疗与训练才能将功能障碍的影响减少到最低程度。康复治疗进行得越早效果越好，应采取综合性措施制订合理的康复计划，并且培训家长，将康复与患儿的日常生活相结合。

（一）运动治疗与训练

目前脑瘫运动治疗中最常用的有 Bobath 疗法、Rood 疗法、Vojta 疗法等，其目的是为了增强患儿肌力，改善异常运动模式，纠正异常姿势。运动治疗的实施应在评定基础上进行，即由治疗师和家长共同根据每个患儿的实际情况，充分考虑患儿的心理，按照运动发育规律的正常顺序（头颈→躯干→四肢）进行训练，使患儿掌握基本的姿势和运动模式。

1. 抬头训练

抬头训练即头部的控制训练。

（1）俯卧位抬头：患儿俯卧，双臂朝前，用带声音的玩具逗引患儿，使其抬头。

（2）仰卧位抬头：患儿仰卧，治疗师双手握住孩子双肩，缓慢拉起至 45°，停留片刻，前后左右调节，再恢复原位。如果头后垂明显，可以托住头部下落。

痉挛型脑瘫患儿表现为头部后仰，双肩旋前而不抬头。治疗师可以两手抱住孩子头部两侧，肘部顶在患儿双肩，手边上抬患儿头部边拉伸颈部，以纠正异常姿势。

肌张力低下的患儿表现为颈部松弛，头部极度后仰。治疗师可以用双手用力握住患儿肩部，两拇指按压胸部，拉伸肩胛，促使患儿抬头，并注意稳定保持一段时间后再放松。

2. 肘支撑训练

患儿俯卧，治疗师双手握住患儿肘关节，让患儿手掌伸展做肘支撑，并尽可能使上肢与地面垂直，维持一定时间；也可利用斜板或 Bobath 球训练，并可左右或前后摇动患儿以训练其平衡能力。

3. 翻身训练

（1）体轴回旋：患儿仰卧位，治疗师两手交叉握住患儿踝关节拉动，让患儿以腿带动骨盆、躯干旋转，从而翻身到俯卧位。用相反的顺序，可以让患儿从俯卧位翻身到仰卧位。同样，治疗师还可通过带动患儿双侧上肢，使其向两侧转身。

（2）浴巾助翻：在床上铺上大浴巾，让患儿挺直仰卧，然后治疗师提动浴巾的一端让患儿向侧方向滚动，使其转为俯卧位。

（3）逗引翻身：逗引患儿扭转上半身向一侧，伸手去抓同侧前方的玩具，逐渐扭转腰部，从而实现完全翻身。用同样的方法再从对侧逗引。

（4）单臂支撑训练：翻身动作必须先经过单臂支撑体重，最后再到双臂支撑。单臂支撑训练需让患儿仰卧，治疗师将患儿一侧上肢固定于与躯干成 45° 角的位置，握住另一侧上肢沿 45° 的方向将孩子拉起，先拉至以肘支撑体重，再拉至以手支撑体重的姿势，然后推回至肘支撑及仰卧位。用 Bobath 球训练的方法是让患儿趴伏在大球上，治疗师将球慢慢向前滚动，患儿会两臂伸展支撑或两手支地保护支撑。此外，家长可以让孩子四肢着地负重，帮助其固定肘关节，或在后面固定骨盆，在稳定的前提下让患儿前后摆动。对年长的患儿，可令其抬起双腿，用上肢支撑体重；对痉挛型脑瘫患者，可将其两腿外展外旋。

治疗师应尽量鼓励孩子主动翻身，可让孩子躺在楔形垫子的斜面上，以斜面辅助患儿旋转躯干。对于偏瘫型脑瘫儿，可以让其练习桥式运动；对头背伸、四肢肌张力高的患儿，可以让其进行抱球姿势训练，即让患儿双腿屈曲、双手交叉呈抱球姿势。

4. 坐位训练

正确的坐姿应为头竖直，挺胸，身体对称，髋屈曲，两腿能自由屈伸。坐在座椅上时，髋、膝、踝屈曲成 90°，两足平放于地面。

（1）侧坐位训练：从仰卧位或俯卧位，通过侧拉完成从卧位到坐位的体位转换。

（2）扶坐训练：治疗师或家长将孩子双腿分开，一手扶住患儿肩背部，一手按住下肢，使其双髋关节直角屈曲、外展、外旋，呈正常坐姿。可让患儿腰背部靠在枕头、墙角上，训练其坐位平衡。对痉挛型脑瘫患儿，治疗师可跪在孩子背后，让患儿靠在自己胸前，两手从患儿腋下伸向前，按住其膝关节使之伸膝分腿，利用治疗师自身的运动带动患儿练习坐位平衡。手足徐动型患儿坐位时常见髋关节过度屈曲，两腿伸展分开，头后仰，肩胛带收缩，上肢上举，身体重心偏后，容易向后倾倒，治疗师可将患儿两腿并拢屈曲，用双手握住患儿双肩，拉伸肩胛带旋内，使两手放在胸前支撑或够物。

（3）坐位叩击训练：孩子前倾坐在床上，双臂支撑身体，治疗师或家长一手扶肩，另一手五指轻轻叩击患儿腰背部，使其渐呈直背坐位，然后慢慢松开扶肩的双手，继续叩击，训练其直背坐位姿势。

（4）坐位平衡训练：患儿伸腿坐位，家长位于前方，双手握住孩子的踝关节移动患儿下肢，使其重心前后、左右移动；或患儿坐在椅子上，家长向各个方向轻推孩子，诱导孩子做出伸臂、弯腰等保护性动作。也可让孩子坐在滚筒或家长腿上，左右轻微滚动滚筒或晃动孩子双腿，让患儿体验重心改变的感觉，并保持身体平衡。等孩子具有一定的坐位平衡能力后，可让孩子坐在角椅或靠坐在椅背上，减少扶坐，慢慢让其实现独坐。

（5）Bobath球训练：患儿坐在Bobath球上，治疗师用双手扶住患儿身体，轻轻向各个方向滚动球体，让患儿保持坐稳，防止跌倒。

（6）异常姿势矫正：①拱背坐时背部呈拱形：患儿坐在治疗师腿上或凳子上，治疗师双手固定患儿腰骶部，拇指在脊柱两旁施加压力，促使其头脊伸展；或在患儿坐位玩耍训练时，治疗师跪在患儿背后，用身体抵住患儿腰背，保持患儿的头部竖直；②坐位下肢僵直、身体后仰：治疗师跪在患儿背后抵住患儿，两手从患儿腋下伸向前，按住其膝关节，使之尽量屈髋伸膝；③坐位时两腿紧张性伸展分开，头后仰，肩胛带收缩，上肢上抬：治疗师帮助患儿双腿靠拢并屈曲，两肩内旋，双手在身前靠近身体中线。

5. 爬行训练

爬行训练需要眼、手、脚协调并用，能够改善患儿的运动模式及异常姿势，刺激大脑发育，是脑瘫儿康复训练的重要内容。训练最佳年龄是在6个月内，其次是1~4岁，越早越好。爬行训练应在患儿俯卧位可抬头，以及实现双上肢负重的基础上进行。

（1）四肢交互运动训练：良好的爬行动作应该是一侧上肢和对侧下肢同时伸屈，两侧交互进行，因此，一侧上肢和对侧下肢的交叉持重是爬行的关键。应先训练患儿用双手和两膝将身体支撑持重到四爬位（对上肢支撑能力弱的患儿，家长可以协助固定肘关节或在后面固定骨盆），在稳定的基础上前后摇动患儿，让其练习用四肢支撑身体。然后训练一侧上肢抬起变成三点持重，再训练交叉两点持重。

平衡反射是适应重心变化、维持四爬位的前提。侧卧位单肘支撑时，身体接地面积很小，能完成此动作说明患儿已具备良好的平衡能力，可以进行四爬运动训练。

（2）侧卧单肘支撑训练：患儿侧卧，臀部下方与肘关节两点支撑体重，上侧腿屈曲，肘伸展。

（3）腹爬（肘立位）的训练：患儿俯卧位，用肘支撑身体，屈膝，治疗师鼓励其用力蹬自己的手掌，用上肢和腹部带动下肢爬行，去够放在患儿前面的玩具。够到后把玩具前移，反复进行此训练。在训练过程中要注意控制患儿的头部和踝关节的背伸，且不能使患儿双腿并拢，可在两腿之间放置毛巾或用手分开。还可利用斜板，让患儿俯卧在斜板上向下爬。斜板高度应逐渐降低，经过一段时间（轻者1~2周，重者1~2个月）后，斜板降至水平位，患儿能较顺利地进行匍匐爬。这时即可练习越障碍爬，如爬过妈妈的腿、枕头等，使患儿自然过渡到手膝跪爬。

开始练习爬行时，髋、膝不能屈曲，有的患儿会出现双下肢向前蹦跳的情况。对这种异常运动，治疗师可跪在患儿身后，双手托住其骨盆部，一步一步地把下肢向前推动，或握住患儿两踝关节将腿向前推动，之后让患儿自己移动，促使其早日实现独立腹爬。

（4）高爬（膝手位）训练：患儿俯卧位，双手和双膝着地，治疗师双手放在患儿臀部，缓慢前后推拉，要求患儿既能支撑身体不摔倒，又能向前移动。在向前移动时，先令患儿向前伸出右手、放下，再向前移动左下肢，如此左右交叉前行。刚开始训练时，患儿下肢活动能力差，治疗师或家长可以在孩子后方用手握住其两踝，左右交替向前推进。可在患儿前方摆放玩具或食物进行诱导，先使患儿被动完成，以后逐渐减少帮助，直到患儿能自己完成爬行移动。

6. 站立训练

正确的静态站姿是两腿直立，脚底踏平，躯干伸展，两肩与两髋分处水平，头居中。患儿必须具备对头颈、躯干、四肢的控制能力，抗重力能力和保护性伸展能力。

（1）被动站立训练：对于痉挛型或其他类型的脑瘫患儿来说，被动站立训练不仅可以降低肌张力，预防骨质疏松，还能给患儿双足正确的负重感觉，也可以在训练时纠正尖足、足内翻、足外翻、膝关节反张等异常姿势。训练方法：患儿两手抓住栏杆，治疗师坐于患儿背后，将患儿双足放平，治疗师用自己的脚将其固定，用双手扶住患儿双膝向后拉，同时两臂夹住患儿臀部，用节律性语言"两腿用力向上抬"提示患儿，拉膝关节的两手亦节律性地一松一紧。

对于尖足患儿还可用斜板矫正尖足，方法是利用斜板、站立柜等固定膝关节和躯干，把患儿双脚分开，将脚尖正对前方固定，让患儿在此体位下持续站 15～20 min，每日 2 次。注意保持屈膝 8°～15°，防止出现或强化膝反张。

（2）主动站立训练：可让患儿扶站或靠墙站，注意保持上身平直，髋、膝伸直，两腿稍分开，治疗师在旁边给予适当扶持。先练习两手扶站，再过渡到单手扶站，最后独站。对躯干和下肢能支持体重，但骨盆稳定性差的患儿，可让患儿双手握住横杠，治疗师双手置于患儿骨盆处并向下施加一定的压力，使患儿逐步学会控制骨盆和膝关节。

（3）跪位平衡训练：跪位平衡比立位平衡简单，方法是让患儿双膝跪在床上，双手握住床栏，治疗师或家长用手扶在患儿骨盆两侧，帮助患儿充分伸展骨盆。之后，不断引导患儿学会自我控制骨盆位置，直到其不需双手扶持而能保持跪位。也可在患儿双膝持重跪稳后，家长突然放手，要倒时再扶助，反复进行。

（4）立位平衡训练：患儿站立，家长扶住骨盆，前后左右移动重心，引导孩子主动保持平衡。或利用平衡板，让患儿坐、跪或站于平衡板上，治疗师缓慢晃动平衡板，让患儿自己调节保持平衡。注意之前应告知患儿在移动时展开双臂，防止跌倒。

（5）跪-站训练：患儿双膝并拢，屈膝 90° 跪位，躯干挺直，然后一条腿转换成屈髋屈膝 90° 半跪，脚掌着地；双手抓住栏杆，身体前倾，重心转移到半跪的腿上站起，另一条腿跟着站起，靠拢双腿站直。

（6）坐-站训练：患儿坐位，屈髋屈膝 90°，脚掌着地，身体重心前移至双腿，臀部上抬连同躯干站起。站起时，治疗师双手扶住患儿骨盆以防止膝关节突然屈曲，并纠正髋关节的内旋内收。然后再按相反顺序进行由站到坐的训练。

7. 行走训练

正常儿童应在第 11～15 个月学会独立行走。行走实际上是一个不断失去平衡又重新建立平衡的过程。正确的行走姿势是先用足跟着地，再用足尖离地，上下肢配合协调，连续步行。能正确步行是脑瘫患儿以后能生活自理的重要基础。当患儿具有两下肢持重能力及立位平衡反应、动态平衡反应及两下肢交互伸展能力且四爬运动良好时，即可进行行走训练。

（1）行走训练的方法包括：①治疗师让患儿背部紧靠自己，双手抓住患儿腋窝处，用自己的腿推动患儿向前迈步；②治疗师站在患儿背后，双手扶住其骨盆两侧，帮助患儿左右旋转骨盆，带动下肢随骨盆旋转向前迈出，让患儿体验交替步行和负重的感觉；③治疗师握住患儿双肩，当患儿一侧下肢向前迈出时，让其另一侧的肩及上肢同时向前移动；④跨步站立训练：使患儿重心由两条腿向一条腿转移，保持平衡，治疗师给予适当扶持；⑤独立行走训练：在跨步站立的基础上，让患儿扶双杠、床沿等练习独立行走，逐渐减少对患儿的扶持，直到其学会。然后根据患儿行走的速度及耐力，逐渐加大训练难度，比如练习走斜坡、跨门槛、上下楼梯等。偏瘫患儿上楼梯时应先迈病侧腿，下楼梯时先迈健侧腿，以增加对病侧下肢的锻炼。

（2）步态训练：步态训练是行走训练的关键。脑瘫患儿由于肌肉痉挛、肌张力异常及共济失调等原因，在练习行走时会表现出各种异常姿势，如痉挛型脑瘫患儿可出现身体过于前倾或后仰，髋、膝及踝关节过度屈曲或伸展导致下肢僵直或屈曲、足外翻背伸或内旋下垂等情况，影响身体平衡与稳定，导致患儿难以完成抬腿、跨步及脚底着地等动作。对这些异常步态必须不断予以矫正，才能使患儿学会正确行走。

开始行走训练前应分析引起不同肌群肌张力异常的原因，有的放矢地进行矫正。如先让患儿进行牵拉、按摩、理疗等治疗；帮助患儿练习伸髋、膝、踝关节；让患儿坐在床边，下肢悬空，练习协调的蹬踢动作；让患儿坐在椅子上，练习双腿交替向前、向后滑动，或练习双足底平踏地面等。对手足徐动型和共济失调型患儿，则要侧重于四肢和躯干控制能力的训练，如让患儿练习走直线；在地面上画连续的脚印，让他们按脚印进行练习；让患儿练习原地踏步或摆动上肢等。此外，还可借助一些辅助用具，如股四头肌肌力不足者除进行股四头肌肌力训练外，必要时可用支架支持其膝部伸展；交叉步态患儿可用外展步行板训练；步幅异常患儿可用平行梯子训练；各种异常姿势及反射等可用 Bobath 球训练矫治。

（二）作业疗法

正常姿势是进行各种随意运动的基础。治疗师应根据发育的规律，通过作业训练，让患儿保持正常姿势。上肢的随意运动能力是患儿生活自理、发展职业技能的关键，因此作业治疗的一个重要内容就是在上肢粗大运动技能训练、眼手协调训练的基础上，增强手的精细运动技能。脑瘫患儿日常生活活动能力低下，加强日常生活动作训练可以增强患儿的独立生活能力，最终实现生活自理。此外，促进感觉、知觉和认知能力的发展，促进职业技巧和能力的发展，促进情绪的稳定性和社会适应性等，都对患儿的功能恢复、参与社会生活具有重要意义，都是作业疗法的内容。

1. 保持正常姿势

整合非对称性颈反射、对称性颈反射和迷路张力反射。可通过将患儿摆放在反射抑制体位上来进行，例如：①当患儿的头转向身体一侧时，将其脸正对的一侧上肢保持屈曲位，另一侧上肢保持伸展位，以整合非对称性颈反射；②头背屈，四肢肌张力增高的患儿，家长可将患儿侧卧，双下肢屈曲，双手交叉呈抱球姿势；③对于剪刀步态，可让患儿仰卧，采用摇髋法、分髋法对内收肌群进行牵伸，保持片刻，反复操作；或用滚筒、木马、木椅等做"骑马"训练；或蛙式爬行或爬高训练，也可以让患儿扶杠侧行。患儿休息时应在其双腿间放一枕头或其他柔软物体，同时让患儿双脚尖尽量朝向外侧，以保持其双腿分开。

2. 上肢粗大运动功能的训练

上肢粗大运动功能是手精细功能的基础。在上肢作业治疗中，应先进行上肢粗大运动技能的训练，直到它们能很好地支持手的精细运动技能。

（1）肩关节训练。

①肩关节活动范围训练：可以通过治疗师或家长的帮助鼓励，让患儿的肩关节在不同卧位下进行各个方向上的活动。

②肩关节控制训练：患儿俯卧，双肘支撑上身，做左右、前后的重心转换；或让患儿于摇板上呈四爬位，治疗师控制摇板做缓慢晃动。也可以让患儿俯卧在滚筒上，双手交替支撑，向前、向后爬行；或一手支撑地面，治疗师在支撑臂的肩部施以适当的压力，另一手进行某一作业活动。此外，还可以让患儿坐或站立，双手与治疗师的双手共持一根木棒，做对抗性互推的动作。

③利用拉锯、推刨子、磨刀等活动锻炼肩关节的屈伸功能，用书法、绘画、舞蹈动作等锻炼肩关节内收、外展功能。

（2）肘关节的训练：方法是令患儿肩胛带前伸，伸肘够物；或手握一硬的圆锥体去触碰前方目标；或手握磁铁去吸附前方的金属物，引导肘关节伸直。对年幼的患儿，可将其抱坐于治疗师腿上，让其伸手拍击治疗师的手掌，注意不要让其失去姿势控制。

（3）训练坐位平衡，诱发保护性伸直反应：让患儿坐于半圆形晃板上，治疗师立于患儿身后或一侧保护其安全，同时鼓励患儿当身体向左晃动时伸左手向左侧够物，向右晃动时伸右手向右侧够物，向前晃动时伸手向前够物。

（4）腕关节锻炼：用刷墙、敲锤等活动锻炼腕关节。

（5）诱发双手在中线上的活动：让患儿保持双手交叉互握状态，或用两手同时触碰胸前方的物体，或双手轮流抓放某一物体。也可以让患儿双手一起操控简单的玩具。

3. 眼手协调性训练

眼手功能协调是发展手精细运动功能的基础。治疗师可以带领患儿进行拍手、搭积木、插扦、套圈、串珠等活动，帮助脑瘫患儿改善视觉固定、视觉跟踪和眼手的协调等功能。

4. 手精细运动功能的训练

手运动功能的发育过程是先抓握后伸展放开，训练时也应该按此顺序，由易到难进行。在开始训练前，应先让患儿获得良好的坐位平衡能力，或在训练时给患儿提供适当的桌椅，以帮助其控制姿势。应鼓励患儿进行双手性活动，单手活动时治疗师要将另一手摆放于恰当的位置，以帮助患儿维持正确的姿势。

（1）手的感知训练：利用孩子的抓握反射，通过抚摸、触碰、逗引等，刺激患儿感知自己的身体。也可让患儿向痉挛较轻的一侧侧卧，头略前倾，下肢屈曲，双手互握，两肩内收，触摸自己的口鼻或面前的玩具。患儿仰卧时，可在其头顶悬挂玩具，让患儿进行触摸。年龄较大的孩子可以进行推拉、伸手够物等训练。

（2）掌指训练。

掌指训练的步骤为：①治疗师与患儿胳膊伸直，掌掌相对，治疗师用力挤压患儿肩部，维持一定时间再放松，避免肘关节屈曲或过伸；②治疗师帮助患儿五指伸开再并拢，维持一定时间，反复进行，注意纠正患儿的用力错误及异常姿势；③治疗师引导患儿做拇指与其他手指的对指、对捏动作；④治疗师外展患儿上臂，先轻揉大鱼际肌肉，再将拇指外展背伸，轻轻摇动，待其放松后诱导拇指主动外展背伸；其余四指亦先被动外展背伸，然后诱导主动动作，反复进行。

（3）手指控制训练。

①增强手部感觉训练：治疗师用布或刷子擦刷患儿手臂、手及每个手指，也可以让患儿把每只手指插入黏土中，用每只手指与拇指撑开黏土，或用手指撑开橡皮筋、捏衣夹，在装有沙子或豆子的容器中寻找小物品等。

②手指分离控制训练：治疗师训练患儿捡拾小玩具或珠子，并将其放入窄口瓶内，或者让患儿用每个手指蘸颜料印指印，弹玻璃珠，按笛子、琴键、键盘，堆积木，玩智力拼图，下跳棋，剪纸，学习拉拉链、扣纽扣等。

③手抓放动作训练：当患儿已能握持住手中的物品时，就应鼓励其练习伸手抓握，如玩具、食物、棍棒等。

对一侧手掌偏瘫的患儿，应训练其使用双手，具体方法是在健侧手做动作的同时引导患侧手进行辅助。平时可以让患儿练习四肢爬行、双足倒立、双手支撑等。

5. 进食训练

进食是健康与生命的保证，因此帮助脑瘫患儿尽早发展进食技巧是非常重要的。首先应评估孩子的实际能力，找出进食困难的原因，如究竟是咀嚼、吞咽差，不能控制口、舌、头部的运动，不能保持坐位平衡，还是手眼协调障碍无法将食物送至口中等，然后再进行针对性的训练。

（1）口、唇、舌控制训练：治疗师用拇指、食指、中指在患儿下巴前下部缓慢上推，施加压力，可以改善患儿的吸吮-吞咽反射。在患儿口唇上放甜性食物，要患儿伸舌舔食；也可将黏性食物放在患儿的门牙内侧和腭后部，让其舔食，以锻炼其舌的功能（若患儿不能伸舌则不进行此训练）。每次进食前用食指和中指环绕唇周进行敲击和按摩，也能改善口部功能。

对于经常流口水的患儿，可经常性地用手指敲击或按压患儿的上唇，或向左右侧方轻轻牵伸唇部肌肉，以帮助患儿闭口。对于不能控制伸舌的患儿，可用一根头部浅平、边缘圆钝的勺子对患儿的舌头施加一定的压力，增强其控制能力。

（2）增强咀嚼训练：治疗师可将一小块硬性食物放于患儿的一侧牙齿之间，用手托举下巴帮助其闭合口部。也可选择细长的厚片状食物，在患儿撕咬时稍用力往外拉，或在患儿牙齿上磨动食物。

（3）喂食：在患儿不能独自进食之前应进行喂食训练。用奶瓶喂食时，喂食者应将患儿抱在怀里，使其头前屈、上身前倾、肩内收、双手放在胸前，抱住奶瓶或由喂食者拿住奶瓶。注意奶嘴孔不可过大，流质应稠厚一些，避免引起呛咳。

用汤勺喂食时患儿取坐位，面向喂食者，头、上身略向前倾，双手放在胸前。治疗师应用拇指和食指固定患儿下颌以方便喂食，食物应从身体正前方送入患儿口中。喂食时选用平勺，用勺底压住患儿舌尖，防止患儿舌尖将勺子顶出，缓慢倒入食物后帮助患儿闭嘴，完成咀嚼和吞咽动作。如患儿牙齿紧咬，切勿将匙强行抽出，以防损伤患儿牙齿。喂食时应避免患儿头后仰导致吸入异物。

（4）独立进食：治疗师为患儿选择合适的桌椅，使患儿坐下后躯干可以伸直，髋膝屈曲90°，两腿稍分开，双脚平放于地面。在开始独立进食训练前，应先引导患儿由手到口的动作，可让患儿双手交叉互握抬起触摸口唇，也可让患儿用手抓或蘸取食物，做手到口的动作。进食训练时，根据患儿情况，治疗师可先将勺子固定在患儿手上，或选用粗柄、弯柄勺子。进食过程可分解成握勺、挖饭、把饭送到口边、送入口中几个步骤，应按相反顺序进行训练，即先练习将饭送入口中，最后练习握勺，每个步骤都掌握后，再进行正常顺序的系统训练，以增加患儿的成就感和训练兴趣。练习时家长应给予患儿适当的协助，如帮助其控制手臂等。

训练时应使用塑料餐具，盘子或碗下垫防滑垫或湿毛巾。开始练习时可先选用糊状食物，如米糊、稠粥等，然后是流质食物，最后用固体食物和蔬菜进行练习。

（5）饮水：训练时先选择带盖的吸管杯，用吸管吸水。治疗师应先协助患儿练习下颌闭嘴的动作，然后再训练其用杯子喝水。用杯子饮水时，保持正确的身体姿势非常重要，因为异常姿势（如头后仰）可引发躯干后伸僵硬而产生呛咳，故应采用带缺口的杯子，缺口对准鼻梁，避免头后仰发生危险。训练开始时可选用稍稠些的液体，如酸奶、玉米粥、小米糊等，以避免液体流速过快、吞咽不及而产生呛咳。

6. 穿衣训练

正常孩子约在1周岁时开始配合家长学习穿衣，如伸出脚穿鞋子、伸出胳膊穿袖子等，约在1岁半时开始有意识地脱鞋、脱袜，2岁时能脱宽松的衣服，3岁时能穿上宽松的衣服，4岁时会扣大纽扣，5岁时除个别困难动作外基本能完成穿脱衣服的动作，6岁时大多能实现独立穿衣。

训练脑瘫儿童穿衣时需要比普通孩子更多的时间和耐心。给脑瘫孩子穿脱衣服时常碰到患儿大腿交叉不易分开、手臂僵硬不易屈伸、身体僵硬后挺，或头及躯干不易控制、多不自主动作等困难。

（1）体位：根据患儿情况，可以选择仰卧位、侧卧位、坐位等不同的体位，以减轻痉挛，保持稳定。常用的体位有以下三种。

①仰卧位：在患儿头部和臀部各垫一个枕头，使其身体稍微屈曲，可使患儿的双臂容易伸展，双腿容易弯曲和分开。

②侧卧位：患儿侧卧，头略前倾，这种体位对于穿脱袖子、裤子、鞋袜较为方便。

③坐位：患儿面朝外坐在训练者腿上，身体略前倾，这种体位有利于孩子放松。

（2）训练：治疗师将衣物放在患儿能看见和易取的位置，教会患儿认识衣服鞋袜，学会分辨衣物的前后左右。此外，还应告诉患儿衣物的用途，根据不同类型脑瘫患儿的实际情况选择合适的训练方法和顺序。例如，对偏瘫型脑瘫患儿，宜先练习偏瘫侧；上肢有屈曲痉挛者，应先缓慢牵伸上肢，再将其伸入衣袖；下肢伸直痉挛时，治疗师可将双手置于患儿下腰部轻轻用力，使其上身前倾，髋、腿屈曲，然后再穿着衣物。

刚开始训练时，可选择宽松的、易于穿脱的衣物。应按先上衣、后裤子，先鞋子、后袜子的顺序进行。对于经常将衣服穿倒或穿错左右鞋的患儿，应在衣服或鞋子上做醒目标记。衣物应尽量简单，如用套头衫代替衬衫、用松紧带代替裤带、用尼龙搭扣代替纽扣等。

训练应让患儿从完成最后一步的动作做起，以让患儿获得某种成功感，从而提高对穿衣训练的兴趣，然后逐渐增加所需完成动作的步骤。如果患儿能完成穿衣动作的所有步骤，就应给其足够的时间来完成，避免催促。在患儿完成得好或努力尝试时要给予鼓励。

7. 如厕训练

通过如厕训练可帮助患儿保持身体的清洁和干燥，此项训练对患儿独立与尊严的发展十分重要。当患儿已具备一定的理解与合作能力，能够进行头部和躯干的控制，保持站位、坐位平衡，小便前有反应如面部表情特殊、两腿夹紧，小便时一次具有较多的量时，说明患儿已具备自己如厕的条件。

治疗师应选择合适的便器，让孩子处于一定的位置和姿势，以帮助脑瘫患儿保持坐位和放松自己。可将便器置于木盒或三角椅内，也可放在墙角，让孩子坐在上面，保持双肩及双臂向前，髋部屈曲，膝部弯曲并分开，两脚平放于地面。

要训练患儿做到定时排便。当患儿坐在便器上时，要让其明白坐在便器上的目的，即使患儿不愿意、哭闹也应坚持，慢慢增加坐的时间。不论其是否排便，坐在便器上的时间均不宜超过 10 min。不要在排便的同时给他玩具，以免分散其注意力。要让患儿做到独立如厕，学习脱裤子、坐下、用纸擦拭、站起、穿裤子等一系列步骤。脑瘫孩子的如厕训练比普通孩子要耗费更多的时间和精力，只有通过长时间有规律的训练才能取得令人满意的效果。

8. 梳洗训练

梳洗训练也是脑瘫儿作业训练的重要内容，该训练能够帮助患儿养成良好的生活习惯。治疗师应选择适合患儿使用的梳洗工具，如粗把的梳子、牙刷等，帮助其学习开关水龙头、洗手、使用肥皂、洗脸、拧毛巾、刷牙、梳头等。每个项目可分解成不同的步骤进行训练，应先易后难，如学习拧毛巾时开始可以搭在水龙头上拧，然后再双手相对拧。

9. 洗浴训练

给脑瘫患儿洗澡应先使用浴盆。洗浴时经常出现的情况是，当孩子的脚刚一碰到浴盆，背部就僵硬反弓。治疗师应帮助患儿放松并尽可能保持平衡，具体方法是让患儿取坐位，头前倾，两手并拢置于胸前，然后将其抱起放于浴盆内。对于平衡功能较差的孩子，可以用宽带穿过其腋下两头固定以维持坐位；对于肌张力低下的孩子，可先将用布面的洗浴板置于浴盆内，再将孩子放在洗浴板上。可以给孩子一些塑料玩具，让其边洗边玩，缓解紧张姿势；也可给患儿一个娃娃，让其模仿家长给娃娃洗澡。在浴盆中洗澡无困难后，随着患儿的成长及体力与姿势的进一步改善，可学习站立洗浴。

10. 特殊感觉训练

（1）视觉训练：视觉训练可以帮助患儿纠正视觉缺陷，并代偿其他各种感觉缺陷，训练内容有视觉灵敏度训练、形状知觉、距离知觉、空间视觉定向、颜色辨别、视觉追踪搜寻和视觉记忆等。训练器材有：①即用即会的器材，如电动玩具，可以训练患儿的注视和追视能力；②色彩鲜艳的玩具，如彩球等；③带有指示灯的游戏器材，当患儿操作完毕后，可以根据完成情况给予颜色提示；④可以辨别大小的器材，如拼图等；⑤电子器材，如计算机、平板电脑等，利用相关视觉训练软件进行训练。

（2）听觉训练：听觉训练的器材有：①打击乐器如锣、鼓等；②键盘乐器如电子琴、钢琴等；③吹奏乐器如笛子、口琴等；④弦乐器如吉他等；⑤自然声音。听觉训练的方法包括让患儿感知声音的存在并做出反应、分辨不同的声音、声音定位、语言的理解等。

11. 其他作业训练

其他作业训练包括家务劳动训练（如擦桌子、扫地、叠被子等）和社会性作业（如购物、家庭财务管理、演奏乐器、绘画、唱歌、跳舞、读书、各种体育项目、旅行、陶艺、木工、园艺等）。这些训练均需患儿在具备了足够的理解力与合作能力，且身体情况允许时，再选择进行。有些活动看起来简单，但要训练脑瘫儿童去完成却往往显得复杂而艰难。治疗师应充分考虑患儿的年龄、脑瘫类型及严重程度、智力水平、现有功能情况、学习意愿等因素，制订切实可行的计划，按照由易到难、由简到繁、循序渐进、寓训于乐的原则开展训练。

（三）体育活动

体育是脑瘫儿童康复的重要内容。选择适合患儿的体育运动，可以帮助他们改善运动障碍和异常姿势，改善心理状态，提高生活质量和社会适应能力。脑瘫患儿的体育活动与其运动治疗与训练、作业疗法常有交叉。

1. 体育活动的种类

体育活动包括医疗体操、游戏性活动、一般体育运动等。

（1）医疗体操：是从改善脑瘫患儿功能与姿势的需要出发，按一定顺序编排的一组动作，需要身体每个部位动作的配合，由治疗师或家长扶持患儿被动或主动进行。

（2）游戏性活动：包括摆放积木、插板练习、投球、接球、击鼓传球、滚球、踢球、滚圈、钓鱼、套圈、球池游戏、三轮车等。游戏性活动具有更高的趣味性，易于激发患儿兴趣。

（3）一般体育运动：包括健身操、轮椅篮球、轮椅击剑、轮椅网球、轮椅舞蹈、硬地滚球、手球、保龄球、高尔夫、马术、田径、游泳、乒乓球、射箭等运动项目。上述运动均可改善患儿的身体状况，如投篮与传球动作可以改善肩关节活动度，乒乓球可以改善腕关节功能等。

2. 体育活动的选择

（1）痉挛型脑瘫患儿：应选择低肌张力、能改善肢体活动范围的项目，如伸展体操、在温水中游泳，设定障碍物绕行、活动平板步行、核心稳定性训练等活动方式。

（2）手足徐动型脑瘫患儿：此型患儿因肌张力高低和性质不断发生变化，导致肌群共同收缩不协调，出现全身性非对称、不规则的肌张力障碍，使患儿很难保持稳定的姿势。有研究表明，粗大运动中，手足徐动型脑瘫患儿在坐、爬、跪、站、跑、跳等方面均弱于痉挛型脑瘫患儿。因此，手足徐动型脑瘫患儿应选择脑瘫体操中练习姿势控制的动作、抛接球、投掷沙包等运动。

（3）共济失调型脑瘫患儿：可选择脑瘫医疗体操中的平衡动作、三轮车、游泳及各种游戏等，增强患儿的平衡能力。

（4）乘坐轮椅的脑瘫患儿：可根据患儿病情，开展轮椅篮球、轮椅击剑、轮椅网球、轮椅舞蹈、硬地滚球等能在轮椅上进行的运动。

（5）可行走的脑瘫患儿：根据身体运动能力，选择各种运动方式。

（四）物理因子疗法

1. 水疗

水疗是指通过涡流浴、喷射浴、旋水浴、气泡浴及不同水温的水浴，利用水的温度、浮力、机械刺激等来缓解肌肉痉挛，改善关节活动，提高平衡和协调能力，改善循环，调节呼吸功能。水疗还可以增强患儿的训练兴趣，改善情绪，提高自信，促进患儿智力、个性等发展，是较为适合脑瘫患者的理疗法。

2. 传导热疗

采用加热的介质作用于患者体表，使热传导至患病部位，改善血液循环，松弛肌肉。常用介质有石蜡、水、泥、砂、酒、化学盐袋等。

3. 电疗法、超声波疗法

如神经肌肉电刺激、经络导平仪、肌电生物反馈等。

（五）传统疗法

1. 推拿疗法

根据前人经验，推拿可分三步：先通督脉，再调理经筋肌肉，最后进行矫形治疗。每次 30 min，每日 1 次，1 个月为一个疗程。

（1）通督脉：以推脊为主，方法是在头脊经络循行部位自下而上推脊三遍，大约需要 3 min，然后再自上而下点按督脉 2 min。此法可以疏通督脉经气，加速血液循环，改善脑脊供氧，促进脑发育。

（2）调理经筋肌肉。

①痉挛型脑瘫：患儿采取仰卧或坐位，先以按揉法、捏拿法、擦法等放松四肢及肩关节、髋关节肌群 4~5 min，然后患儿先仰卧位后俯卧位，放松下肢及髋关节、躯干部的肌群 5~6 min，以患儿无痛感为度。对上肢及下肢的穴位应穿插使用点法、按法，每穴操作 5~8 min，力量以患儿无痛感为度，

而后迅速放松周围肌群。针对患儿各关节畸形的特点，应用摇法、拔伸法等来改善关节活动范围，而后应用拍击法、抖法等手法放松，操作至手、足部时，在手指端、背侧掌骨间及足趾端、足背跖骨间应使用掐法，然后迅速用揉法、捻法等放松周围关节。

②弛缓型脑瘫：以叩打手法为主，力度应大，以患儿感觉较痛为度，目的是提高萎缩肌肉的收缩能力。因弛缓型患儿关节活动范围较大，故关节部位禁止应用摇法、拔伸等手法，以免造成关节损伤。

③不随意运动型脑瘫：以捏脊、扣夹脊（5遍）、拿肩颈为主，力度以皮肤潮红为度。

（3）矫形治疗：按不同关节活动障碍选取经络穴位，使用点揉、按压等手法，对腧穴进行较强的刺激，可产生开通闭塞、调整肌肉舒缩功能的作用。常用的局部点压穴位包括：

①竖头障碍：拿肩井，点大椎，以皮肤稍红为度。

②肩关节障碍：拿肩井，点按肩髃、肩髎，同时被动活动肩关节至无抵抗。

③肘关节障碍：拿手五里，点按曲池、尺泽，同时被动活动肘关节至无抵抗。

④腕关节障碍：点按揉内关、外关、阳池，同时被动活动腕关节至无抵抗。

⑤手指关节障碍：点按揉合谷、三间，直至手指伸展。

⑥髋关节障碍：点按肾俞、环跳、八髎、殷门，同时被动屈伸髋关节，以患儿耐受为度。

⑦膝关节障碍：按揉梁丘、伏兔、血海，点按阴陵泉、委中、殷门，同时嘱患儿做膝关节屈伸运动。

⑧踝关节障碍：点按揉阳陵泉、涌泉、解溪，同时被动活动踝关节至无抵抗。

对非痉挛性脑瘫患儿不使用被动活动手法。

2. 中药疗法

脑瘫属于中医学"五迟""五软""五硬""痿证"等范畴，多因先天禀赋不足、肝肾精血亏损，又加后天失养、气血虚弱所致，可辨证使用加味六味地黄丸、八珍汤、补中益气汤等进行加减治疗。但因患儿较小，有时难以配合口服中药。

3. 中药外治

中药熏蒸可选取活血通络药材，如赤芍、当归、伸筋草、透骨草、木瓜、红花、蝉蜕等；中药洗浴可选用活血通络、祛风止痉药材，如红花、海风藤、鸡血藤、桑枝、桂枝、地肤子、熟附子等。确定所用药材后，每次熏蒸或洗浴应持续15～20 min，连续10次为1疗程，可连续2个疗程。如有过敏应立即停止使用。

4. 食疗

脑瘫患儿的饮食宜易于消化吸收且营养丰富，多以高热量、高蛋白质、富含维生素和矿物质的食物为主。主食可选择米饭、面条、馒头、粥、粉等，避免摄入过多的甜食和肥肉。患儿宜多吃蔬菜、水果，以获得维生素并保持大便通畅。如患儿不愿吃蔬菜，可以将蔬菜做成包子、饺子、菜泥、菜汤等。蛋白质是智力活动的基础，应多让患儿食用高蛋白质的食物，如肉类、蛋类、水产类、大豆类、奶制品等。维生素A能增强身体抵抗力，促进大脑发育，应多选择富含维生素A的食物，如动物肝脏、蛋类、奶类、有色蔬菜和水果等。B族维生素能提高机体的各种代谢功能，增强食欲；维生素D能促进钙的吸收和利用；锌能够提高智力，等等，必要时需要对这些营养元素进行补给。常用食疗食物有黑豆、核桃仁、枸杞、桑葚、山药、红枣、薏米、牛奶等。

（六）心理治疗

脑瘫患儿情绪、性格多存在问题，表现为固执、冲动、多攻击行为甚至自残等。由于肢体运动障碍、社会活动受限制、他人的歧视和偏见等原因，患儿易紧张、焦虑、恐惧、孤独、自卑、依赖性强，缺乏独立意识，害怕与外界接触，情绪消沉，易自暴自弃。患儿常有认知损害，表现为记忆障碍、集中精力困难等。

脑瘫患儿的心理治疗应早期进行，以促进患儿认知、情绪、个性等正常发展。

方法是鼓励患儿多与他人交往，消除恐惧心理，锻炼社交能力。治疗师应指导家长与患儿建立良好的关系，给患儿更多的关爱与照顾，耐心指导，注意挖掘其自身潜力，增强其认知能力，多表扬鼓励，少批评，使患儿有成就感并不断进步；增强患儿的自信心，帮助其树立积极乐观的人生态度；帮助患儿实现生活自理，克服依赖心理，培养独立意识，切不可歧视或溺爱，以免造成患儿性格缺陷。

（七）其他疗法

脑瘫尚无特效治疗药物，常用药如脑神经营养药、抗痉挛药等在必要时可用，但无法替代功能锻炼。言语障碍常见言语发育迟缓、构音障碍、交流障碍等，应根据导致障碍的原因进行训练。根据脑瘫的类型和时期，可选择适宜的辅助器具和矫形器。痉挛型脑瘫患儿可采取手术治疗改善肌张力和矫正畸形。脑瘫患儿伴随的听力损害、视力障碍等应根据情况，及时进行专科治疗。

第二节 孤独症

孤独症（autism）又称自闭症、孤独性障碍（autism disorder），是广泛性发育障碍的代表性疾病，多见于男童。其主要特征为儿童社会交往障碍，语言与交流障碍，兴趣范围狭窄和刻板重复的行为方式。孤独症作为一个慢性病程，预后较差，大多数患儿成年后无法独立生活，需要终生照顾，早期诊断早期进行特殊教育和康复治疗，有助于改善预后。

孤独症是由多种因素导致的，具有生物学基础的心理发育性障碍，遗传因素是主因，此外还与孕期感染、先兆流产、早产、难产、免疫、神经生化代谢异常、家庭因素等有关。患病率报道不一，国外多为0.3%~1%，国内俞蓉蓉等人在分析了2000~2010年全国10个省市的孤独症发病率调查文献后得出的结论是，我国10省市儿童孤独症患病率为0.28‰~25.0‰，132 788名儿童孤独症患者的总患病率为2.55‰，其中男、女患病率分别为3.37‰和1.62‰，城市、乡村患病率分别为3.35‰和0.84‰，并且具有明显的性别差异和地区差异。一般男童的发病率为女童的3~4倍，但女童症状常较男童严重。

儿童孤独症患者一般在3岁前起病，多数患儿出生后逐渐起病，到1~2岁时症状已十分明显；少数患儿可在经历了1~2年的正常发育后再出现语言功能退化等起病表现。

一、临床表现

儿童孤独症主要表现为三大类核心症状：社会交往障碍、交流障碍、兴趣狭窄和刻板重复的行为方式。

1. 社会交往障碍

孤独症患儿缺乏与人交往的兴趣和正常的交往方式及技巧，极端孤僻，与外界隔离。患儿在婴儿期即表现为回避目光接触，至12~30个月时症状已较为明显。患儿对父母的亲近与呼唤缺少反应，被抱起时身体不与人贴近，不会冲母亲微笑，不会模仿他人的简单动作，不会咿呀学语。稍大的孩子对父母常不产生依恋，不寻求拥抱，不会用言语和姿势表达需求，对陌生人缺少应有的恐惧，不与同龄儿童交往，缺乏社交技能，不会与他人分享快乐，不会寻求安慰，不会对他人的痛苦表示同情和关心，喜欢独自玩耍，常不会玩想象性和角色扮演性游戏。随着年龄的增长，患儿与父母可能会建立一定的感情，但仍无法与他人主动交往，常自娱自乐，很难学会和遵循一般的社会规则。患者成年后仍然缺乏社会交往的兴趣和技能，较难建立友谊、恋爱和婚姻关系。

2. 交流障碍

孤独症患儿的言语交流和非言语交流均存在障碍，以言语交流障碍最为突出和严重，是最早也最易引起父母注意的表现，常是患儿就诊的首要原因。

（1）言语交流障碍。

①言语发育迟缓或缺如。患儿学会说话常较晚且进步很慢。起病较晚的患儿初期言语功能的发育表现正常，但起病后言语功能逐渐减少甚至完全消失。部分患儿终生无言语，只能通过手势等形式表达需求。患儿言语理解能力差，难以理解成语、隐喻等。

②言语形式及内容异常。有言语的患儿主动言语少，难以用已经学到的言语表达愿望或描述事件，不会主动提出话题、维持话题，常自说自话，反复诉说同一件事或纠缠于同一话题。患儿常刻板重复语言，反复重复一些词句或提问一个问题；或模仿语言，重复说他人说过的话或广告语，即"鹦鹉式语言"。患儿可能会发出别人听不清或不能理解的音节或短语，并存在答非所问，语句缺乏联系，语法结构错误，"你、我、他"人称代词用错等表现。

③语速、语调、节律、重音等异常。患儿语调常比较平淡，缺少抑扬顿挫，或怪声怪调，有时尖叫，不能运用语调、语气的变化来辅助交流，语速和节律也常存在问题。

（2）非言语交流障碍：孤独症患儿用于交流的表情、动作及姿势很少，大多不会用点头、摇头以及手势、动作表达想法，而是用哭叫表示，常拉着别人的手伸向他想要的物品。

3. 兴趣狭窄和刻板重复的行为方式

（1）兴趣狭窄。患儿兴趣较少，常对玩具、动画片、游戏等正常儿童喜欢的事物不感兴趣，不会玩有想象力的游戏，却迷恋于看电视广告、天气预报，或迷恋听某段音乐、某种单调重复的声音等。患儿通常对人或动物缺乏兴趣，但喜欢圆的或旋转的物体如雨伞、吊扇等，对一些无生命的物品如瓶子、盒子等可能产生强烈的依恋，爱不释手，若被拿走则会烦躁哭闹、焦虑不安，或选择另外一件作为新的迷恋对象。有的患儿对光滑的物体表面或气味有特殊兴趣，喜欢触摸及嗅闻。

（2）行为方式刻板重复。患儿拒绝日常生活规律或环境的变化，如每天要吃同样的食物，穿同样的衣服，出门要走同一路线，坚持把物品放在固定位置，如改变会烦躁不安。患儿常坚持用同一种方式做事，拒绝改变，会反复用同一种方式玩耍，如给玩具排队，反复画一幅画或写几个字。患儿常会出现刻板重复的动作，如重复蹦跳、自身旋转、转圈走、拍手、将手放在眼前扑动和凝视、以跑代走等。

4. 其他表现

除以上核心症状外，孤独症患儿还常存在多动、莫名其妙地笑、情绪不稳定、易发脾气、冲动攻击、自伤等行为。患儿感知觉常存在异常，对声音反应迟钝，甚至无反应而被怀疑有听力障碍；常有痛觉迟钝；对某些图像会恐惧或喜好。70%左右的患儿存在智力低下，但可能会在某些方面有较强能力；20%的患儿智力正常，10%的患儿智力超常。孤独症患儿认知发展多不平衡，机械记忆、音乐、计算能力相对较好，甚至具有超常能力，即所谓"白痴天才"。多数患儿注意力差，或极其专注而不能有效转移；思维过程局限、贫乏，缺乏象征性、抽象性和逻辑思维。有的患儿还伴有抽动秽语综合征、癫痫等。

二、诊断与评定

（一）一般检查

治疗师应详细询问病史，进行体格、发育检查和相关辅助检查。

（二）孤独症评定量表

1. 克氏行为量表（Clancy behavior scale，CABS）

针对2～5岁的儿童，较为简易，灵敏度高但特异度不高，即易发现但不准确，适用于幼儿园、学校、家庭等对儿童进行快速筛查。

2. 儿童孤独症行为量表（autism behavior checklist，ABC）

量表共57个项目，包括感觉、交往、躯体运动、语言、生活自理五个方面，由家长填写用于筛查。总分高于31分提示可疑孤独症，总分高于67分提示存在孤独症。

3. 儿童孤独症评定量表（childhood autism rating scale，CARS）

本量表是诊断量表，共15个项目，每个项目4级评分，总分最高60分，适用于2岁以上的人群，由检查者填写。总分低于30分可初步判断为无孤独症，总分为30～36分为轻到中度孤独症，总分为37～60分且至少有5项的评分高于3分为重度孤独症。

4. 其他量表

《孤独症诊断观察量表》（ADOS）是目前国外广泛使用的诊断量表，甚至被称作"金标准"，但在我国尚未正式引进和修订。

《孤独症儿童发展评估表》由全国残疾人康复工作办公室负责制定，由感知觉、粗大动作、精细动作、语言与沟通、认知、社会交往、生活自理以及情绪与行为八个评估领域，共493个项目组成，每个评估领域都可以独立进行评估，不受其他评估领域的影响。本量表适用于对0～6岁孤独症患儿的评估。

发育的评估可使用丹佛发育筛查测验（DDST）、格赛尔发展诊断量表（GDDS）等。智力评估可使用韦氏儿童智力量表（WISC）、韦氏学前儿童智力量表（WPPSI）等。语言评估可使用皮博迪图片词汇检查（PPVT）、中文沟通发展量表（普通话版）（CCDI）等。

（三）诊断标准

1. 儿童孤独症诊断标准[《中国精神疾病分类方案与诊断标准》第3版（CC-MD-3）]

（1）症状标准。

在下列①②③项中至少有7条，且①项中至少有2条，②项中至少各有1条。

①人际交往存在质的损害，至少2条：

a. 对集体游戏缺乏兴趣，孤独，不能对集体的欢乐产生共鸣。

b. 缺乏与他人进行交往的技巧，不能以适合其智龄的方式与同龄人建立伙伴关系，如仅以拉人、推人、搂抱等作为与同伴的交往方式。

c. 自娱自乐，与周围环境缺少交往，缺乏相应的观察和应有的情感反应（包括对父母的存在与否亦无相应反应）。

d. 不会恰当地运用眼对眼的注视以及用面部表情、手势、姿势等与他人交流。

e. 不会做扮演性游戏和模仿社会的游戏（如不会玩过家家等）。

f. 当身体不适或不愉快时，不会寻求同情和安慰；对别人的身体不适或不愉快也不会表示关心和安慰。

②言语交流存在质的损害，主要表现为语言运用功能的损害：

a. 口语发育延迟或不会使用语言表达，也不会用手势、模仿等与他人沟通。

b. 语言理解能力明显受损，常听不懂指令，不会表达自己的需要和痛苦，很少提问，对别人的话也缺乏反应。

c. 拒绝改变刻板重复的动作或姿势，否则会出现明显的烦躁和不安。

d. 过分依恋某些气味、物品或玩具的一部分，如特殊的气味、一张纸片、光滑的衣料、玩具汽车的轮子等，并从中得到极大的满足。

e. 强迫性地固着于特殊而无用的常规或仪式性动作或活动。

（2）严重标准：社会交往功能受损。

（3）病程标准：通常起病于3岁以内。

（4）排除标准：排除Asperger综合征、Heller综合征、Rett综合征、特定感受性语言障碍、儿童分裂症。

2. 儿童孤独症诊断标准（《美国精神障碍诊断和统计手册》第4版，DSM-Ⅳ）

下列（1）（2）（3）项目中符合6条。

（1）社会交往存在质的障碍，以下至少有2条表现。

①多种非语言交流行为存在显著障碍，如目光对视、面部表情、身体姿势和社交姿势等。

②不能建立符合其年龄水平的伙伴关系。

③缺乏主动地寻求与他人分享快乐、兴趣或成就的表现，如不会将其感兴趣的物品向人展示或拿来给他人看。

④与他人缺乏社会或情感交流，如不会参与游戏活动、喜欢独自玩耍等。

（2）交流上存在质的缺陷，以下表现至少有1条。

①言语发育延迟或完全缺乏，并且不能通过身体姿势或哑语进行交流。

②能说话的患者缺乏主动发起或持久与他人交流的能力。

③语言刻板、重复或古怪。
④缺乏符合其年龄水平的装扮性游戏或社交性模仿游戏能力。
（3）行为方式、兴趣或活动内容狭窄、重复或刻板，以下表现至少有1条。
①迷恋一个或多个狭窄、重复或刻板的兴趣，迷恋程度超出常人的理解范围。
②固执地保持某些特别的、无意义的生活方式或仪式性行为。
③刻板及重复的动作，如挥动手、手指扑动或复杂的全身动作。
④持久迷恋某物体的一部分。
（4）此外，在以下发育延迟或功能异常中至少有1条，且起病在3岁以前。
①社会交往。
②社交语言的运用。
③象征性或猜测性游戏。
④无法用 Rett 综合征或儿童瓦解性精神病解释的症状。

三、康复治疗与训练

孤独症患儿在社交、语言、认知、行为等诸多方面存在障碍，因此对其应做到早发现、早矫治，采取全方位的综合性措施，从家庭到医院、学校、社区开展系统、持续的教育、训练和其他早期干预措施。

（一）应用行为分析法（applied behavioral analysis，ABA）

ABA 是对儿童孤独症最为有效的训练方法之一，最早由 Lovaas 提出，是以分解目标、正性强化和辅助为原则，采取回合式操作教学法，让教师或患儿家长对患儿进行训练的方法。具体操作时，教师或患儿家长先将一项技能分成一连串小的步骤，然后将每一个小步骤反复对患儿进行训练，每学会一个小步骤都给予患儿奖励进行强化，根据患儿的情况给予相应的提示或帮助，在两个小步骤之间进行适当的停顿以休息，然后进行下一回合的训练，直至患儿最终掌握该技能。这种任务分解技术（discrete trial therapy，DTT）可以使孩子在学习中更容易得到成功，减少学习过程中的挫折感。

例如，教患儿刷牙时可以将其分解成好几个步骤：拧开牙膏的盖子，往牙刷上挤牙膏，拧上牙膏的盖子，刷牙，漱口，洗牙刷……进行每一个步骤的训练时，首先要以语言或手势、示范动作、物品等发出指令，让患儿理解让他去做什么。指令应明确、扼要、统一，不反复重复。

如果患儿反应正确，应给予奖励，如物质奖励（食品、饮料等）、表扬、拥抱、患儿喜欢的活动等进行强化；教孩子较难的技能时，就使用最好的强化物（孩子最想要的），让患儿更愿意配合，更喜欢训练，但应避免过度强化。在进行表扬时，应明确表明你所强化、表扬的是什么行为。比如，在进行名词理解的训练时，指令是"把积木拿给我"，如果患儿把积木拿给你了，可以说："把积木拿给了我，真棒！"这样就具体说明了什么样的动作反应"真棒"。强化后应略做停顿，再进行下一回合的练习，反复进行，直至患儿学会此技能。

若患儿反应错误或在5 s内无反应，则治疗者应停顿后重新发出指令，然后使用辅助方法如手把手练习、语言提示、图片、手势和操作示范等，目的是为了保证患儿能完成正确的反应。通过反复练习，尽早减少对孩子的辅助，直到无须再给提示患儿也能正确做出反应，以防其对辅助产生依赖。

（二）言语治疗

治疗者应根据孤独症患儿存在的语言问题选择侧重点，有针对性地制订个别训练计划，进行一对一的训练。

1. 言语表达障碍训练

此类训练包括教会患儿运用气息、口面部按摩、辅助口型等方法，改善其口、舌、下颌的运动能力及灵活性，以便开展音素水平、音节水平、单词水平、句子水平的训练。治疗者可采取示范、塑造、强化等方法，从被动发声到模仿口型发声再到自主发声，逐步训练。除一些基础技能需要在专门场所训练外，应将日常生活场景作为主要的训练环境，采用手势与语言联合使用的方式，做到随时随地、就地取材、反复练习。例如，对喜欢唱歌的孩子，就可以用歌曲把语言内容表达出来；对喜欢运动的孩子，就可以在活动中教他说话；有的孩子喜欢图片，那图片就是他（她）最好的语言训练工具。

2. 认知障碍训练

此类训练包括实物、颜色、形状、大小、高低、长短、时间、空间、人称代词、名词、动词、形容词、句子理解、阅读理解等认知功能的训练。治疗师可以用日常用品、动物、食物、交通工具等帮助患儿进行实物认知训练；颜色视觉的训练可以按红、黄、蓝、绿的顺序用图片先配对，再指认，后命名；形状知觉的训练可以先让患儿认识圆形、方形、三角形等，再进行匹配、选择、命名训练。

3. 交流障碍训练

无口语期的训练重点以注视人与物、听指令练习、动作模仿、互动游戏、手势符号表达等为主；仿说期应从听声音、分辨声音开始，到模仿发音交流，并在引导下用固定模式的短句进行简单的交流；不善交流期可以通过"逼"患儿说话，强化有需求→说话表达→满足需求等方式进行训练，多设置说话的情景、制造环境，引导患儿主动表达，或与其进行互动游戏，鼓励患儿主动参与，与他人合作、分享，引导患儿参加集体活动，增加社交机会。

（三）感觉综合训练

感觉综合训练最早由 Ayres 提出，具体方法是利用吊桶、秋千、滑板、蹦蹦床、平衡木、平衡台、滚筒等器材，设计寻宝、玩橡皮泥、钻小桶、掉兜、荡秋千、滑板推球、草地翻滚、抛接球、拍球、玩陀螺、转呼啦圈、单脚跳、兔子跳、触摸辨别身体部位、躲猫猫、吹肥皂泡、寻找声源、打击乐器、暗室手电筒照射等不同的游戏，以促进患儿的动作协调性和感知觉功能，对患儿的语言、社交能力等也有改善作用。实施时，治疗师应先用"孤独症儿童发展评估表"对患儿进行评定，再根据评定结果制定相应的训练计划。

（四）功能性体育活动

这类训练主要是根据患儿个体情况，安排文体娱乐等各种休闲活动，以促进患儿参与群体活动，扩大其接触交往面，改善其社交能力，也有助于改善患儿的专注力、言语能力、自信心等，可以选择的项目有电脑游戏、骑自行车、骑马、郊游、游泳、打保龄球、打排球、体育舞蹈等。此外，根据孤独症儿童的心理障碍，在一般性体育活动中也可采用松弛训练（如肌肉放松训练、转换注意力活动等）的方法来放松患儿的身心，减轻其焦虑。活动场所可以选择家庭、公园或学校的教室、操场等。

患者进行一般性体育活动时，可根据其功能水平和治疗目的对场地及规则等做一些调整。例如进行排球运动时，可将排球改为气球，减小球的质量和运动速度，便于患者对球的控制。另外，还可以降低球网的高度、缩小场地的面积等，以减小活动难度、降低对体力的要求。

（五）其他疗法

1. 药物治疗

孤独症无特异性药物治疗，用药只能改善某些症状，如攻击、兴奋、多动、易激怒、自伤、重复行为等。常用药物种类有抗精神病药、抗抑郁药、中枢兴奋剂、情绪稳定剂、拮抗吗啡药、维生素和镁盐、多巴胺拮抗剂、抗癫痫药等，应在医生指导下正确选择。

2. 物理因子疗法

根据病情需要，可选用经络导平仪等进行治疗。

3. 中医疗法

中医理论认为孤独症病位在脑，同心、肝、肾三脏有关，为先天不足、肾精亏虚、肝失调达所致，可辨证用药。此外，经研究发现，针刺、推拿、耳穴疗法等也有一定效果。

4. 其他疗法

其他疗法包括音乐疗法、绘画疗法等，可根据患儿的兴趣进行选择，有时具有较好的疗效。

四、预后

孤独症患儿的预后大多较差，无法独立生活，但也有部分患儿恢复较好，能达到接近正常或正常水平。孤独症预后受病情、智力水平、早期语言发育状况、诊断和干预时间、教育训练状况、病因及伴发病等因素的影响。患儿起病年龄越早，病情越重，智力越低，语言功能越低，干预越晚，预后越差；反之，起病年龄越晚，病情越轻，智力越高，语言功能越好，干预越早，预后越好。早期诊断并在发育可塑性最强的时期（一般在 6 岁以前）对患儿进行长期系统的干预，可在最大程度上改善患儿预后，尤其是对轻度、智力接近正常或正常的孤独症患儿而言。但据徐琴美等人的调查，在我国，家长容易犯的错误是，对孤独症早发现、早治疗的认识不够，或不愿意接受孩子是孤独症的现实，四处诊断而延误治疗和训练。孤独症预后和家庭干预有密切关系，因此家长应善于发现孩子的优点并给予表扬，鼓励孩子用语言表达情绪，并长期坚持家庭训练。若患儿伴发脆性 X 染色体综合征、结节性硬化、精神发育迟滞、癫痫等疾病，预后往往较差。

第三节　智力低下

智力低下（mental retardation，MR）又称智力障碍、智力缺陷、精神发育迟滞、精神发育不全、智力残疾、弱智等，是指个体在发育时期内（18 岁以前），一般智力功能明显低于同龄平均水平，同时伴有适应行为缺陷的一组疾患的统称。

据 WHO 报道，世界任何国家的智力低下的患病率不低于 1%～3%。1994 年，我国 0～14 岁儿童智力低下普查患病率为 1.22%，其中城市为 0.77%，农村为 1.41%，边远地区和高发地区则更高；男性多于女性，患病率随年龄增加而增高。2001 年，我国 0～6 岁残疾儿童的抽样调查结果显示：儿童智力残疾的现患率为 0.931%，根据 2000 年第五次全国人口普查人口数推算，全国约有 0～6 岁智力残疾儿童 95.4 万。近年来智力低下的患病率有下降趋势，这主要与预防措施的加强、医学水平的提高有关。

导致智力低下的原因有很多，总的来说，有遗传、感染和难产、疾病（如唐氏综合征、先天性甲状腺功能不全等）、社会以及家庭心理因素、地理环境（如放射线、重金属等）和营养（如孕期营养不良等）等。

智力高低可以通过智商（intelligence quotient，IQ）来表示。智力残疾儿童是指在进行个别智力测验时的得分低于平均值的两个标准差或者智力测验结果的百分等级在 3 以下的儿童。一般人的智商平均值是 100，中国韦氏儿童智力量表的标准差是 15，如果用这个量表测得某儿童的智商低于 70，或者智力测验所得智商与同龄儿童相比不如 97% 的同龄儿童，就可以怀疑这个儿童存在智力残疾。

对儿童社会适应能力的判断要依靠社会适应行为测验。只有在儿童的智商在 70 以下且他的社会适应能力也有困难时，才能认为这个儿童存在智力残疾；否则，即使儿童的智商低于 70，但其社会适应能力是正常的，那么也不能认为这个儿童存在智力残疾。

一、临床表现与诊断

（一）临床表现与分型

智力障碍儿童的主要临床表现是智力低下和社会适应能力受损，其程度轻重不一，按严重程度可分为轻度、中度、重度和极重度，各种分型及其所占比例如表 8-1 所示。

表 8-1　智力低下的临床分型

分型	IQ	适应能力	比例（%）
轻度	50～69	经教育可独立生活	75～80
中度	35～49	简单技能、半独立生活	12
重度	20～34	自理有限、需监护	7～8
极重度	<20	不能自理、需监护	1～2

1. 极重度

极重度智力低下又称白痴，表现为患者个人生活不能自理；没有语言功能，最多只能说几个简单的单词；情绪反应原始；常伴有多种残废和癫痫发作，多数早年夭折。

2. 重度

重度智力低下又称痴愚，患者早年各方面的发育明显迟缓。这类患儿情感幼稚，发音含糊、词汇贫乏，动作十分笨拙；经过长期训练后，可养成简单的生活和卫生习惯，但生活仍需人照顾。

3. 中度

中度智力低下又称愚鲁，患者整个发育过程较正常儿迟缓，主要表现为语言功能发育不全、吐词不清、词汇贫乏；只能进行较简单的具体思维；略具学习能力，经过长期教育和训练能学会简易的书写和计算；能以简单方式与人交往，并在监护下从事较简单的体力劳动。

4. 轻度

轻度智力低下又称愚笨，患者早年的发育略较正常儿迟缓，表现为言语发育略迟，生活用词方面虽问题不大，但掌握的抽象性词汇极少；分析和综合能力差；经过耐心教育，可获得一定的阅读和计算能力，加强辅导可达到小学三四年级的水平；长大后可从事一般的家务劳动和简单的工作；适应能力也低于同龄一般儿童的水平，不善于应付外界的变化，容易受别人的影响和支配。

重度智力低下者的身长和体重较正常同龄人为低，且常伴躯体畸形和神经功能障碍。常见的躯体畸形有小头、尖头、塔形头及脑积水等头颅异常；前额窄及发际低下，两眼距宽，耳郭位置低下，眼、鼻、唇、牙等颜面和五官发育异常；脊柱、四肢及手足畸形及内脏先天性缺陷等。

（二）诊断与诊断标准

1. 诊断

根据儿童生长发育过程中不同年龄阶段的生长发育指标，与同龄正常儿童做对照和比较，特别着重于智力水平和适应能力做出临床判断，仍是智力低下的基本诊断方法。智力低下的诊断包括确诊分型和病因诊断，诊断原则为必须做出明确诊断及程度分型，能够明确的病因诊断应同时注明。

智力及社会适应能力的测验是诊断本病的关键。目前常用的智力测验工具有4周~3岁的盖泽尔发育量表、4~6.5岁的韦氏学前及初小儿童智能量表、6~16岁的韦氏儿童智能量表，我国常用的社会适应量表是婴儿-初中学生社会生活能力量表，用于6个月~14岁的儿童。必要时可进行脑电图、诱发电位、头颅CT或MRI等检查。

2. 诊断标准

智力低下的诊断标准包括以下三条，必须同时符合方可确诊。

（1）智力水平较同龄儿童明显低下，发育商（DQ）或智商（IQ）低于平均值2个标准差，一般为IQ低于70。

（2）适应行为缺陷，低于同龄儿的社会文化环境所期望的标准。

（3）在18岁以前起病。

二、康复评定

通过评定可以全面了解儿童身体情况、智力发育水平、适应性行为能力，为设计合理的康复治疗方案、判定康复治疗效果和再次设计康复治疗方案提供依据。儿童智力低下的康复评定主要包括以下几个方面。

（一）身体状况的评定

身体状况的评定包括对一般状况、肌力、肌张力、关节活动度等的评定。一般状况的评定有利于了解患儿的身体素质及患儿对康复治疗的承受能力；肌力评定可用于判定患儿功能障碍的程度，对于制订康复治疗计划、选择辅助器具等十分重要；肌张力的评定可反映患儿神经系统的成熟程度和损伤程度，了解患儿肌张力的异常程度；关节活动度的评定目的在于了解患儿关节是否存在受限及受限程度。

(二) 儿童智力发育水平的评定

儿童的智力发育水平可以通过智力测验进行评价。人的智力是通过活动和行为表现出来的，因此可以通过人的活动和行为来检查人的智力。儿童的智力测验以儿童智力测验的量表为标准，这种量表是以数千名不同年龄段的小儿正常行为为标准（模式），经过统计学的处理而制定出来的。根据量表上的指标与被测试儿童的智力活动相比较，得出他们的智力水平的高低，从而了解儿童的智力发育水平是否符合正常的发育规律，有无发育迟缓或异常，以便实现对智力残疾儿童的早发现、早诊断、早干预。

常用的儿童智力测验方法有以下几种。

（1）丹佛智能测验（Denver development screen test，DDST），适用于6岁以下的儿童。

（2）绘人测验（draw a person test），又称画人测验，适用于5~12岁的儿童。

（3）格塞尔发展诊断量表（Gesell developmental diagnosis scale，GDDS），适用于4周~6岁的儿童。

（4）韦氏智力测验量表，包括韦氏成人智力量表（Wechsler adult intelligence scale，WAIS），适用于16~74岁的成人；韦氏儿童智力量表（Wechsler intelligence scale for children，WISC），适用于6~16岁零11个月的儿童；韦氏学龄前及学龄初期智力测量量表（Wechsler preschool and primary scale of intelligence，WPPSI），适用于3~7岁零3个月的儿童。1979年，林传鼎、张厚粲等人对韦氏儿童智力量表进行了修订，建立了中国常模。1986年，湖南医学院的龚耀先等人对韦氏学龄前及学龄初期智力测验量表进行了修订，并制定了全国常模，即中国修订韦氏幼儿智力量表。

(三) 适应性行为能力的评定

常用的评价方法有：

1. 美国智力落后协会（AAMD）适应性行为量表

该量表由两部分组成，第一部分主要评估被试者的一般适应能力，第二部分主要评估被试者不良的适应行为。

2. 婴儿-初中学生社会生活能力量表

本量表是为了了解儿童的各种生活能力而设计的，包括独立生活、运动、作业操作、交往、参加集体活动和自我管理六个方面，计134道题，答题时只需回答"是"与"否"。由于该量表具有简便、省时、效率高、可靠性强等特点，因此已成为评估我国儿童社会生活能力、智力低下诊断和分级的必备量表之一。

三、康复治疗与训练

智力低下的病因复杂，至今尚有不少病因未明，这给治疗带来了一定的困难。治疗的原则是"早期发现、早期诊断、查明原因、早期干预"。

(一) 病因治疗

智力低下的病儿大部分不能进行病因治疗，只有一部分遗传代谢性疾病，如苯丙酮尿症、半乳糖血症、先天性甲状腺功能减退症等可以做到早期发现、早期诊断、早期治疗。已经查明病因者，如慢性疾病、中毒、长期营养不良、听力及视力障碍等，应尽可能设法去除病因，使其智力部分或完全恢复。甲状腺功能低下、苯丙酮尿症等内分泌代谢异常患儿应早期诊断，早期采用甲状腺激素替代或苯丙酮尿症特殊饮食疗法，以改善其智力水平。

药物治疗：可用脑活素（脑蛋白水解物）、吡拉西坦（脑复康）、脑氨泰、增智胶囊等神经营养剂治疗；儿童常常有兴奋、冲动、自伤、伤人等行为异常，可采用适量抗精神病药物，如氯丙嗪、奋乃静、氟哌啶醇等控制异常行为。如伴有癫痫发作，应采用抗癫痫药治疗。

对于社会心理文化原因造成的智力低下，可以通过改变环境条件，让患者生活在友好和睦的家庭中，加强教养等方法使其智力康复训练取得良好的进步。

(二) 运动治疗与训练

智力低下的康复治疗以教育和训练为主，配合应用医学、社会、教育和职业训练等措施，按年龄大小和智力低下的严重程度对患者进行训练，使其达到尽可能高的智力水平。受核心障碍及伴随障碍的影响，智力低下儿童普遍存在感觉统合能力发展不足的问题，障碍程度越重感觉统合失调也越严重。因此，在其教育与训练中，感觉统合训练就成为常用的干预技术之一，并得到了广泛应用。

1. 训练目标

运动治疗的训练目标是促进患儿各种感觉能力的发展，提高感觉间及感觉与动作间的协调性和统整能力，确保儿童较好地进行日常生活活动，并为提升其生存质量奠定基础。同时，还应增强他们的认知、言语与感觉、动作间的统整力和协调性，提高其学习文化知识、掌握职业技能及适应社会的能力。

2. 训练内容

训练内容涉及感觉统合的各个领域，既有低位统合能力训练，也有高位统合能力训练。学龄前患儿以低位统合能力训练为重心，需在触觉功能、平衡觉功能、本体感觉功能及视、听觉功能等分领域训练的基础上，逐步增加各领域间的整合；学龄期患儿的训练须在低位统合能力训练的基础上，不断增加感觉间、感知觉与动作间、动作与认知言语间的整合，根据儿童的障碍程度选择适合言语及认知内容的难度和密度，使大脑皮层的认知、言语以及行为调控区域获得丰富的、整体的有意义刺激，促进脑功能的进一步发展。

3. 训练方法

智力低下儿童的感觉统合训练开展得越早越好，婴幼儿期即可进行训练。训练力求系统性并长期坚持，在其整个发育期均要进行足够强度、多领域的长期训练。训练形式应丰富多样，可避免训练疲劳的发生。因为智力低下儿童动作笨拙、协调性差，在训练中易出现摔倒、撞击器械及他人导致伤害等可能的事件，所以训练时需要近身防护或贴身保护，即使有一定训练经历的大龄儿童也不可掉以轻心。智力低下儿童易出现生理及心理疲劳，需注意调节训练节奏和变换训练方式。

（1）触觉训练：在感觉统合能力方面，不少智力低下的儿童存在触觉过敏或触觉迟钝现象，需要进行触觉功能训练。对于不存在触觉功能异常的患儿，触觉功能训练也是其他领域训练的辅助内容，而且对促进其认知、言语等能力的发展和心理健康水平有很好的作用，是智力低下儿童康复训练的基本内容。

触觉功能训练可借助感觉统合器械来实施，如在海洋球池的翻滚训练、粗面大笼球上的荡滚活动等；也可以不借助专门的器械来训练。在日常生活中，还可借助各种生活环境及相关资源来对儿童进行训练，如在家庭中做的各种翻滚、洗澡、搓背、柔物轻擦等，也可在社区公园通过溜滑梯、草坪游戏、玩沙游戏等方式来进行训练。触觉功能训练的基本思路是加强皮肤与各种刺激物的接触，目的是提高大脑统整处理触觉信息与在活动中获取的其他信息的能力，增加儿童各种感觉间的协调。

（2）前庭觉训练：许多智力低下儿童存在前庭功能异常、平衡能力较差、注意力不集中或集中时间较短等症状，需要进行前庭功能训练。

①平衡木训练：基本步法有前行、侧行和倒行，脚步移动方式有拖步、正常步和交叉步。其训练难度可通过闭眼/睁眼、行进速度变化、平衡木悬空高度变化、行走中完成其他肢体活动等方式来进行调整。

②蹦蹦床训练：训练体位有卧位、坐位、跪位和立位，以立位为主；基本方式有上下跳、左右来回跳、转体跳等。在具体训练中，蹦跳的方式又存在睁眼/闭眼、儿童间合作互动及完成其他操作等多种变化。

其他训练方法还包括球类训练、平衡台训练等，在日常生活中也可借助家里的卧具、小区道路两边的埂、游乐园的滑梯等进行训练。

（3）本体感觉训练：一些智力低下儿童伴有本体感觉功能失调，这制约了他们的运动能力，特别是精细动作技能的发展，导致其生活质量不高，并给其学习活动造成了负面影响。智力低下儿童的本体感觉能力训练是其感觉统合训练的基本内容之一，对提高其动作技能水平有重要意义。本体感觉训练需通过相对复杂的躯体运动活动来实现，可以在专业训练室内进行，也可以在日常活动中进行。儿童多运动、多完成多运动器官参与的复杂运动是提高其本体感觉能力的基本途径。

本体感觉训练可通过训练器械和徒手两种途径来实施，如借助球类、滚筒、平衡木、蹦蹦床等器械来进行训练，也可采用徒手训练如倒走、侧行、跨障碍物等。在日常生活中，也可采用跳皮筋、跳绳、踢毽子、打沙包、老鹰抓小鸡、丢手绢、游泳、骑车、轮滑、体操等各种运动来进行训练。

（三）作业疗法

根据患儿智力水平和社会适应能力的情况，结合患儿的兴趣爱好，制订适宜的作业疗法方案，以提高其日常生活活动能力。

（四）言语治疗

很多患儿合并存在言语障碍，因此言语治疗在智力低下儿童的康复中也占有重要地位。言语治疗主要包括以下几种。

（1）发音功能训练：包括舌功能训练、唇功能训练、构音肌群功能障碍训练等。

（2）语言理解能力训练：包括言语性理解能力训练与非言语性理解能力训练等。

（3）表达能力训练：包括言语性表达能力训练、认知训练、非言语性表达能力训练等。

（五）其他疗法

其他疗法还有心理治疗、针灸治疗等。

总之，智力低下儿童的康复应采取综合方法，并根据年龄和病情严重程度来选择。学龄前儿童应及早进行干预，干预越早效果越好。康复过程应遵循小儿正常发育的进程，在医生指导下制订训练计划，有目的、有步骤地进行训练、教育和治疗。训练的方式可以是家庭、集体或家庭和集体相结合。学龄期轻度和部分中度智力低下儿童应尽早接受特殊教育。中、重度及极重度儿童应以训练为主，最主要的是训练其基本生活能力。

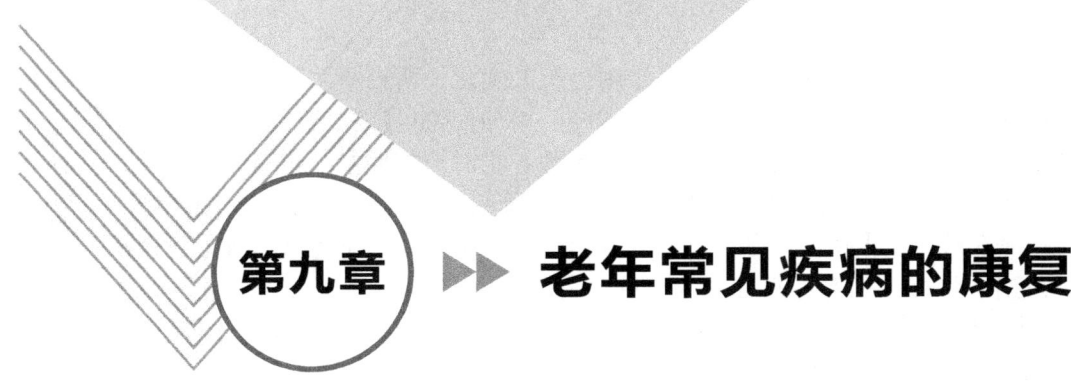

第九章 老年常见疾病的康复

第一节 老年脏器系统生理功能和代谢变化

一、概述

老年人年老体衰是正常的自然规律，随着衰老，身体内的各个器官系统的功能都在下降，生理功能和代谢也在发生着变化。在衰老的过程中，组织器官也会发生不同程度的改变。

从整体上来看，每种器官老化起止的时间不一致，老化的速度也不一致。组织器官重量下降的程度分别为肾脏18.0%、肝脏15.0%、心脏2.3%、脑12.8%、脾脏49.1%、肺脏6.6%、睾丸20.4%、甲状腺17.2%。生理功能下降最明显的是最大呼吸量和标准肾血浆流量，下降居中的是心脏指数、肾小球滤过率和肺活量等，下降幅度最小的是神经传导速度。

二、呼吸系统

人的肺脏在20岁以前，会经历一个发育成熟的过程。大部分人在10~12岁时肺泡数目达到顶峰，之后呼吸系统开始加速成熟。在随后的人生中，呼吸系统的生理功能随着增龄而逐渐下降。如果没有疾病的影响，一般情况下，呼吸系统是可以维持正常的气体交换活动。

随着增龄的变化，老年人的胸壁、气道、肺组织、呼吸肌等都会发生结构性变化，随之而来的通换气功能、防御功能、免疫功能都会发生变化。肺功能下降会导致血氧利用率降低，从而带来一系列的疾病，因此研究衰老时呼吸系统的改变很有必要。

（一）结构的变化

1. 胸壁的变化

随着年龄的增长，胸壁的顺应性是下降的。胸壁硬化的因素主要有肋骨及椎间关节的钙化及骨化、椎间隙狭窄等。对于老年人来说，骨质疏松是常见的多发病，长期的骨质疏松将会导致椎体的各种骨折。由于骨折的发生，原来的力学结构发生了改变，从而导致胸廓承受力不均，胸廓发生了变形。由骨折导致的脊柱侧凸，将会影响膈肌的收缩功能。同时，随着年龄的增加，胸膜的纤维组织开始增生，胸膜增厚，胸壁脏层和壁层可发生部分粘连。

2. 气道的变化

老年人的气管、支气管各层细胞萎缩，纤毛上皮细胞增生，有些甚至发生化生、萎缩。纤毛细胞转化为杯状细胞，黏液分泌增多，因此气道阻力增大。随着年龄的增长，上气道鼻黏膜出现萎缩、变薄，使上呼吸道加温湿化功能减退；上气道肌肉张力减退，舌后缩，软腭脱垂造成咽后壁解剖狭窄，因此老年人睡眠时容易出现打鼾和呼吸暂停的现象。因为气管和支气管有软骨环的支撑，形态变化不明显，但气管和支气管的黏膜易受损伤，导致老年气道反应性增高。小气道（直径 < 2 mm）由于无软骨的支撑，易受周围弹性组织影响和管腔内外压力变化的影响，容易发生阻塞和引流不畅。

3. 肺组织的变化

老年人的肺组织一直在发生退行性变化，主要是结缔组织的变化，研究显示肺组织的胶原和弹力蛋白的数量并没有随年龄发生变化。胶原由于分子间交互联结的增加变得更加稳定，弹力蛋白之间的交互连接发生改变导致老年人肺弹性回缩力发生下降，尤其在高肺容量时更加明显。也有研究表示，随着年龄的增大，肺的压力-容积曲线显示向左移位。此外，形态学研究显示50岁以上，呼吸性细支气管、肺泡管和肺泡周围的弹性纤维会发生扭曲和断裂，从而导致老年人肺泡管、肺泡囊、肺泡发生扩张。肺泡面积随着年龄增长而减小，30岁时肺泡总面积为70 m^2，而70岁时为60 m^2，下降速度为0.27 m^2/y。同时，小气道由于支撑结构的减少，易于塌陷。这种变化无结构的破坏，将其称之为"老年性肺气肿"。

4. 呼吸肌功能的变化

有研究表明老年人与青年人相比跨膈压下降，由于胸腔几何形态和胸壁顺应性的改变使老年人功能残气量增加，胸廓形态的改变和容量的改变可导致呼吸肌肉功能障碍；脊柱弯曲和胸廓前后径的增加会降低膈肌的收缩功能；呼吸肌力量的改变可能还与老年人营养缺乏有关。研究显示最大吸气压（MIP）和最大呼气压（MEP）与人体体重密切相关，营养不良组的呼吸肌力量和最大通气量与对照组比较明显降低。

呼吸肌需要足够的能量供给才能维持其正常功能，包括适当的血流、含氧量、碳水化合物和脂肪水平等，研究显示慢性心力衰竭的患者呼吸肌的能力下降，MIP和VO_2 max与体重明显相关。老年人呼吸肌功能降低尚受其他常见老年病如帕金森病、脑血管病的影响。

5. 肺血管的变化

随着年龄的增长，肺血管的弹性组织逐渐减少，纤维组织逐渐增生，物理特性发生了变化，失去了对牵拉的伸展性。40岁以后，几乎都有肺动脉粥样硬化（纤维化、肥厚、透明化），肺动脉压力增大。40岁以后，肺静脉内膜硬化，以胶原增生为主。

（二）功能的变化

1. 肺容量的变化

不同状态下肺所能容纳的气体量称为肺容积，随呼吸运动而变化。通常肺容积可分为潮气量、补吸气量、补呼气量和余气量，它们互不重叠，全部相加后等于肺总量。肺容积中两项或者两项以上的联合气体量称为肺容量。肺容量包括深吸气量、功能余气量、肺活量和肺总量。

随着增龄的变化，呼吸器官逐渐发生退行性变，在漫长的岁月里中又不断地经受了感染、大气污染等因子的损害，因此会出现肺泡及肺弹力纤维减少、胸廓顺应性降低、呼吸肌疲劳等情况，从而导致残气量的增加，比如从20岁到70岁可增加50%，与此同时，肺活量却下降到最佳值的75%。老年人椎间盘萎缩，胸廓前后径增大，肺泡弹力减退，呼吸肌退化变性、气道阻力增大等诸多因素，促使肺容积日益增大，肺气肿日益明显，目前已经得到研究证实。随着增龄，老年人的胸廓顺应性降低以及腹壁肌肌力降低，从而导致气体交换下降，肺活量下降。老年人残气量、功能残气量分别增加10%和50%。60岁人的残气量是30岁的200%。

2. 通气功能的变化

肺通气主要指的是肺与外界环境之间的气体通气过程受呼吸肌的收缩活动、肺和胸廓的弹性特征以及气道阻力等多种因素的影响。第1秒用力呼气量（FEV_1）和用力肺活量（FVC）在女性20岁、男性27岁时达到顶峰，此后就随着年龄的增加而逐渐减小，研究表明女性比男性下降的较慢，有气道高反应的患者下降得较快。25~39岁每年平均下降20 mL，65岁以上每年下降达38 mL，不吸烟的男性FEV_1每年递减30 mL，女性每年递减23 mL。不吸烟的男性FVC每年下降14~30 mL，女性每年下降15~24 mL。在通气功能基本正常的青年、中年和老年三组可以看到，VC、FVC、FEV_1的平均每年下降值及其占初值的百分数随着增龄有着渐增的趋势，表明它们随年龄的下降不是直线的。

3. 最大呼吸流速-容积曲线的变化

让受试者尽力吸气后，尽力尽快呼吸至余气量，同步记录呼出的气量和流速，即可绘制成最大呼吸流速随肺容积变化而变化的关系曲线，即最大呼吸流速-容积（maximal expiratory flow-volume，MEFV）

曲线，肺容积的变化常用肺容积所占的肺活量的百分比（%肺活量）表示。MEFV曲线的升支较陡，在肺容积较大的时候，呼吸流速随着呼吸肌用力程度的增加而增大，曲线很快达到峰值。MEFV曲线的降支较平坦，表示呼吸过程中不同肺容积时的最大呼气流速。一般正常人小气道阻力占总阻力的20%，依据等压点学说，在用力呼气初期，肺处于高肺容量时，等压点位于较大气道，该处有软骨支撑，不易受压，故用力越大，流速也越大，称为MEFV用力无关部分，约相当于75%肺活量以上；但在呼气75%肺活量以下时，等压点转移到了较小气道，该处无软骨组织，易受压迫而萎缩，故用力越大，流速越小，称为MEFV用力无关部分。当小气道受损害时，小气道阻力增加，等压点转移到更小的气道，此时的阻力相当于正常呼气后期肺容量阻力，其流速下降。由于老年人呼吸器官的老化衰退，肺及气道顺应性随年龄增长而下降，肺组织萎缩，弹性回缩力降低，小气道疾患早期及慢性阻塞性肺疾病均以末期流速下降为主，MEFV均随着年龄而下降。

4. 气道阻力的变化

当进行肺容积校正时，年龄对气道阻力并无明显的影响。

5. 呼吸肌力的变化

可通过无创性测量MIP和MEP来评价呼吸肌肉的力量。MIP男性大于80 cmH$_2$O或者女性大于70 cmH$_2$O，或经鼻吸气压（sniff nasal inspiratory pressure，SNIP）男性大于70 cmH$_2$O，女性大于60 cmH$_2$O可除外呼吸肌无力，研究显示随着年龄增加，MIP、MEP降低，营养状态（体重和体重指数）及四肢肌肉力量与MIP、MEP有相关性。

6. 动脉氧合和通气血流的变化

研究显示随着年龄增加，通气/血流比例失调增加，并引起动脉血氧分压的降低。有学者认为65岁以上动脉血氧分压（arterial partial pressure of oxygen，PaO$_2$）正常范围应该在80～85 mmHg。也有学者认为PaO$_2$ > 70 mmHg时，70岁以上的老年人即属于正常。

7. 弥散功能的变化

年龄增加导致通气血流比例失调增加，肺泡表面积减少，肺毛细血管减少，肺容量减少，引起弥散功能下降，40岁以后较为明显。男性每年的肺CO$_2$弥散量下降速度为0.2～0.32 mL/(min·mmHg)，女性为0.06～0.18 mL/(min·mmHg)。女性下降的速度较慢，可能与雌激素水平有关。

8. 通气-血流灌注比率失调

由于肺的微血管数量减少，弥散功能降低，功能残气量增加，吸入的氧在肺泡内过度稀释，使肺泡的氧分压降低，CO$_2$分压增高。由于肺组织的弹性减弱，小气道闭塞，肺下部残气过多，压力增高，上部气道通畅，保持负压，结果是通气时多在肺上部，而血流灌注一般都在肺下部。因此，老年人易患通气-血流灌注比率失调。

（三）调节的变化

呼吸运动是整个呼吸过程的基础，是呼吸肌的一种节律性舒缩活动，其节律起源于呼吸中枢。呼吸运动的深度和频率可随着体内外环境的改变而发生相应变化，以适应机体代谢的需要。如在运动时，代谢增强，呼吸运动加深加快，肺通气量增大，机体可摄取更多O$_2$，排出更多的CO$_2$。机体在完成其他某些功能活动（如说话、唱歌、吞咽等）时，呼吸运动也将受到相应调控，使其他功能活动得以实现。老年人中枢对高级感觉反应阈增高，识别能力差，但作为生命中枢的延髓发生老年变化最晚，70岁以后才对CO$_2$通气反应降低。

1. 静息状态

正常老年人静息状态下每分通气量与年轻人相似，但潮气量减少，呼吸频率增快。年龄增加会引起心血管和呼吸对低氧和高碳酸血症的通气反应下降。研究表明，与健康年轻人相比，老年人（64～73岁）对低氧的通气反应降低51%，对高碳酸血症的通气反应降低41%。一般认为随着年龄增加，老年人从周围化学感受器或中枢化学感受器整合信息的能力下降，产生适当神经冲动的能力下降，使胸壁和肺的机械收缩效能下降，对于附加阻力或弹力负荷的感知能力下降。文献报道老年人与年轻人相比，对乙酰胆碱引起的支气管收缩反应的能力下降。

对低氧和高碳酸血症的通气反应和支气管收缩反应降低说明老年人的自我防护能力减退。因此与年轻人相比，老年人更容易罹患呼吸系统疾病如肺炎、慢性阻塞性肺疾病和睡眠呼吸暂停等而发生低氧血症和高碳酸血症。

2. 活动状态

机体的静息氧耗量在 20～30 岁达到高峰，然后每十年以 9% 的速度下降。氧耗 = 心排出量 ×（动脉血氧含量 - 静脉血氧含量），老年人氧耗量下降的主要原因是最大心排出量下降和四肢肌肉组织的减少。

老年人静息状态下对高碳酸血症的反应能力下降，但运动状态时对 CO_2 的反应却强于年轻人。一项对 224 例 56～85 岁人群的研究显示，对于特定的 CO_2 产生量，通气反应（VE/VCO$_2$）随年龄而增加。这种反应与缺氧或代谢性酸中毒的增加无关，可能与老年人无效腔与潮气量比值（VDNT）的增加有关。因此，老年人对于一定的 VE 需要更高的氧耗量。

3. 睡眠状态

在中老年人群中，据估计睡眠呼吸暂停综合征女性发病率为 4%，男性为 9%，而反复上呼吸道阻塞的发病率在老年人中为 24%～75%。由睡眠引起的呼吸调节障碍可能与感知减退有关。老年人对上呼吸道阻塞的反应比年轻人明显下降。

三、循环系统

循环系统（circulation system）是一个相对封闭的管道系统，包括起主要作用的心血管系统（cardiovascular system）和起辅助作用的淋巴系统（lymphatic system），本节主要介绍心血管系统的变化。心血管系统由心脏、血管和存在于心腔与血管内的血液组成，血管部分又由动脉、毛细血管、静脉组成。在整个生命过程中，心脏不停地跳动着，推动血液在心血管系统内循环流动，称为血液循环（blood circulation）。血液循环的主要功能是完成体内的物质运输：运送细胞新陈代谢所需的 O_2 到全身，以及运送代谢产物和 CO_2 到排泄器官。随着增龄，循环系统在各个方面发生改变，从而使得机体生理功能减退，对外界的适应减低，这种改变又称为老年心血管系统老化或者老年心脏改变，对循环系统发生的变化进行研究将有助于解释与心脏有关的老年病。

（一）结构的变化

1. 心脏的变化

研究表明，80 岁左心室比 30 岁时增厚 25%，心肌细胞的肥大而导致心脏增大。随着年龄的增长，心肌细胞间胶原结缔组织增多，发生纤维化改变，使得衰老心肌缺乏顺应性。衰老心肌细胞肌浆网摄取能力下降，舒张期钙离子回摄入肌浆网的时间显著延长，导致心肌舒张能力降低，使得脂褐素沉积，淀粉样变，心肌的兴奋性、自律性、传导性均降低。心脏瓣膜呈退行性病变和钙化，窦房结 p 细胞减少，纤维增多，房室结和束支都有不同程度的纤维化，导致心脏障碍。

2. 心脏血管的变化

血管随着增龄，动脉内膜增厚，中层胶原纤维增加，造成大动脉扩张而屈曲，小动脉管腔变小，动脉粥样硬化，由于血管硬化，可扩张性小，易发生血压上升及体位性低血压。

（二）功能的变化

1. 心脏功能的变化

（1）心肌收缩功能：成年以后，心脏做功每年下降 0.5%，心脏收缩力随着增龄每年下降 0.1%。由于老年人心肌收缩能力减退，从而导致左室射血期时间延长，进而导致左室内压最大上升速率减慢。至于老年人心肌收缩力下降的原因，一般认为可能是由于衰老的心肌肌浆网摄取、释放 Ca^{2+} 的速度减退的原因。

（2）心输出量下降：心输出量随着年龄呈直线下降，与 20～30 岁青年相比，60～70 岁老人减少了 30%～40%，71～80 岁老人减少 40% 以上。老年人的心输出量，在一定范围内可以维持代偿作用，老年人最大的代偿能力是年轻人的 20%～30%。从静止到负荷高峰，射血分数与年龄成反比，多数老年人在运动时其射血分数是降低的。

生理学上，青年人主要通过升高心率和心肌收缩力来维持正常心输出量，而对于老年人来说，他们则主要通过 Frank-Starling 机制维持。虽然衰老人群的心脏收缩和舒张功能减退，但经过代偿机制的调节，健康的老年人静息和运动时心搏出量和心输出量并没有随着年龄的增加而出现降低，通常只有他们进行运动时，其最大运动能力出现降低，而舒张末期容量随着年龄的增加而增加。

（3）窦房结功能减退：由于窦房结的老化，老年人窦房结自律性降低，表现为最大心率和固有心率（交感和副交感神经封闭后的心率）随着增龄而降低，窦房结恢复的时间随增龄而延长。窦房结自律性降低，削弱了对心脏其他节律点的控制，因而易发生心律失常。

心律对运动的反应很迟钝，负荷增加使得最大心率达到 177 次/min，显著低于年轻人的 190 次/min。原因主要是传导系统的纤维化，肌纤维中儿茶酚胺受体减少，程度随着增龄显著增加。心电图中的改变是 QRS 波群，T 波随着增龄减低，p 波双向。

2. 心血管功能的变化

（1）大动脉弹性储备的能力下降：由于老年人的主动脉老化，其弹性储备作用降低，其静息血压随着年龄的增加而升高，收缩压升高较明显。研究表明，老年人进入老年以后，收缩压一直呈升高的趋势，到了 80~90 岁以后才趋于稳定，而对于舒张压，60 岁以后呈下降趋势，因此老年人的血压主要表现为收缩压升高，且脉压增大。

心脏收缩射血时，主动脉和大动脉被扩张，可容纳一部分血液，使得射血期动脉压不会升得过高。当进入舒张期以后，扩张的主动脉和大动脉依其弹性回缩，推动射血期多容纳的那部分血液流入外周，这一方面可将心室的间断射血转变为动脉内持续流动的血液，另一方面又可维持舒张期血压，使之不会过度降低。随着年龄的增长，大动脉和主动脉开始发生老化，随之而来的是弹性降低，延展性减退，大约在 20 岁以后，大动脉的延展率就将每增长 10 岁就下降 10%，因而老年人大动脉弹性贮备降低。因此，当心室射血时，主动脉不能相应地扩张，不能减缓左室传来的收缩压，从而造成动脉收缩压升高，而舒张压主动脉又无明显的弹性回缩，舒张压不升高，脉压增大，故老年人容易患单纯性高血压。

（2）体位性低血压：在机体内调节血压的机制有很多，而最为人所熟知的主动脉弓和颈动脉窦压力感受器调节的反射是瞬时调节。当血压降低时，压力感受器发动的冲动减少，抑制迷走神经，兴奋交感神经，从而增加心率，使动脉、静脉收缩，最终使得血压上升。老年人由于容易发生动脉粥样硬化，因此主动脉弓和颈动脉窦处的压力感受器敏感性降低，从而失去了瞬时、精细调节，这也是为什么老年人容易发生体位性低血压的原因。

（3）毛细血管的代谢率下降：随着年龄的增长，毛细血管基底膜增厚，外膜纤维化，从而导致毛细血管代谢率下降，毛细血管老化成了衰老的原因。毛细血管老化和功能性毛细血管数目减少的发生，使老年人易出现肌肉疲劳。

四、消化系统

消化系统的基础功能是消化食物和吸收营养物质，还能排泄某些代谢产物。人需要从外界摄入的物质有六大类，包括蛋白质、脂肪、糖类、维生素、无机盐和水，其中前三类是通常所说的营养物质，属于天然的大分子物质，不能被机体直接利用，需要通过消化后才能被吸收；后三类为小分子物质，不需要消化就可以被吸收。

胃肠道有很大的代偿储备功能，因此增龄对于胃肠道的影响较小。因此，临床上显著的胃肠道功能异常并不能完全归结于增龄。但研究衰老过程中消化系统的生理变化和代谢变化有助于了解和辅助治疗这些疾病。

（一）结构的变化

1. 牙齿的改变

口腔牙龈萎缩，齿根外露，齿槽管被吸收，牙齿松动，牙釉质丧失，牙易磨损，过敏。舌和咬肌萎缩，咀嚼无力，碎食不良，食欲下降，唾液腺分泌减少，加重下消化道负担。

2. 食管的变化

食管肌肉萎缩，收缩力减弱，食管颤动变小，食物通过时间延长。

3. 胃的变化

胃黏膜及腺细胞萎缩、退化，胃液分泌减少，造成胃黏膜的机械性损伤，黏液的碳酸氢盐屏障形成障碍，导致胃黏膜被胃酸和胃蛋白酶破坏，减低胃蛋白酶的消化作用和灭菌作用，促胰液素的释放降低，使胃黏膜糜烂、溃烂、出血、营养被夺，加之内因子分泌功能部分或者全部丧失，失去了吸收维生素 B_{12} 的能力，致巨幼细胞贫血和造血障碍。平滑肌的萎缩使胃蠕动减弱，排空延迟，这也是引发便秘的原因之一。

4. 肠的变化

小肠绒毛增宽而短，平滑肌层变薄，收缩蠕动无力，吸收功能差，小肠液分泌减少，各种消化酶的水平降低，导致小肠消化功能大大减退，结肠黏膜萎缩，肌层增厚，易产生憩室，肠蠕动缓慢无力，对水分的吸收无力，大肠充盈不足，不能引起扩张感觉等，造成便秘。

5. 肝、胆囊、胰腺的变化

肝细胞数目减少变性，结缔组织增加，易造成肝纤维化和硬化，肝功能减退，合成蛋白质的能力下降，肝解毒的能力下降，易引起药物性肝损伤。由于老年人的消化吸收能力差，易引起蛋白质等营养素缺乏，导致肝脂肪沉积。胆囊及胆管增厚、弹性减低，因含大量的胆固醇，易发生胆囊炎和胆石症。胰腺萎缩，胰液分泌减少，酶及活性下降，严重影响淀粉、蛋白、脂肪等消化、吸收。胰岛细胞变性，胰岛素分泌减少，对葡萄糖的糖耐量减退，增加了发生依赖胰岛素型糖尿病的风险。

（二）功能的变化

如感觉功能（味觉等）变化，分泌功能（唾液、胃液、胰液、肝脏、胆汁）变化，动力（如试管动力、胃肠道动力、括约肌张力等）变化，吸收功能变化，其他功能变化。

五、泌尿系统

许多研究表明，在人类 40 岁以后肾脏的各种功能开始下降。老年人肾的代偿能力较弱，不易耐受外在因素的影响，但在一般情况下还可以维持正常的肾功能，而当并发感染、免疫反应、应激、药物、中毒或者其他重要器官衰竭时，很容易出现肾脏损伤。下面重点研究泌尿系统衰老的改变，以此来了解老年泌尿系统的衰老发生机制。

（一）结构的变化

1. 肾脏的变化

肾重量减轻，间质纤维化增加，肾小球数量减少，且玻璃样变、硬化，基底膜增厚，肾小管细胞脂肪变性，弹性纤维增多，内膜增厚，透明变性，肾远端小管憩室数随着增龄而增加，可扩大形成肾囊肿。肾单位在 70 岁以后可以减少 1/3 ~ 1/2，并出现少尿。

2. 输尿管的变化

输尿管肌层变薄，支配肌肉活动的神经减少，输尿管收缩力降低，使泵入膀胱的尿液速度减慢，且易发生反流。

3. 膀胱的变化

膀胱肌肉萎缩，纤维组织增生，易发生憩室，膀胱缩小，容量减小，残余尿增多，75 岁以上老年人的余尿量可达到 100 mL。

（二）功能的变化

1. 肾功能的变化

尿素、肌酐清除率下降，肾血流量减少，肾浓缩、稀释功能降低。肾小球分泌与吸收随着增龄而下降，肾小管内压增加，从而减少有效滤过，使肾小球滤过率进一步下降。肾调节酸碱平衡能力下降，肾的内分泌能力减退。

2. 排尿功能的变化

随着增龄，膀胱括约肌萎缩，支配膀胱的自主神经系统功能障碍，致排尿反射减弱，缺乏随意控制能力，常出现尿频或者尿液延迟、尿失禁等。尿道肌萎缩，纤维组织增生变硬，括约肌变弱，尿流变慢，排尿无力，致较多残余尿、尿失禁。尿道腺体分泌减少，男性前列腺增生，前列腺液分泌减少，使尿道感染发生率增加。

第二节 老年心脏疾病

一、概述

（一）定义

心脏疾病是世界范围内严重威胁人类健康的疾病之一。我国已步入老龄化社会，人口老龄化将会伴随一系列心脏疾病的增加，如冠状动脉粥样硬化性心脏病（以下简称冠心病）、高血压性心脏病、瓣膜病、肺源性心脏病等，并且与多种危险因素及人口老龄化有关。其中动脉粥样硬化是缺血性心血管疾病的病理病生基础，也是老年人最常见的疾病之一，而心力衰竭是各种心脏疾病发展的最后阶段。因此，老年心脏疾病以及老年冠心病是我们面临的重要课题。

（二）老年人的心血管病理病生病化

随着年龄的增加，老年人的全身血管弹性及顺应性会逐渐降低，导致中心动脉的顺应性也随之降低。对于心脏收缩期射血所产生的脉冲波，老龄化血管的缓冲能力明显减弱，继而引起主动脉及中心动脉的血流速度增快，并使得心脏的后负荷明显增加。因此，老年人即使在没有严重冠状动脉粥样硬化病变的基础上，没有心肌耗氧增加的情况下，也会因心脏后负荷的升高而导致心肌缺血。由于老年人细胞正常凋亡的速度快于新生速度，使得心肌细胞数量逐渐减少、剩余细胞代偿性增大、成纤维细胞活性降低，使得心室顺应性降低，重塑能力下降，出现心功能障碍。老化的心脏会引起心脏传导系统纤维化，导致老年人运动后最大心率减慢。

其次，老年人细胞内液和总体液减少，脂肪组织增加、非脂肪组织减少，从而减少药物分布容积，加上心肌收缩无力，心血管灌注量减少，从而影响药物分布及疗效。

老年性心脏疾病不同于中青年心脏疾病，发病比较缓慢，症状不典型，甚至无症状，再加之老年人反应较差，常伴随有认知功能的下降，不能及时反馈出机体的不适，等发现时已是中晚期症状。其次老年性心脏疾病往往是多种病因合并存在，还时常以其他疾病的临床表现为主要症状，掩盖了心脏疾病的情况。这些都使得诊疗难度增加，且疾病预后变差。

（三）分型

1. 老年冠心病的分型

与非老年相同，分型如下。

（1）慢性心肌缺血综合征：稳定型心绞痛、隐匿性冠心病和慢性心功能不全。

（2）急性冠脉综合征：包括急性 ST 段抬高性心肌梗死、急性非 ST 段抬高性心肌梗死和不稳定型心绞痛。

2. 老年心力衰竭的分型

（1）收缩性心力衰竭：收缩性心力衰竭是指心室收缩功能障碍使心脏收缩期排空能力减退而导致心输出量减少，其特点是心室腔扩大、收缩末期容积增大和左室射血分数降低。

（2）舒张性心力衰竭：舒张性心力衰竭是指心肌松弛和（或）顺应性降低使心室舒张期充盈障碍而导致心输出量减少，其特点是心肌肥厚、心室腔大小和左室射血分数正常。

（四）流行病学

《中国心血管健康与疾病报告 2020》显示，我国心脑血管疾病现患人数为 3.3 亿，其中其中脑卒中 1 300 万，冠心病 1 139 万，肺原性心脏病 500 万，心力衰竭 890 万，心房颤动 487 万，风湿性心脏病 250 万，先天性心脏病 200 万，下肢动脉疾病 4 530 万，高血压 2.45 亿。2018 年中国心脏疾病死亡率居于首位，高于肿瘤及其他疾病。农村心脏疾病死亡率从 2009 年起超过并持续高于城市水平。2018 年农村心脏疾病死亡率为 128.24/10 万，城市心脏疾病死亡率为 120.18/10 万人。随着生活水平的提高、饮食结构和生活方式的变化，以及人口老龄化等原因，高血压、血脂异常、糖尿病的患病率及肥胖率持续攀升，导致了我国老年人心脏疾病的患病率及总体死亡率的持续升高。并且心脏疾病最终发展至心力衰竭的发病率也随年龄增长而增加，有研究表明，当机体步入老年后，年龄每增加 1 岁，心力衰竭的死亡率升高 2.8%。近年来随着诊疗水平的提高，我国带病生存人群数量增加，对于老年性心脏疾病（尤其是老年冠心病）的防治任务艰巨。

二、康复诊断与功能评定

（一）康复诊断

1. 诊断方法

通过询问患者病史、临床表现、体征、心肌损伤标志物、心电图、超声心动图、放射性核素、冠状动脉 CT、心脏磁共振、介入检查等明确老年心脏疾病的临床诊断。

（1）病史：询问患者是否出现胸部不适、胸闷、胸痛（包括部位、性质、诱因、时限、频率、服用硝酸甘油效果）、心悸；咳嗽、哮喘、气促、咳泡沫痰、呼吸困难、干咳，白天站立位或坐位时较轻，平卧或夜间卧床后加重，睡眠中突然胸闷憋气，垫高枕头或坐起感觉呼吸顺畅，喜右侧卧位，难以用呼吸道感染解释；恶心、呕吐、腹胀、腹痛；发绀、低血压、烦躁、神志迟钝、晕厥；发热、疲乏，不愿活动；白天尿量减少，夜尿增多，体重增加。

（2）体格检查。

①心脏体征：心脏浊音界可正常也可轻度至中度增大、心包摩擦音、心率、心律、肺动脉瓣区第二心音亢进及舒张期奔马律、三尖瓣关闭不全的反流性杂音、各种心律失常等。

②血压：起病前有高血压者，血压可降至正常，且可能不再恢复到起病前的水平。

③水肿：出现于身体最低垂部位，常为对称性可压陷性。

④颈静脉证：颈静脉波动增强、充盈、怒张，肝颈静脉反流阳性更有特征性。

⑤肝脏肿大：持续慢性右心衰竭可导致心源性肝硬化，晚期可出现黄疸、肝功能受损及大量腹水。

（3）实验室检查。

① 一般检查：急性心肌梗死起病 24～48 h 后，白细胞可增至 (10～20)×10^9/L，中性粒细胞增多，嗜酸性粒细胞减少或消失；红细胞沉降率增快；C 反应蛋白增高可持续 1～3 周。

②心肌坏死标记物：肌钙蛋白（cardiac troponin，cTn）为心肌梗死的特异性生物标记物，包括肌钙蛋白 T（cardiac troponin T，cTnT）和肌钙蛋白（cardiac troponin I，cTnI），cTnT 或 cTnI 起病 3～4 h 后升高，cTnI 于 11～24 h 达高峰，7～10 d 降至正常；cTnT 于 24～48 h 达高峰，10～14 d 降至正常。cTn 具有良好的临床敏感性和特异性，可重复性好，cTn 的出现和升高表明心肌出现坏死，cTn 水平升高程度和预后相关，其动态变化过程与心肌梗死发生的时间、梗死的范围、再灌注治疗等因素有关。老年人当临床症状和心电图不典型时 cTn 升高超过正常值的 3 倍，可考虑为非 ST 段抬高心肌梗死。

肌红蛋白在急性心肌梗死后出现最早，起病后 2 h 升高，12 h 内达到高峰，24～48 h 恢复正常，但其特异性差，临床常用来作为胸痛的筛查。

肌酸激酶同工酶（creatine kinase-MB，CK-MB）起病后 4 h 升高，16～24 h 内达到高峰，3～4 天恢复，其增高程度可反映梗死的范围，其高峰出现时间是否提前有助于判断溶栓治疗是否成功。

肌酸磷酸激酶、门冬氨酸氨基转移酶、乳酸脱氢酶在诊断心肌梗死的特异性低，目前不再推荐采用。

（4）心电图：心电图是发现和诊断心肌缺血的重要方法，ST 段压低提示心肌缺血；T 波可以高耸或倒置，T 波高耸提示高钾血症或心肌缺血；T 波倒置，可提示心肌缺血、心肌梗死、心肌肥厚等；ST 段抬高提示急性心肌损伤，持续性 ST 段抬高是透壁性心肌梗死后形成的心室壁瘤的征象。

急性心肌梗死特征性心电图改变表现为动态演变过程；病理性 Q 波宽而深；ST 段呈抬高，弓背向上行；T 波倒置，常宽而深，两肢对称。心电图可确定梗死部位及范围。

（5）超声心动图检查：超声心动图检查可观察心脏各腔室的大小，室壁厚度、室壁运动和左室收缩和舒张功能等，诊断室壁瘤、附壁血栓、瓣膜反流、心肌腱索断裂、心包积液等。心肌梗死患者超声心动图可有室壁变薄、室壁节段性运动异常等表现。

（6）心肌核素显像：心肌血流量、代谢与功能活动之间保持着密切的关系，核素心肌灌注检查是一种无创性、敏感、有效、安全的诊断冠心病的方法。通过负荷态和静息态心肌灌注断层显像比较，反映缺血的部位、病变范围和严重程度，准确诊断冠心病。

（7）冠状动脉 CT 造影检查：冠状动脉 CT 造影（CTA）通过无创的方法观察冠状动脉的解剖形态、分布走行、直径大小、内径改变以及冠脉壁的斑块。

（8）心脏核磁检查：心脏磁共振（cardiac magnetic resonance，CMR）显像技术近年来发展迅速，主要由于 CMR 的分辨率高，一次检查可完成心脏结构、功能、室壁运动、心肌灌注、冠状动脉显影及血流评估等多项内容，被称为心脏的"一站式"检查方法。对检测冠心患者心肌缺血状况、判断存活心肌和梗死心肌、急性冠脉综合征患者的危险分层和心功能的诊断有着不同的意义，并越来越多广泛地应用于临床。

（9）介入检查：冠心病的介入检查即冠状动脉造影检查，目前仍是识别冠脉狭窄情况的"金标准"，为患者选择冠心病治疗方法，如单纯药物治疗，或加以导管介入治疗或冠脉旁路移植术提供最可靠的依据。

2. 诊断标准

由于老年人临床症状不典型，合并疾病较多，需详细询问老年患者的病史，了解各种冠心病危险因素和合并的其他疾病，借助心电图、超声心动图、心肌核素显像、冠脉 CT 造影，或直接进行冠状动脉造影检查等辅助检查，进行综合分析判断。

（1）老年冠心病分为慢性心肌缺血综合征（包括稳定型心绞痛、隐匿性冠心病和缺血性心肌病）和急性冠脉综合征（包括急性 ST 段抬高性心肌梗死、急性非 ST 段抬高性心肌梗死和不稳定型心绞痛）。急性冠脉综合征为内科急症，老年人的症状不典型，且就诊较晚，预后较差。不稳定型心绞痛和非 ST 段抬高心肌梗死的症状和心绞痛类似，但程度更重，持续时间更长。

①根据心绞痛的严重程度及其对体力活动的影响，采用加拿大心血管学会分类方法将稳定型心绞痛分为 4 级。

Ⅰ级：日常体力活动不会引起心绞痛，如步行、上楼梯等，工作或娱乐中激烈、快速或长时间劳累可致心绞痛发作。

Ⅱ级：日常活动轻度受限，可诱发心绞痛情况包括爬坡，快步行走或上楼，饱餐、寒冷、迎风、情绪激动时或睡醒后很短时间内步行或上楼，一般情况下，常速平地步行超过 2 个街区，或在普通楼梯上 1 层楼以上时可诱发心绞痛。

Ⅲ级：日常体力活动明显受限，一般情况下，常速平地步行 1~2 个街区，或在普通楼梯上 1 层楼时可诱发心绞痛。

Ⅳ级：从事任何体力劳动均有不适症状出现，休息时亦有出现心绞痛表现。

②不稳定型冠心病严重程度分级（Braunwald 分级）。

严重程度：

Ⅰ级：严重的初发型或恶化型心绞痛，无静息痛。

Ⅱ级：亚急性静息型心绞痛就诊前一个月发生，但近 8h 内无发作。

Ⅲ级：急性静息型心绞痛，在 48h 内有发作。

临床环境：

A 级：继发性不稳定型心绞痛，在冠状动脉狭窄的基础上，存在加重心肌缺血的冠脉以外的诱发因素：a. 增加心肌耗氧的因素，甲状腺功能亢进或快速性减少冠脉血流的因素，如低血压；b. 血液携氧能力下降，如贫血和低氧血症。

B级：原发性不稳定型心绞痛，无引起或加重心绞痛发作的心脏以外的因素，是不稳定型心绞痛最常见类型。

C级：心肌梗死后心绞痛，发生于心肌梗死后2周内的不稳定型心绞痛。

③急性心肌梗死后的心功能分级多采用Killip分级方法：

Ⅰ级：无明显心功能损害证据。

Ⅱ级：轻、中度心功能不全，查体肺底可闻及啰音，范围小于50%肺野，或胸片有上肺淤血表现。

Ⅲ级：重度心功能不全（肺水肿），查体听诊啰音大于50%肺野。

Ⅳ级：合并心源性休克。

（2）老年人心力衰竭的早期诊断较困难，下列情况有助于老年人心力衰竭的早期诊断：轻微体力劳动即有胸闷、心慌、气短、乏力、不愿活动；干咳，以平卧和夜间时为著，白天站立位或坐位时较轻；喜右侧卧位，睡眠中突然胸闷憋气，高枕或坐起时呼吸顺畅，难以用呼吸道感染解释；夜尿增多，白天尿量减少，体重增加；休息时脉搏增加20次/min，呼吸增加5次/min；双肺底部细湿啰音，为移动性；颈静脉充盈，肝脏肿大；心电图出现V1导联P波终末向量阳性，ST-T动态改变，期前收缩增多；X线胸片提示双肺纹理增粗，心影增大或见到KerleyB线。

老年心力衰竭患者血浆脑钠肽（brain natriuretic peptide，BNP）、N端脑钠肽前体（N-terminal pro-brain natriuretic peptide，NT-proBNP）浓度明显高于非心力衰竭患者。收缩性心力衰竭特点是心室腔扩大、收缩末期容积增大和左室射血分数降低。舒张性心力衰竭的诊断标准：①充血性心力衰竭的症状或体征，包括劳力性呼吸困难、疲乏、肺部啰音、肝大、踝部水肿等；②正常和轻度异常的左室收缩功能：左心室射血分数（left ventricle ejectionfraction，LVEF）> 50%，同时左室舒张末期容积指数 ≤ 97 mL/m^{2}和左室收缩末期容积指数 ≤ 49 mL/m^2；③舒张功能不全，其中有创性检查测定指标包括左室舒张末压 > 16 mmHg，或平均肺小动脉楔压 > 12 mmHg，或左室舒张时间指数 > 48 ms，或左室僵硬度常数 > 0.27。非创伤性血流测定指标：①舒张早期二尖瓣流速与二尖瓣环间隔处心肌舒张速度比值E/E' > 15；②若 8 < E/E' < 15，则需要其他辅助诊断，包括超声测定指标：二尖瓣舒张早期与舒张晚期血流速度比值E/A < 0.5，或减速时间 > 280 ms，或左房容积指数 > 40 mL/m^2，或左室质量指数 > 122 g/m^2（女）或 > 149 g/m^2（男），或心房颤动，NT-proBNP > 220 pg/mL 或 BNP > 200 pg/mL。若NT-proBNP > 220 pg/mL 或 BNP > 200 pg/mL，合并E/E' > 8或超声测定相关指标异常，则提示左室松弛、充盈、舒张期扩张度或僵硬度异常。

（二）功能评定

1. 心电图运动试验

心电图运动试验是指通过逐步增加运动负荷，以心电图为主要测试手段，并通过实验前、中、后心电图和症状以及体征的反应来判断心肺功能的试验方式。

（1）适应证和禁忌证。

①适应证。凡是有下述需求辅助诊断冠心病、鉴定心律失常、鉴定呼吸困难或胸闷性质、判定冠状动脉病变严重程度及预后、判定心功能和体力活动能力程度、评定康复治疗效果、确定患者运动的安全性、制订运动处方、协助患者选择必要的临床治疗（如手术）等，同时病情稳定，无明显骨关节异常，无感染及活动性疾病，患者精神正常以及主观上愿意接受检查，并能主动配合者均为适应证。

②禁忌证。绝对禁忌证包括急性心肌梗死（7天内）；不稳定性心绞痛；未控制的心律失常，且引发症状或血流动力学障碍；心力衰竭失代偿期；Ⅲ度房室传导阻滞；急性非心源性疾病，如感染、肾功能衰竭、甲状腺功能亢进；运动系统功能障碍，影响测试进行；患者不能配合。相对禁忌证包括左主干狭窄或类似情况；重度狭窄性瓣膜病；电解质异常；心动过速或过缓；心房颤动且心室率未控制；未控制的高血压 [收缩压 > 160 mmHg 和（或）舒张压 > 100 mmHg]。

（2）运动负荷试验终止指征：达到目标心率；出现典型心绞痛；出现明显症状和体征：呼吸困难、

面色苍白、发绀、头晕、眼花、步态不稳、运动失调、缺血性跛行；随运动而增加的下肢不适感或疼痛；出现 ST 段水平型或下斜型下降 ≥ 0.15 mV 或损伤型 ST 段抬高 ≥ 2.0 mV；出现恶性或严重心律失常，如室性心动过速、心室颤动、Ron T 室性期前收缩、室上性心动过速、频发多源性室性期前收缩、心房颤动等；运动中收缩压不升或降低 > 10 mmHg；血压过高，收缩压 > 220 mmHg；运动引起室内传导阻滞；患者要求结束运动。

（3）心电图运动试验的方法。

①上肢心电图运动试验。采用手摇车运动，运动起始负荷 150 ~ 200（kg·m）/min 每级负荷增量 100 ~ 150（kg·m）/min，时间 3 ~ 6 min，适用于各种原因导致下肢功能障碍的患者，如有血管疾病、神经系统疾病、骨关节疾病等。

②下肢心电图试验。运动平板试验：本试验患者身体相对固定，运动负荷主要取决于平板的速度和坡度，能量消耗的增加是自动标准化的，最常用的是 Bruce 运动平板试验方案（表 9-1）。该方案容易实施，但对于身体状况较差的患者，其开始时的运动强度明显过高，因而不适用。于是便在此基础上降低了初始运动的强度，使之适合所有的心脏病患者，此即改良的 Bruce 运动平板试验方案（表 9-2）。另外，伴有心力衰竭患者更适合采用 Naughton 方案（表 9-3）。踏车运动试验：采用固定式功率自行车，有半卧位和座位两种方式，该方法可用于平衡功能不好和视觉功能不好的患者。运动负荷男性从 300（kg·m）/min 起始，每 3 min 增加 300（kg·m）/min；女性从 200（kg·m）/min 起始，每 3 min 增加 200（kg·m）/min。

表 9-1 Bruce 方案

时间/（3 min/阶段）	速度/mph	坡度/%	时间/（3 min/阶段）	速度/mph	坡度/%
00：00	1.7	10	12：00	5.0	18
03：00	2.5	12	15：00	5.5	20
06：00	3.4	14	18：00	6.0	22
09：00	4.2	16			

表 9-2 改良的 Bruce 方案

时间/（3 min/阶段）	速度/mph	坡度/%	时间/（3 min/阶段）	速度/mph	坡度/%
00：00	1.7	0	12：00	3.4	14
03：00	1.7	5	15：00	4.2	16
06：00	1.7	10	18：00	5.0	18
09：00	2.5	12			

表 9-3 Naughton 方案

时间/（3 min/阶段）	速度/mph	坡度/%	时间/（3 min/阶段）	速度/mph	坡度/%
00：00	1	0.0	08：00	2	10.5
02：00	2	0.0	10：00	2	14
04：00	2	3.5	12：00	2	17.5
06：00	2	7.0			

（4）心电图运动试验阳性评定标准：符合下列条件之一可评为阳性，运动诱发典型心绞痛；运动中及运动后（2 min 内出现）以 R 波为主的导联出现下垂型、水平型、缓慢上斜型（J 点后 0.08 s），ST 段下移 ≥ 0.1 mV，并持续 2 min 以上。若运动前有 ST 段下移，则在此基础上再增加上述数值。运动中收缩期血压下降（低于安静水平）。

2. 心肺运动试验

心肺运动试验是指在特定的运动负荷下对受试者的心肺功能进行联合测定和综合评估，通过监测机体在运动状态下的气体代谢指标及心电变化情况，可综合评价人体呼吸系统、心血管系统、血液系统、神经生理以及骨骼肌对同一运动应激的整体反应，全面客观地把握患者的运动反应、心肺功能储备和功能受损程度的检测方法。心肺运动试验可用于跟踪随访病情发展情况，监测康复治疗疗效，并可制订个性化的运动治疗方案，是唯一将心与肺偶联，在运动中同时对他们的储备功能进行评价的科学工具。

心肺运动测试系统由运动系统（踏车或平板）、心电负荷试验检测系统和气体代谢分析系统组成。

（1）适应证和禁忌证：同于心电图运动试验。

（2）运动负荷试验终止指征：同于心电图运动试验。

（3）心电图运动试验的方法：踏车运动和平板运动。

常用的平板运动方案有 Bruce 方案、Naughton 方案（同于心电图运动试验）。踏车运动方案采用分级递增运动方案（Ramp 方案，图 9-1），包括静息状态、热身运动、递增功率运动、运动后恢复四个阶段。静息状态时受试者静坐于踏车上 ≥ 3 min；热身运动阶段受试者以转速 60 r/min，无负荷踏车 ≥ 3 min；递增功率运动阶段以递增功率 10 ~ 50 W/min，转速 60 r/min，踏车至最大极限状态；运动后恢复期先以转速 10 ~ 20 r/min，无负荷踏车 30 s，之后静坐，该阶段 ≥ 5 min。

（静坐）	（蹬车）约 60 r/min	（蹬车）约 60 r/min	（蹬车 < 30 s 后静坐）前 30 s 10 ~ 20 r/min
		功率递增斜率由上而下分别代表正常人、轻度、中度和重度受限的病人	
静息状态 ≥ 3 min	热身运动 ≥ 3 min	逐渐递增功率至最大极限状态 10 ~ 50 W/min	运动后恢复期 ≥ 5 min

图 9-1 Ramp 方案

在心肺运动试验过程中，为了患者的安全，在其尚未达到症状限制前，若出现下列危险征象中的一种或多种时，可考虑提前终止运动：①头晕、眼花或眩晕等中枢神经系统症状；②运动中血压不升反降，下降超过基础静态血压 20 mmHg；③心电图出现病理性 Q 波，或严重心律失常，如多源频发的室性心律失常；④严重过高血压反应（如收缩压 > 300 mmHg）。

（4）心肺运动测试的重要参数。

①氧耗量 VO_2：反映机体运动负荷的指标，作为运动能力指标之一被广泛应用。氧耗量 = 每搏搏出量 × 心率 × 动静脉氧差 = 心搏出量 × 动静脉氧差。

②最大氧耗量（VO_2 max）、峰值氧耗量（peak oxygen uptake, peakVO_2）：VO_2 max 是指人体在极量运动时最大氧耗能力，它也代表人体供氧能力的极限水平，当运动负荷增加，VO_2 不再增加而形成平台。实际测试中，有的受试者不能维持功率继续增加而达到最大的运动状态，但没有平台出现，这种情况被称为 peakVO_2，通常以 peakVO_2 代替 VO_2 max。VO_2 max 与有氧运动能力关系（表 9-4）。

表 9-4 VO_2 max 与有氧运动能力关系

功能分级	VO_2 max	有氧运动能力
Ⅰ级	> 20 mL/(min·kg)	正常或轻度受损
Ⅱ级	16 ~ 20 mL/(min·kg)	轻度至中度受损
Ⅲ级	10 ~ 15 mL/(min·kg)	中度至重度受损
Ⅳ级	< 10 mL/(min·kg)	重度受损

③无氧代谢阈值（anaerobic threshold，AT）：运动负荷增加到一定程度后，组织对氧的需求超过循环所能提供的氧供量，组织必须通过无氧代谢提供更多的氧。有氧代谢与无氧代谢的临界点称为AT，也称为乳酸代谢阈值，正常值大于40% peakVO$_2$，一般在50%～65% peakVO$_2$，其值大小受长期有氧训练等个体因素的影响。相对peakVO$_2$而言，AT更能反映肌肉线粒体利用氧的能力。由于AT所代表的是亚极量运动负荷，不受患者主观因素影响，因此把AT和peakVO$_2$结合在一起判断患者的运动耐力。

④CO_2通气当量斜率（VE/VCO$_2$ slope）：VE/VCO$_2$是通气量（VE）与CO_2排出量（VCO$_2$）的比值，通气量是生理无效腔与肺泡通气量之和，VE/VCO$_2$常根据运动中所有数据由线性回归计算得出，以斜率VE/VCO$_2$ slope表示，表明肺换气效率。

⑤代谢当量（metabolic equivalents，METs）：METs是心脏康复中重要的指标，可用于各种活动定量及运动强度判断，1 MET=3.5 mL/（kg·min）。

⑥氧脉搏（oxygen pulse）：氧脉搏由VO$_2$除以同时间的心率，是一次心脏搏动摄入肺血液的氧量，等于每搏搏出量与动-静脉血氧含量差的乘积，单位：mL/beat。

⑦运动心率：运动时的心率变化，通常VO$_2$每增加3.5 mL/（kg·min）心率增加10次/min。心脏病患者的心率受服用β受体阻滞剂因素的影响，因此最大心率不是运动负荷的终极目标，当心率达到85%最大预测心率时可考虑停止运动试验。

⑧运动血压：收缩压一般随运动量增加而升高，舒张压增加不明显，VO$_2$每增加3.5 mL/（kg·min），血压增加10 mmHg；若血压随运动负荷增加反而下降，往往提示有严重的心功能障碍。

3. 超声心动图试验

运动超声心电图是在常规运动心电图试验的基础上加做超声心动图检查，可提供休息和运动时室壁运动异常的信息。运动超声心动图可在半卧位踏车上进行检查。运动后的超声心动图比静态超声心动图更能获得潜在的信息，提高检查的敏感性。为了减少运动的干扰，一般采取卧位踏车的方式，以保持超声探头在运动时稳定在胸壁上操作。

4. 6 min步行试验

6 min步行试验是一简单的运动功能检查，是测定在特定的时间内一定水平过程中受试者可步行的距离，主要用来评价机体的功能状态和治疗效果，作为一种生理储备指标，6 min步行试验可以预测死亡的危险性或者手术治疗的预后。其优点在于需用的设备少，结果重复性好，并且适用于不能进行平板或者功率自行车运动试验者或者严重虚弱者，而且结果与最大运动试验的耗氧量相关，与功能状况相关。通过6 min步行距离以估测心功能，若6 min步行距离＜150 m，表明为重度心功能不全；150～425 m为中度心功能不全；426～550 m为轻度心功能不全。

5. NYHA心功能临床分级（1928年美国纽约心脏病学会提出）

Ⅰ级：体力活动不受限，一般体力活动不引起疲劳、心悸、呼吸困难或心绞痛。

Ⅱ级：体力活动稍受限，休息时正常，但一般体力活动可引起疲劳、心悸、呼吸困难或心绞痛。

Ⅲ级：体力活动明显受限，休息时尚正常，但轻度体力活动可引起疲劳、心悸、呼吸困难或心绞痛。

Ⅳ级：不能从事任何体力活动，休息时仍有心力衰竭症状，任何体力活动均可使症状加重。

NYHA心功能分级和活动水平的关系，见表9-5。

表9-5 心功能分级和活动水平的关系

心功能分级	活动时代谢当量水平（MET）	心功能分级	活动时代谢当量水平（MET）
Ⅰ级	≥7	Ⅲ级	2～5
Ⅱ级	5～7	Ⅳ级	＜2

6. 行为类型评定

1974年Friedman和Rosenman提出了行为类分型评定，其特征如下。

（1）A类型：工作主动，有进取心和雄心，有强烈的时间紧迫感（同一时间总是想着做两件事），但往往缺乏耐心，易激惹，情绪易波动。此类型应激反应较强烈，因此需要将应急处理作为康复的基本内容。

（2）B类型：平易近人、耐心，充分利用业余时间放松自己，不受时间驱使，无过度竞争性。

7. 康复治疗危险程度评定

美国心脏学会制定了冠心病危险分层标准，对判断康复治疗的危险程度有指导意义。

8. 职业能力评定

通常以METs作为工作种类选择的客观标准。不同的工作种类对身体的要求不同，办公室人员体力消耗小，能量一般要求在3个METs以下；室外的体力工作，需要7～10个METs，不适合心功能较差的患者。恢复工作前可进行模拟工作环境试验，通过准确的功能和能力评估、训练，确定患者能够适应的工作环境和种类，保证顺利回归到工作岗位。

三、康复治疗

心血管疾病的康复是综合性心血管病管理的医疗模式，不是单纯的运动治疗，而是包括药物治疗、运动治疗、合理饮食、多重危险因素控制、心理教育和情绪管理。

（一）药物治疗

1. 冠心病药物治疗

（1）减轻症状、改善心肌缺血：主要包括β受体阻滞剂、硝酸酯类药物和钙拮抗剂。

①β受体阻滞剂：能够抑制心脏$β_1$肾上腺素能受体，减慢心率，降低血压，减弱心肌收缩，减少心肌耗氧，减少老年人心绞痛的发作率，增加运动耐量，同时降低心肌梗死后稳定性心绞痛患者的死亡率和再梗死风险。但无固定狭窄的冠状动脉痉挛造成的心肌缺血不宜使用β受体阻滞剂，应首选钙拮抗剂药物。

②硝酸酯类药物：为内皮依赖性血管扩张剂，能减少心肌耗氧，改善心肌灌注，缓解心绞痛症状。但硝酸酯类药物会反射性增加交感神经兴奋性，加快心率，因此常常联合钙拮抗剂和β受体阻滞剂治疗。由于硝酸酯类药物同时可以降低心脏前负荷，减少左室容量，对于严重主动脉瓣狭窄或肥厚型梗阻性心肌病引起的心绞痛不宜使用。

③钙拮抗剂：主要改善冠状动脉血流和减少心肌耗氧，缓解症状，是变异性心绞痛或以无固定狭窄的冠状动脉痉挛为主的心绞痛的首选。临床应用需注意，钙拮抗剂联合β受体阻滞剂时易发生传导阻滞和心肌收缩减弱明显，因此老年人需极其慎用。

（2）预防心肌梗死、改善预后：主要药物包括阿司匹林、氯吡格雷、他汀类、血管紧张素转化酶抑制剂（angiotensin converting enzyme inhibitor，ACEI）或血管紧张素Ⅱ受体拮抗剂（angiotensin Ⅱ receptor blockers，ARB）。

①阿司匹林：抑制环氧化酶（cyclooxygenase，COX）和血栓烷A2的合成，从而起到抗血小板聚集的作用。

②氯吡格雷：为P2Y12受体抑制剂，通过选择性不可逆地抑制血小板二磷酸腺苷（adenosine diphosphate，ADP）受体而阻断ADP依赖激活的血小板膜糖蛋白Ⅱb/Ⅲa复合物，从而减少ADP介导的血小板激活和聚集。它主要用于冠状动脉支架置入后及阿司匹林禁忌患者。

③他汀类：通过降低胆固醇和LDL-C水平，减少心血管事件。《中国成人血脂异常防治指南（2016年修订版）》中强调，人群血清胆固醇水平的升高将导致2010—2030年我国心血管病事件约增加920万，降低LDL-C水平，可显著减少冠心病的死亡率，并推荐老年患者同年轻患者一样接受他汀类药物治疗。

④ACEI或ARB：2016年中国专家共识中提到ACEI不仅仅是单纯的降压药，更能显著降低冠心病患者的死亡率和再发心血管事件的风险，是冠心病预防和治疗的重要药物之一。并强调：冠心病患者应用ACEI应遵循3R原则，即Right time（早期、全程和足量）、Right patient（所有冠心病患者只要可以耐受，ACEI均应使用）、Right drug（选择安全、依从性好的ACEI药物）。老年人，尤其是慢性心力衰竭患者，在使用ACEI时需注意电解质，避免高钾血症的情况。

2. 心力衰竭药物治疗

根据 2016 年欧洲心力衰竭诊疗指南中推荐。

（1）利尿剂：推荐所有具有容量负荷症状/体征的心力衰竭患者使用袢利尿剂，静脉使用时常规监测症状、尿量、肾功能和电解质。对于新发急性心力衰竭或未使用口服利尿剂的慢性失代偿心力衰竭患者，呋塞米起始推荐剂量为 20～40 mg 静脉使用。

（2）血管舒张药：血压高的心力衰竭患者可静脉使用血管舒张药物作为起始治疗。对于收缩压＞90 mmHg（且无症状性低血压）的老年人在静脉使用血管舒张药时需频繁监测症状和血压。

（3）正性肌力药物：常用药物多巴酚丁胺、多巴胺、左西孟旦和磷酸二酯酸Ⅲ抑制剂，以增加心输出量和血压，来改善外周灌注。

（4）血管升压药：对于心源性休克患者首选去甲肾上腺素。

（5）血栓栓塞预防药物：推荐使用低分子肝素减少深静脉血栓和肺栓塞风险。

（6）其他药物：地高辛和（或）β 受体阻滞剂作为心力衰竭伴房颤心室率控制的一线用药。酌情使用阿片类药物缓解重度呼吸困难急性心力衰竭患者呼吸困难和焦虑情绪。

（二）运动治疗

心血管疾病的康复治疗一般分为三个时期，即院内康复期、院外早期康复或门诊康复期以及院外长期康复期。

1. 第 1 期（院内康复期）

（1）康复治疗目标：缩短住院时间，促进日常生活及运动能力的恢复，增加患者自信心，减少心理痛苦，减少再住院；避免卧床带来的不利影响，如运动耐量减退、低血容量、血栓栓塞性并发症。

（2）适应证：患者生命体征平稳，无明显心绞痛，心肌损伤标志物水平没有进一步升高，无新发严重心律失常或心电图改变，无明显心力衰竭失代偿征兆。

（3）禁忌证：血压异常，严重心律失常，心源性休克，心力衰竭，不稳定型心绞痛，新近出现的心肌缺血改变，体温超过 38℃，急性心肌炎，心包炎，新近发生的血栓，糖尿病控制不良，手术切口异常，患者不配合康复治疗。

（4）康复治疗方法：患者生命体征稳定后、无并发症即可开始。治疗从小量开始逐渐增加，根据患者的自我感受，采取能够耐受的日常活动。康复运动内容包括：①床上活动，由肢体活动开始，活动顺序由远端到近端，由不抗阻力运动过渡到抗阻力运动；②呼吸训练，主要是腹式呼吸训练，呼气和吸气要均匀连贯；③坐位训练，先抬高床头进行有支托的坐位训练，逐渐进行独立坐位训练；④步行训练，从站立训练开始，无不适感后进行心电监护下床边步行训练，此时注意控制训练量；⑤顺利排便，保持大便通畅十分重要，要注意调整饮食结构，养成排便习惯，必要时使用通便剂；⑥上下阶梯，注意控制速度，保持呼吸平稳，无不适感。当患者可连续行走 200 m 无症状、无心电图异常可出院。

2. 第 2 期（院外早期康复或门诊康复期）

一般在出院后 1～6 个月进行，本期康复计划增加了每周 3～5 次、每次持续 30～90 min、心电和血压监护下的中等强度运动，包括有氧运动、阻抗运动及柔韧性训练等。

（1）康复治疗目标：完成康复治疗及教育计划，帮助患者掌握防病、治病知识；改善心功能，控制血压、心律失常等；提高运动能力及日常生活活动能力；改善心理状态；适应家庭及社会生活。

（2）心脏康复运动危险分层。

①冠心病患者运动的危险分层：综合冠心病患者既往史、本次发病情况、冠心病的危险因素、常规辅助检查（如心肌损伤标志物）、超声心动图、运动负荷试验以及心理评估等对患者进行评定及危险分层（表 9-6）。

②慢性心力衰竭患者运动的危险分层：慢性心力衰竭的心脏运动康复存在着一定的风险，在运动康复之前，首先根据心脏康复禁忌证排除标准进行筛选，对于符合标准的患者必须进行危险分层（表 9-7），以最小风险获得最大收益。

（3）心脏运动康复禁忌证：美国运动医学会规定的心脏运动康复禁忌证：不稳定型心绞痛；静息

时收缩压 > 200 mmHg 或静息时舒张压 > 110 mmHg，应逐个病例评估；体位性血压降低 > 20 mmHg，并伴随症状；严重主动脉狭窄（收缩压峰值梯度 > 50 mmHg，且对于中等体型的个体主动脉瓣口面积 < 0.75 cm²）；急性全身系统疾病或发热；未控制的房性或室性心律失常；未控制的室性心动过速（> 120 次/min）；失代偿的心力衰竭；Ⅲ度房室传导阻滞（未安装起搏器）；活动期的心包炎或心肌炎；近期栓塞史；血栓性静脉炎；静息时心电图表现 ST 段移位 > 2 mm；未控制的糖尿病（静息时血糖 > 400 mg/dL）；严重的体位改变性、导致禁止运动的问题；其他代谢问题，如急性甲状腺炎、低钾血症、高钾血症或血容量不足。

表 9-6 冠心病患者的危险分层

危险分层	低危	中危	高危
运动或恢复期症状及心电图改变	运动或恢复期无心绞痛症状或心电图缺血改变	中度运动（5.0 ~ 6.9 METs）或恢复期出现心绞痛症状或心电图缺血改变	低水平运动（< 5.0 METs）或恢复期出现心绞痛症状或心电图缺血改变
心律失常	低水平运动（< 5.0 METs）或恢复期出现心绞痛症状或心电图缺血改变	休息或运动时未出现复杂室性心律失常	休息或运动时出现复杂室性心律失常
再血管化后并发症	AMI 溶栓血管再通，PCI 或 CABG 后血管再通且无并发症	AMI、PCI 或 CABG 后无合并心源性休克或心力衰竭	AMI、PCI 或 CABG 后合并心源性休克或心力衰竭
心理障碍	无心理障碍（抑郁、焦虑等）	无严重心理障碍（抑郁、焦虑等）	严重心理障碍
左心室射血分数	> 50%	40% ~ 49%	< 40%
功能储备（METS）	≥ 7.0	5.0 ~ 7.0	≤ 5.0
血肌钙蛋白浓度	正常	正常	升高

注：低危指每一项都存在时为低危，高危指存在任何一项为高危。AMI：急性心肌梗死；PCI：经皮冠状动脉介入治疗；CAGB：冠状动脉旁路移植术。

表 9-7 美国心脏协会（AHA）危险分层标准

危险级别	NYHA	运动能力	临床特征	监管及 EKG 监测
A			外表健康	无须
B	Ⅰ、Ⅱ	≤ 6 METs	无充血性心力衰竭表现，静息状态无心肌缺血或心绞痛，运动实验 ≤ 6 METs 时 SBP 适度升高，静息或运动时出现阵发性或非阵发性心动过速，有自我调节运动能力	需在制订的运动阶段初期进行指导，6 ~ 12 人 EKG 和血压监测
C	≥ Ⅲ	≤ 6 METs	运动负荷 < 6 METs 时发生心绞痛或缺血性 ST 段压低，运动时 SBP 低于静息 SBP，运动时非持续性室速，有心脏骤停病史，有可能危及生命的情况	运动整个过程需要医疗监督指导和心电及血压监测，直到安全性建立
D	≥ Ⅲ	< 6 METs	失代偿心力衰竭，未控制的心律失常，可因运动而加剧病情	不推荐进行以增强适应为目的的活动，应重点恢复到 C 级或更高级

（4）康复治疗程序：经典的运动康复程序包括以下三个步骤。

①热身运动：多采用低水平有氧运动，持续 5 ~ 10 min。目的是放松和伸展肌肉，提高关节活动度和心血管的适应性，预防运动诱发的心脏不良事件及预防运动性损伤。

②训练阶段：包含有氧运动、阻抗运动、柔韧性运动等，总时间 30 ~ 90 min。其中，有氧运动是

基础，阻抗运动和柔韧性运动是补充。

a. 有氧运动：有氧运动形式包括步行、跑步、游泳、蹬车等。常用的确定运动强度的方法：心率储备法，临床上最常用，目标心率=（最大心率–静息心率）×运动强度%+静息心率；无氧阈法，无氧阈水平相当于最大摄氧量的60%左右，此水平的运动是冠心病患者最佳运动强度；目标心率法，在静息心率的基础上增加20~30次/min，体能差的增加20次/min，体能好的增加30次/min；自我感知劳累程度分级法：多采用Borg评分表（6~20分），通常建议患者在12~16分范围内运动。

b. 阻抗运动：主要增加心脏的压力负荷，从而增加心内膜下血流灌注，获得较好的心肌氧供需平衡。

c. 柔韧性运动：骨骼肌最佳功能需患者的关节活动维持在应有范围内，保持躯干上部和下部、颈部和臀部的灵活性和柔韧性尤其重要，柔韧性训练运动对老年人也很重要。训练原则应以缓慢、可控制的方式进行，并逐渐加大活动范围。

③放松运动：有利于运动系统的血液缓慢回到心脏，避免心脏负荷突然增加诱发心脏事件。放松方式为慢节奏有氧运动的延续或是柔韧性训练，根据患者病情轻重可持续5~10 min，病情越重放松运动的持续时间宜越长。

（5）安全监控：低危患者运动康复时无须医学监护，中危患者可间断进行医学监护，高危患者需严格进行连续医学监护。对于部分低、中危患者，可酌情使用心率表监护心率，同时应密切观察患者运动中表现。教会患者识别可能的危险信号。运动中有如下症状时，如胸痛，并有放射至臂部、耳部、颌部、背部的疼痛，头昏目眩，过度劳累，气短，出汗过多，恶心呕吐，脉搏不规则，应马上停止运动，停止运动上述症状仍持续，特别是停止运动5~6 min后，心率仍增加，应进一步观察和处理。

3. 第3期（院外长期康复期）

为心血管事件1年后的院外患者的康复治疗，本阶段部分患者已恢复到可重新工作和恢复日常活动。此期是第2期康复的延续，为减少心肌梗死或其他心血管疾病风险，强化生活方式改变，关键是维持已形成的健康生活方式和运动习惯。

（三）合理饮食

指导患者和家属养成健康饮食习惯，每天摄入蔬菜300~500 g，水果200~400 g，谷类250~400 g，鱼、禽、肉、蛋125~225 g（鱼虾类50~100 g，畜、禽肉50~75 g，蛋类25~50 g），相当于鲜奶300 g的奶类及奶制品和相当于干豆30~50 g的大豆及其制品。食用油<25 g，每日饮水量至少1200 mL；每天食盐摄入在5 g以内；每天钾盐>4.7 g。

（四）多重危险因素控制

彻底戒烟，并远离烟草环境，避免二手烟的危害，严格控制酒精摄入；控制体质量，使体重指数（body mass index，BMI）维持在18.5~23.9 kg/m^2；腰围控制在男性≤90 cm、女性≤85 cm；控制血压<130/80 mmHg；调节血脂；控制血糖，糖化血红蛋白≤7%。

（五）心理教育和情绪管理

评估患者的精神心理状态，了解患者对疾病的担忧、患者的生活环境、经济状况、社会支持，通过一对一方式或小组干预对患者进行健康教育和咨询；促进患者伴侣和家庭成员、朋友等参与患者的教育和咨询。轻度焦虑抑郁治疗以运动康复为主，对焦虑和抑郁症状明显者给予对症药物治疗，病情复杂或严重时应请精神科会诊或转诊治疗。

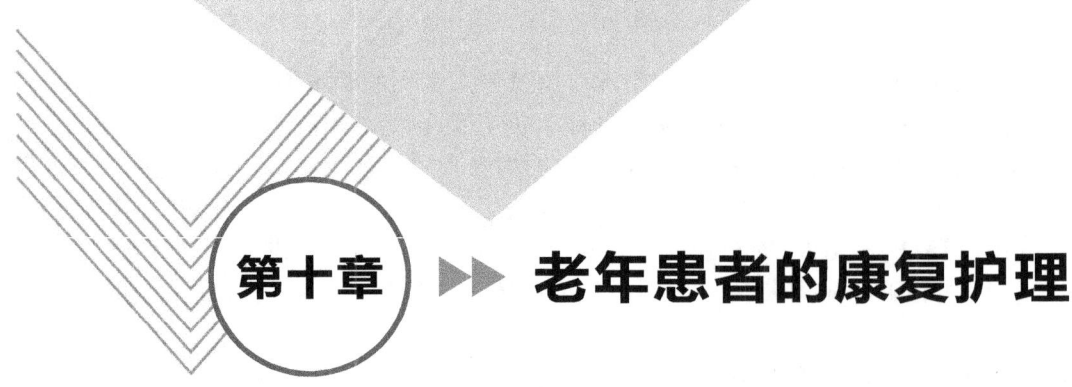

第十章 老年患者的康复护理

第一节 概述

康复护理学是随着康复医学的发展而兴起的。1997年，成立了中国康复护理学会。随后，康复护理逐渐在理论、知识、技能以及科研等方面取得了长足的发展。康复护理是在康复过程中，根据总的康复医疗计划，围绕全面康复目标，紧密配合康复医师进行完整的康复护理工作。良好的康复护理不仅可以延迟或恢复其自理能力的丧失，缓解慢性病痛，还可以节约医疗成本，减轻患者家庭的经济负担。老年人常患有多种慢性病，慢性病不仅会给老年人的身心健康带来严重的影响，还会使老年人的生活质量大大降低。因此，做好老年人的康复护理工作至关重要。老年康复护理的重点在于延缓或减轻生理功能的衰退，预防、减轻或逆转疾病造成的残疾，以提高健康水平和生活质量。

第二节 老年疾病的康复护理

本节主要讲述老年人常见的心肺系统疾病、神经系统疾病、消化系统疾病、内分泌系统疾病、骨骼肌肉系统疾病和其他系统疾病的内容，主要包括饮食护理、规律运动和康复功能训练等。

一、心肺系统疾病

（一）冠状动脉粥样硬化性心脏病

冠心病即冠状动脉粥样硬化性心脏病，是冠状动脉粥样硬化狭窄或阻塞，和（或）因冠状动脉功能性改变（痉挛）所致心肌缺血缺氧或坏死而引起的心脏病，是老年的常见病、多发病。目前在国际上将冠心病分为5个类型，分别为无症状心肌缺血、心绞痛、心肌梗死、缺血性心力衰竭和猝死。冠心病是一种严重威胁人类健康的慢性疾病，已成为多数发达国家和许多发展中国家成人的主要死亡原因，也是导致医疗费用快速增长的主要原因。本病病因尚未完全明确，目前认为是多种因素作用于不同环节所致，主要因素有年龄、性别、脂代谢异常、高血压、吸烟、糖尿病和心理社会因素等，其中血脂异常是冠心病最重要的危险因素。对冠心病的危险因素进行综合的生活方式干预防治可有效降低冠心病患者心脏事件的发生率，改善预后。

1. 合理膳食

饮食是冠心病综合性防治的重要组成部分。合理的营养可以有效地减轻心脏负担，促进其功能恢复。①节制饮食，少食多餐，不过饥过饱，不暴饮暴食，食物种类齐全，注意荤素搭配，营养素比例合理；②控制热量的摄入，限制糖类食品，少吃甜食和零食，食量与体力活动要平衡，以保持适宜体重；③低脂饮食：控制动物脂肪胆固醇的摄入量，尽量少吃动物内脏和肥肉，蛋黄每周不超过3个，食用豆油、花生油等植物油；④低盐饮食：供给食盐以6 g/d为宜；⑤多吃蔬菜、水果，以保持大便通畅；宜多选用奶类、鱼类、豆类、瘦肉、海产品等；⑥适量饮茶：茶叶中含有的儿茶酸有增强血管弹性、柔韧性和渗透性的作用，可预防血管硬化。茶叶中的茶碱和咖啡因能兴奋神经，促进血液循环，减轻疲劳和具有利尿作用。但常饮浓茶和咖啡可使心率加快，刺激心脏，有害健康。

2. 戒烟限酒

烟草中的尼古丁、一氧化碳可诱发和加重动脉粥样硬化的发生和发展，使冠状动脉痉挛。吸烟者冠心病的发病率是不吸烟者的 2～6 倍，吸烟者发生急性冠脉综合征后心源性死亡的风险明显高于不吸烟者，任何时候的戒烟都可使患者急性心血管事件或再发心血管事件的发生危险明显下降。因此要绝对戒烟。适量饮酒对人体有利，但饮酒过量对人体有害，可使正常人的 B 细胞胰岛素分泌功能受损、组织细胞对胰岛素的敏感性下降并产生胰岛素抵抗，引发糖耐量异常和空腹血糖受损。另外，酒的热量高，过量饮酒还可继发肥胖。建议酒量以每天 15 g 为限。

3. 规律运动

运动能增强心脏功能适应性，改善冠状动脉的弹性和供血能力，降低心脏病危险因素，提高人体血管调节能力等。根据心功能情况，选择合适的运动。可选择中、强度有氧运动（如慢跑、打太极拳、散步等），每次活动时间在 30～60 min 为宜，建议每周达到 3 h。

4. 心理调适

强烈持久的精神紧张是诱发冠心病的主要原因，5～10 年间重度抑郁患者心源性病死率比无抑郁者增加 82%，10 年以上增加 72%。

（二）慢性阻塞性肺疾病

慢性阻塞性肺疾病（COPD），是以气道阻塞进行性发展、气流受阻为特征，以反复咳嗽、咳痰、气促和呼吸困难为主要症状的慢性支气管炎和肺气肿，是老年人常见病、多发病。由于迁延不愈，反复发作，加重病情，甚至需进行气管插管或气管切开呼吸机辅助呼吸，给患者身心造成很大痛苦，并严重影响其生活质量。

1. 戒烟

吸烟是导致 COPD 发生的重要危险因素。香烟中有害物质长期刺激可造成黏膜下腺体的过度增生和杯状细胞增殖，周围气道的纤维化和结构重塑，使得气流阻塞不可逆转，是 COPD 的重要发病原因。戒烟可有效地减缓肺功能下降速度，延缓病情进展，改善肺通气功能和生活质量，还可改变疾病的预后。

2. 改善营养

COPD 患者常发生营养不良，同时伴有免疫功能低下。因此，进食高热量、高蛋白、高维生素饮食，保证食物的营养。少食多餐，少吃产气食品，防止产气影响膈肌运动。忌食海鲜类油腻食品。多食用豆腐、豆浆等豆制品，补充大豆蛋白或者动物肝脏、瘦肉等，这些食物能提供维生素 A、C 和钙质以及必需的微量元素，并促进呼吸道组织的修复，增强抵抗力。

3. 规律运动

教导患者做渐进式的运动，进行力所能及的体育锻炼，如散步、上下阶梯、保健体操、太极拳等，以改善症状及增加工作和运动忍受度，运动强度为不出现气短和气促为宜。

4. 有效呼吸

（1）腹式呼吸：①吸气时，将双手放在腹部的肋弓下缘，通过鼻吸入气体，并将腹部向外突出，顶住双手，吸气后屏气 1～2 s，以保持肺泡张开；②呼气时，双手在肋弓下方轻轻施加压力，同时用口慢慢呼出气体。

（2）缩唇式呼吸方法：患者用鼻吸气，然后通过缩唇（吹口哨口形）缓慢呼气，吸气 2 s，呼气 4～6 s（吸与呼时间比为 1∶2 或 1∶3），以增加气道阻力避免外周小气道提前陷闭。呼气时缩唇大小程度和呼气流量以能使距离口唇 15～20 cm 处的蜡烛火焰倾斜而不熄灭为适度，每次锻炼 15 min，逐渐增加锻炼时间，2 次/天。

5. 呼吸功能训练

老年 COPD 患者进行长期、有效、个体化的呼吸功能锻炼，可改善肺功能。呼吸操：患者站立，以缩唇呼吸配合肢体动作，第一节双手上举吸气，放下呼气，10~20次；第二节双手放于身体两侧，交替沿体侧上移（吸气）、下滑（呼气），10~20次；第三节双肘屈曲握拳，交替向外斜前方击拳，还原呼气，10~20次；第四节双腿交替抬起，屈膝90°，抬起吸气，放下呼气；第五节吹悬挂的小气球训练。在呼吸功能训练中，对于发生急性呼吸道感染、COPD急性发作期及其他原因不能接受康复训练的患者，暂停训练，待病情稳定后再进行训练，老年人易产生疲劳，应采用间歇式训练，每做一次运动后，要休息5~10 min，训练应因人而异，循序渐进。

6. 长期氧疗

流量1~2 L/min，每天吸氧时间至少15 h，长期氧疗可提高动脉血氧分压，减轻骨骼肌疲劳，延迟呼吸肌疲劳发生，使呼吸困难状况减轻，活动范围增加，运动耐力增强，生活质量提高。

（三）支气管哮喘

支气管哮喘是以气道高反应性及慢性非特异性炎性反应为主要特征的呼吸科常见病。遗传因素（家庭哮喘史、家庭过敏史）、免疫因素（食物、药物、接触物过敏史）、感染因素（细菌、病毒、原虫、寄生虫等）、食物（鱼、虾、蟹、蛋、牛奶等）、生活环境因素（冷空气或运动诱发）对哮喘发作起重要作用。其发病率在我国老年人群中已达到15%，且呈逐渐递增趋势，其发病季节主要在春秋季或冬季。老年支气管哮喘患者患病后症状更为严重，严重影响其生活质量及生命，对身体各项功能明显退化的老年患者而言护理有着重要的影响。

1. 保持环境整洁干净

环境幽雅、空气流通、病室温度宜保持在18~20℃，湿度宜保持在50%~60%。病室内禁止吸烟，宜湿式打扫，避免灰尘飞扬。注意保暖，防止受凉，预防感冒，注意检查室内一些可能诱发支气管哮喘的设备及用品，如粉尘、花粉、药物、油漆等。

2. 饮食护理

嘱咐患者按时按量进食，一般以清淡低热的软质食品为主。由于哮喘患者蛋白质消耗量大，要特别注意补充蛋白质，可多进食瘦肉、牛奶以及豆制品等，并搭配一些新鲜果蔬，以营养均衡、全面为宜。要注意少吃或不吃鱼、虾、腌制品和辛辣食品等；有烟酒史者治疗期间要严戒，并尽量多补充水分。

3. 排痰护理

鼓励患者进行有效咳痰。患者取坐位或站位，身稍前倾，深吸气，双手压腹，屏气3~5 s后连续咳嗽，咳出痰液，休息3 min后再继续咳痰。引导患者多喝水稀释痰液，使其容易咯出，定期帮助其翻身拍背。对自行排痰效果较差的患者可用体位引流、雾化吸入和吸痰器等。

4. 体位护理

避免因仰卧位所导致的气流受阻而引发哮喘、协助患者保持坐位或者半卧位使其更好地呼吸，对长期处于坐位或半卧位的患者应使用海绵垫避免疲劳和压疮。

5. 心理护理

哮喘是一种身心疾病。患者病情反复发作，久治不愈而感紧张、焦虑、忧愁，对哮喘的发生、发展、治疗均有不良的影响，因此进行心理疏导和教育，向患者及家属讲解有关哮喘的知识及用药情况，使患者具备一个良好的精神状态，看到希望，积极配合治疗。

二、神经系统疾病

（一）脑梗死

脑梗死是大脑动脉分支因动脉硬化闭塞或血栓形成而导致相应供血脑组织缺血、缺氧，是老年人群常见的脑血管疾病。脑梗死存活患者中每年有65%~82%遗留不同程度的功能障碍，20%~25%的患者生活不能自理，这是直接影响患者生活质量的主要因素。对患者施行及时有效的康复护理，能预防脑梗死患者并发症的发生，促进功能恢复，提高其现有功能和日常生活自理能力，为重返家庭和社会做准备。早期康复护理能预防患者失用综合征及二次损害，并对促进患者患侧功能改善具有重要意义。对于早期的概念，临床上尚未达成共识，目前普遍认为，只要患者生命体征稳定，神经系统症状不再进展，

48 h 后即可开展早期康复。因此，将发病后 3 天内开展的康复定义为早期康复较为恰当。

1. 保持良好体位

良肢位是防止或对抗痉挛姿势的出现、保护关节及早期诱发分离运动的一种治疗体位。脑梗死发病开始，应注意良肢位的摆放，防止痉挛姿势的出现对促进患肢的康复极为重要。

（1）卧位的体位护理：①仰卧位：头部摆正，肩胛骨下方垫一长软枕，防止肩胛带后撤下沉，患侧上肢伸展与躯干稍分开置于长枕上，手心向上，手指伸展，患侧臀部下垫一软枕，防止髋关节的外展、外旋；膝下垫毛巾卷防止膝关节过伸；小腿外侧垫一枕头，保持足尖向上；②健侧卧位：头转向健侧，患侧上肢向前伸展，置于胸前长枕头上，肘、腕关节及手指伸展；患侧下肢处于自然的屈曲位，置于长枕头上，注意要垫到足跟部位，预防足内翻，背后放置软枕支撑，以帮助维持侧卧位；健侧手及健侧下肢自由放置；③患侧卧位：头转向患侧，躯干稍往后倾斜，靠在枕头上，协助患侧肩向前，患侧上肢伸直与躯干成 90°，掌心向上，手指伸展，健侧上肢可自由放置，患侧下肢伸展，膝轻度屈曲，健侧下肢屈曲置于枕头上。

（2）坐位的体位护理：患者坐位时，患侧上肢肘关节保持伸展，腕关节背伸，手指伸展，支撑床面。如患侧上肢不能独立支撑时，可用健侧手稳住患侧手肘部，或者佩戴肘关节固定支具，以维持肘关节伸展位。双下肢平放在地板上，患侧髋部、膝部、踝关节尽量保持 90°，如果床太高，可在脚下放一个凳子。坐轮椅时，躯干应尽量靠近椅背，臀部尽量靠近轮椅的后方，患侧上肢放在身旁的枕头上，肘关节保持伸展，腕关节背伸，手指伸展。患侧髋部、膝部、踝关节尽量保持 90°，平放在轮椅的脚踏板上。

（3）站位训练或步行训练时的体位护理：辅助者站在患者的偏瘫侧，如果患侧上肢出现屈肌痉挛，协助保持患肢肘关节伸展位，腕关节背伸，手指伸展；或佩戴肘关节支具，以防止肘关节屈曲。如果是手痉挛的患者，可以佩戴手痉挛支具，抑制手指屈肌痉挛。

2. BrunnstromⅠ~Ⅲ期的肢体功能康复护理

其主要是利用联合反应或共同运动以达到治疗的目的，诱发和易化患者的联合反应和共同运动，让患者逐步学会随意控制共同运动。治疗过程中，注意控制痉挛和异常的运动模式，促进分离运动的出现。训练的重点：①做好良肢位的摆放。②翻身训练，指导患者学会向健侧翻身，向患侧翻身，翻身时使用 Bobath 握手，Bobath 握手方法是患侧拇指在健侧拇指之上，目的是使拇指外展，保持肘关节伸展，控制前臂内旋，四指交叉为防止手指屈曲挛缩。双手接触进行运动能增加本体感觉传入，达到易出作用。③加强桥式运动的训练。桥式运动包括双桥运动、单桥运动、动态桥式运动。桥式运动可以促进患者髋关节的伸展控制能力，有效地锻炼髋腰肌肌力，预防痉挛的发生，为站立步行做准备，对提高脑卒中偏瘫患者的肢体运动功能有明显疗效；桥式运动还可以促进脑梗死局部血流灌注，有助于改善脑梗死患者整体功能的恢复。④诱发和加强仰卧位的屈髋、屈膝、踝背屈的练习，以及从卧位到坐位、坐位平衡、坐位到站位、站位平衡的训练。

3. BrunnstromⅣ~Ⅴ期的肢体功能康复护理

诱发出更复杂的分离运动模式和多种运动模式组合的选择性运动原则，训练的重点是纠正共同运动和使运动从共同活动的模式中脱离出来。

（1）上肢的训练方法：①训练将患侧手背接触腰后部；②训练肩前屈 90°，使伸直的上肢前平举；③在伸肘的情况下，前臂做旋前、旋后的训练；④肩外展 90° 时，肘伸直，在此基础上加上前臂做旋前、旋后训练；⑤巩固肩部功能的训练。

（2）下肢的训练方法：①坐位屈膝 90° 时，将脚向后滑行以及足跟接地时足背屈，注意不能出现足内翻；②立位伸髋下屈膝的训练以及立位伸膝时患侧足背屈的训练，注意不能出现足内翻。

4. BrunnstromⅥ期的肢体功能康复护理

其主要进行改善手功能和改善步态的训练，上下楼梯训练，着重于精细动作和协调性，以及灵巧性的训练。

5. 吞咽功能训练

吞咽障碍是脑梗死的常见症状，轻者进食时易发生误吸、呛咳，影响营养的摄入；重者导致营养不良、吸入性肺炎，甚至窒息死亡。吞咽障碍患者，早期采取康复护理及恰当的功能训练，有效率可达80%以上。早期康复训练包括咽部冰刺激与空吞咽，用冰冷棉棒轻轻刺激患者软腭、舌根及咽后壁，改善患者的本体感觉，指导患者做空吞咽训练，反复训练易诱发及强化吞咽反射，以达到吞咽有力的目的。摄食训练时应取半卧位、床头抬高30°，或取坐位（病情稳定者），食物应有适当的黏性，不易松散。

（1）舌、下颌训练：让患者练习张口、闭唇、鼓腮、伸缩舌等，以改善口面肌肉运动。患者不能做到时可进行被动或辅助运动，使其能充分张口摄食，闭口咀嚼运动。10 min/次，3次/天。

（2）冰刺激方法：用冰缠棉棍刺激软腭、腭弓、咽后壁及舌后部等部位，提高软腭及咽部的敏感度。诱发吞咽反射；用冰块刺激面颊及下颌部位，促使下颌关节闭合，增加咀嚼肌收缩力。5 min/次，1~2次/天。

（3）门德尔松手法：对喉部可以上抬的患者，让其空吞咽并保持上抬位置，吞咽时让患者舌抵硬腭，屏住呼吸并保持数秒。对喉部无力上抬的患者，可按摩颈部，上推喉部，以促进吞咽。3~5 min/次，2次/天。

（4）呼吸控制训练：先让患者颈肩部肌肉放松，练习以鼻吸气，以口呼气，于呼气末以手按压其腹部给予辅助；并练习屏气，使进食吞咽时呼吸与吞咽运动相互配合。5 min/次，3次/天。

（5）咳嗽及发音训练：让患者反复练习咳嗽，促进喉部闭锁，用力张口，并尽可能延长时间发"ao"音，以强化声门闭锁，增强呼吸肌的控制能力。3 min/次，3次/天。

（6）直接训练法：对于有一定吞咽功能的患者，通过改善食物形态、味道及进食体位，进行直接吞咽训练，并指导家属掌握技巧，每日多次进食，5~6次/天。

6. 言语障碍的康复训练

脑卒中后约有30%的患者会出现不同症状和程度的失语，其中运动性失语较为常见。采取循序渐进的方法，进行语言指导，与日常生活相结合，从简单的字母、音节、图形来指导患者进行练习，反复认读，巩固效果，进而强化应答能力。

7. 日常生活活动能力训练

针对性训练穿衣动作、饮食动作、上下床动作、大小便自理等日常生活能力。生活基本技能的训练应贯穿于整个康复治疗护理过程中，随时指导患者进行基本技能训练及自理活动训练，促进早日康复。对于肢体功能较差又难以恢复的患者，可通过日常生活活动的代偿性训练，使其掌握一定的方法和技巧，最大限度地提高生活自理水平。

（二）帕金森病

帕金森病是临床上常见的一种神经退行性疾病，病因至今尚不完全清楚，主要病理改变为黑质-纹状体多巴胺神经元进行性变性，引起运动功能紊乱。65岁以上老年人的发病率为1.7%，患者多伴有静止性震颤、肌肉僵直及运动减少等症状。帕金森病患者同时存在认知障碍，主要表现为语言障碍、视空间障碍、记忆障碍等。

帕金森病初发时，约有70%的患者出现震颤，接着出现步行障碍、肌肉僵直、运动迟缓等。病症进展程度分类以Hoehn-Yahr分级比较著名（表10-1）。病情进展速度根据病例情况各有不同，发展至阶段1约需3年，阶段2约需6年，阶段3约需7年，阶段4约需9年。但随着药物治疗和康复治疗的普及，该病的自然经过有了一定的改善。

仅一侧出现症状，障碍轻微或无两侧出现症状，有姿势变化，无姿势反应障碍，工作少部分受限制，有姿势反应障碍，尽管有少部分日常生活活动受限，但仍可独立丧失劳动能力，勉强可以步行，日常生活活动需部分辅助。

表 10-1 Hoehn-Yahr 分级

分级	表现
阶段 1	仅一侧出现症状，障碍轻微或无
阶段 2	两侧出现症状，有姿势变化，无姿势反应障碍，工作少部分受限制
阶段 3	有姿势反应障碍，尽管有少部分日常生活活动受限，但仍可独立
阶段 4	丧失劳动能力，勉强可以步行，日常生活活动需部分辅助
阶段 5	无帮助情况下处于长期卧床或轮椅状态，日常生活活动需全部辅助

1. 运动疗法

运动疗法目的是把二次并发症限制在最小限度，维持活动能力，延缓进行中的 ADL 障碍，具体为：①预防变形挛缩；②预防失用性肌萎缩；③改善运动的速度、移动性和协调性；④促进日常生活活动能力。

（1）阶段 1～2。

此期的训练目标为：①尽可能促使患者主动完成自身的活动以及 ADL；②针对运动范围减少及前倾前屈等异常姿势，主要指导患者进行躯干伸展运动，防止屈曲挛缩；③指导患者尽可能不减少每日的活动量。此阶段的训练内容主要为关节活动范围及肌肉牵张训练（以被动运动为主，进行俯卧位保持，利用墙壁、肋木、站立台、体操棒等）、肌力增强训练（强化躯干及四肢的伸展肌）、姿势矫正训练（利用镜子等）、基本动作训练、平衡训练、起立、步行训练、ADL 训练、呼吸训练。

（2）阶段 3～4。

此期的训练目标为：①针对失用综合征（关节挛缩、肌力低下等），实施积极的训练，尽最大可能维持 ADL；②对步行障碍、平衡功能障碍、少动等，利用视觉刺激、听觉刺激等积极地训练改善；③为防止摔倒，确保安全，应对环境实施改造。此阶段的训练内容主要在阶段 1～2 的训练内容中重点训练：关节活动范围及肌肉牵张训练（被动运动为主）、姿势矫正训练、平衡训练、ADL 训练、起立、步行训练。

（3）阶段 5。

此期的训练目标为：①防止由于卧床而引起的二次并发症（压疮等）；②努力维持残存的 ADL（进食等）；③努力减轻家属的借助量。此阶段的训练内容为关节活动范围训练（以被动运动为主）、ADL 训练、呼吸训练。

2. 作业治疗

针对患者肌力低下、上肢功能障碍、姿势调节障碍等问题选择患者感兴趣的项目。增加患者关节活动范围，改善手的功能，提高日常生活活动能力。将训练精细动作和增加肌力的大动作结合起来，如利用捏橡皮泥、编织、系绳带、把螺栓和螺帽组合后再分开、推磨及投标、使用打字机和电脑键盘等作业训练手的功能和增加关节活动范围。训练患者穿衣裤、扣纽扣、穿鞋袜、洗脸、漱口、梳头、进食、写字、上厕所，也可让患者承担一些家务劳动，促进患者手灵活性和协调性的恢复，提高生活活动能力。

3. 认知功能训练

（1）提高记忆力的训练：①视觉记忆的训练：旋转 3～5 张日常生活用品的图片，让患者看 5～10 s，要求患者记住。然后将图片撤走，让患者说出或写下所看到的物品名称。反复数次，直至成功，再增加图片数量及行数，逐渐增加训练难度。②地图作业训练法：在患者面前旋转一张有街道和建筑物但没有文字标记的城市地图，告诉患者先由治疗师手指处出发，沿其中某一街道行走至某处停住，要求患者将手放置在治疗师的手指停止处，从该处找回出发点，反复训练 10 次。连续 2 次无误，再增加难度，如延长路线、增加转弯等。③彩色积木排列训练法：用边长为 2.5 cm 不同颜色的积木块，以每 3 s 一块的速度向患者出示，出示完毕，让患者按治疗师出示的顺序出示木块，反复训练 10 次。连续 2 日无错误或 10 次均正确时，可加大难度进行，如增加木块数目或缩短出示时间等。

（2）智力障碍康复治疗：智力包括了分析推理、综合、比较、抽象、概括等多个方面。这些过程往往在人类解决问题时从思维过程中表现出来。因此，训练解决问题的能力也就训练了抽象逻辑思维能力。①训练获取信息的能力：可取当地当日的报纸，根据报纸的内容进行训练。如治疗师提出问题，要求患者寻找并给予回答。比如，询问报纸名称，头版头条信息，报纸的日期、体育、商业、经济信息，更具体地询问两队的比分，广告宣传的电影的内容等。还可以假设某一条件，购买某一物品，从广告中寻找相似条件的物品等；②排列数字：先给患者几张带数字的卡片，让其按从小到大的顺序排列好。然后，再每次给一个数字，让他根据数字的大小插入已排列好的数字序列中。同时，还可询问数字间有何联系，如奇数、偶数、倍数等；③分类：如列出30种物品名单，并询问他属于哪类物品，如食品、家具、衣服，让其分类，有困难者可给予帮助。成功后可安排更细的分类，如食品可再分为植物、肉、奶制品等。还可给予一些成对的词，让患者说出这一对词（物品）的共性；④预算：给患者设计一个6~12个月的家庭的开支账目，问患者哪一月哪一账目支出最高，各项开支一年的总支出是多少，每年的各分项支出是多少。还可以再分类预算，如每月需多少钱、每周需多少钱。

三、消化系统疾病

（一）消化性溃疡

消化性溃疡是一种常见的慢性全身性疾病，生活中各种因素，如幽门螺杆菌的感染、药物作用、生物遗传因素及社会、心理因素等，都能诱发及促进病情发展，因发生的部位不同可以分为胃溃疡和十二指肠溃疡。老年人消化性溃疡的发病率随年龄递增而增加。国内统计：65岁以上胃溃疡发病率为5.2%，70岁以上增至8.5%。

1. 临床特点

（1）胃溃疡多于十二指肠溃疡：老年人常伴有动脉粥样硬化，胃黏膜下小动脉壁增厚，动脉腔变细，局部血流供应减少，从而导致胃黏膜萎缩变薄，固有层细胞和腺体减少。十二指肠液、碳酸氢盐分泌减少，胃排空液体延缓，使胃黏膜屏障保护作用降低是发生溃疡的主要原因。统计资料表明：胃溃疡多发生于60~80岁老年患者，老年人胃溃疡占60.1%，十二指肠溃疡占32.2%，复合性溃疡占7.7%，胃、十二指肠溃疡之比为2∶1，胃溃疡中男女之比为3∶1。

（2）NSAIDs溃疡发病率高：年龄>60岁是NSAIDs溃疡的高危因素。老年人常伴心脑血管疾病、骨关节病等，需长期服用非甾体抗炎药（nonsteroidal anti-inflammatory drugs，NSAIDs），容易产生严重的胃肠黏膜损伤，导致NSAIDs溃疡或使溃疡病加重，其中胃溃疡发生率为12%~13%，十二指肠溃疡发生率为2%~19%。而且，NSAIDs使溃疡并发症（出血、穿孔等）发生的危险性增加4~6倍。

（3）溃疡部位变迁和巨型溃疡：中青年人溃疡多见于十二指肠、胃窦和胃小弯，老年人胃溃疡常位于胃的近端，即胃体上部、胃底部。这和随年龄增长，胃体窦交界带上移有关。因此，梗阻在老年消化性溃疡不多见，如出现梗阻应考虑胃癌的可能。老年人中复合性溃疡发生率较高，占消化性溃疡的9.09%。巨型溃疡指胃溃疡直径≥3.0 cm，十二指肠溃疡直径≥2.0 cm。老年人巨型溃疡较多见，特别是70岁以上的患者，多位于后壁，与NSAIDs摄入有关，需与溃疡型胃癌相鉴别。

（4）症状不典型：老年消化性溃疡的症状常不典型，典型胃痛仅占39%，即使有疼痛也已失去正常的节律。老年人胃痛常放射至背部（穿透至胰腺）、左腰侧、脐周，甚至胸部、剑突上方，高位溃疡或合并反流性食管炎的患者可表现为胸骨后痛，酷似不典型心绞痛。

（5）并发症较多而重：老年消化性溃疡并发大出血者占20%~40%，慢性出血而黑便不为患者注意时，容易延误诊断。并发穿孔者占16%~28%，老年人溃疡穿孔的临床表现和体征常不明显，仅为腹部轻中度压痛，肌紧张，这与年轻人穿孔时剧烈腹痛及板状腹不同。

2. 康复护理

（1）稳定情绪：保持乐观情绪，注意劳逸结合长期精神紧张、焦虑或情绪波动的人易患消化性溃疡，因为在应激状态下，胃的分泌和蠕动增强，导致胃酸分泌增加、胃排空加快。同时交感神经的兴奋使胃、十二指肠血管收缩，胃黏膜的血流量下降，防御功能有所下降。

（2）合理安排膳食：老年人应进食时要细嚼慢咽，有规律的进食，并少量多餐，以免胃窦部过度扩张而刺激胃酸分泌。应以低脂肪食物为主，低脂肪食物可避免刺激胆囊收缩素的分泌和由其而引起的胃排空减慢。禁忌刺激性食物，以减少胃酸分泌，如酒类、咖啡，酸辣、油煎食物及豆类等产气食物。不宜进食不易消化的食物，如粗纤维多的蔬菜水果葱头、韭菜、芹菜等。以少渣软食或粥为宜，如蒸鸡蛋、稀饭、烂饭、面包、馒头、面条等。

（3）杜绝烟酒刺激：老年人吸烟饮酒的比例较高。吸烟可增强胃酸分泌，延缓胃排空，烟中尼古丁降低食管下段幽门括约肌的功能，导致胆汁反流，抑制胰腺分泌碳酸氢盐，影响前列腺素、上皮生长因子合成，引发消化性溃疡。酒精可以破坏胃黏膜的防御功能，大量摄入酒精会起胃黏膜的损伤。

（4）避免使用对胃黏膜有损害的药物：老年人多患有心脑血管等多种疾病，需长期服药，但有些药物可能引起溃疡病的发生，应该避免，如 NSAIDs 长期应用，患者可能出现胃黏膜糜烂，发生溃疡。长期摄入 NSAIDs 会削弱胃黏膜的保护功能而诱发消化性溃疡，增加溃疡复发率、出血穿孔率。故老年患者如需服用某些治疗其他系统疾病的药物时，应考虑药物是否对胃黏膜有损害作用，如有损害作用则改服其他无损害的有效药物，或在饭后及服用胃黏膜保护剂后再服用。

3. 并发症的康复护理

老年患者机体器官功能的老化，又多合并高血压、冠心病等慢性器质性病变，血管脆性增加，易发生溃疡出血、穿孔、幽门梗阻，甚至癌变。

（1）溃疡出血：是消化性溃疡最常见并发症，60 岁以上患者并发出血可达 50% 以上，且时间长，难愈合，易反复，预后凶险，病死率高。十二指肠球部溃疡较胃溃疡易发生出血，常发生在病情活动或恶化时，与感染、用药不当、饮食失调、精神紧张、过度劳累密切相关。溃疡出血的临床表现取决于出血的速度和量的多少，轻者只表现为黑便，重者可出现呕血以及失血过多所致循环衰竭的临床表现，严重者可发生休克。应及时发现出血征兆，尽快采取相应措施。

（2）穿孔：是消化性溃疡最严重的并发症，老年患者因机体反应差，多无典型症状和体征，易发生感染性休克，并发多器官功能衰竭而导致死亡。因此，当患者出现不明原因的腹痛时，除详细询问病史和仔细的体格检查外，还要做腹腔穿刺，必要时积极进行手术治疗，根据穿孔时间、感染和炎症水肿情况选择术式。

（3）幽门梗阻：典型体征为上腹部空腹振水音和胃蠕动波，清晨空腹时插胃管抽液量 > 200 mL，即提示有胃滞留。轻者可进流食，重者应禁食、补液，维持酸碱平衡，必要时行胃肠减压。

（4）癌变：胃溃疡有 1% ~ 3% 可发生癌变，尤其有萎缩性胃炎伴胃黏膜退化性病变者更易发生，应及时行幽门螺杆菌检测和内镜检查予以鉴别诊断。

（二）反流性食管炎

1. 定义

反流性食管炎（reflux esophagitis，RE）是指胃内容物（包括十二指肠液）反流入食管，其中的酸性物质导致食管黏膜破损引起的慢性炎症，可导致食管溃疡、狭窄，甚至癌变。反流性食管炎属于胃食管反流病的范畴，约 1/3 的胃食管反流病患者存在 RE。RE 是一种常见病、多发病，据流行病学调查，我国北京、上海两地 RE 的发病率达 1.92%。

2. 机制

RE 作为胃食管反流病的一种类型，其病因及发病机制均是由于食管对胃、十二指肠内容物反流的防御机制下降，引起攻击因子胃酸、胃蛋白酶以及胆盐、胰酶等对食管黏膜攻击作用的结果。其病理生理机制主要是由于抗反流防御机制下降和反流物对食管黏膜攻击作用增强的结果。

3. 临床表现

RE 的临床表现多样，轻重不一，主要有以下四个方面的表现。

（1）反流症状：反酸、反食、反胃、嗳气等，多于餐后明显或加重，平卧或躯体前倾时容易出现。

（2）食管刺激症状：胃灼热、胸痛、吞咽困难等，胃灼热常于餐后 1 h 出现，弯腰、卧位或腹压增高时可加重。

（3）食管外刺激症状：咳嗽、哮喘、咽喉炎等。

（4）并发症表现：常见的并发症有食管狭窄、上消化道出血、Barrett食管。

4. 康复护理

在临床治疗基础上，给予体位护理、口腔护理、饮食护理等康复护理有助于提高其疗效及预后。

（1）体位护理：进食后保持身体（或躯干）直立，餐后散步加速胃肠道蠕动，避免穿着紧身衣物、过度弯腰、快速行走、情绪剧烈起伏及过度劳累，以免加重病情导致严重后果。睡眠过程中尽量避免上臂上举或枕于头下，减少因膈肌抬高增加胃内压力逆流胃液。

（2）口腔护理：胃内容物反流后部分可进入口腔，食物残渣易发生腐败并滋生细菌，增加反流性食管炎患者口腔溃疡发生风险。指导患者于早晚刷牙及餐后漱口，无法自理者需及时提供口腔护理液保持口腔清洁。发现口腔黏膜红肿、溃烂等异常情况需积极遵医嘱给予处理。

（3）给药护理：严格按医嘱给药治疗，如促动力药物需进食前（约30 min）服用、抑酸药需早晚空腹服用、抗酸药需进食后（约90 min）或睡前服用。

（4）饮食护理：根据反流性食管炎疾病特点给予正确的饮食指导，此类患者易使用半流质食物（温热），饮食原则应清淡易消化及低脂低糖，忌食辛辣、生冷、刺激性、多纤维素、煎炸食物。必要时应少食多餐减少胃肠道压力，避免食用过热食物以免刺激胃肠道，入睡前3~4 h尽量避免进食。

四、内分泌系统疾病

（一）糖尿病

糖尿病（diabetes mellitus，DM）是由多种病因引起的以慢性高血糖为特征的代谢紊乱综合征。老年糖尿病包括60岁以后才发病或者60岁以前发病而延续至60岁以后，以2型非胰岛素依赖型为主，约占95%。近30年来，中国糖尿病患病率显著增加，新的流行病学研究显示40~60岁人群糖尿病的患病率为11.5%，60岁以上人群的患病率为20.4%。

老年糖尿病的诊断与成年人一致，空腹血浆葡萄糖≥7.0 mmol/L、餐后2 h血浆葡萄糖（口服葡萄糖耐量试验）≥11.1 mmol/L、高血糖症状＋随机血糖≥11.1 mmol/L。达到上述4个标准之一，需在另一日复查；两项异常即可诊断为糖尿病。

老年糖尿病患者因伴随多种疾病，应用多种药物，智力和记忆力减退，常无症状或其症状不典型，甚或被其他慢性疾病所掩盖。糖尿病的治疗目标在于良好地控制血糖，避免或延缓各类急慢性并发症，维持患者的生活质量。

（二）常见不良事件的康复护理

（1）低血糖：糖尿病患者血糖≤3.9 mmol/L即为低血糖。低血糖的发生风险随着年龄的增加而增加，是老年糖尿病患者最常见的并发症之一，若不及时诊断和处理，可危及患者生命。不规律饮食、不规律监测血糖及不合理用药是老年糖尿病患者发生低血糖的常见原因：①进食少，而口服降糖药或注射胰岛素未适当减量；②口服降糖药或注射胰岛素后未按时进食；③使用半衰期长的降糖药未监测血糖；④未遵医嘱自行加大降糖药物或胰岛素剂量；⑤未遵医嘱自行加服其他中成药；⑥错误应用不同种类、剂量胰岛素，药物错服。另外，老年糖尿病患者维持血糖浓度的调节功能低下、肝功能损害、合并糖尿病肾病或其他基础病变致肾功能不全等都可增加低血糖的发生风险。

①临床表现：a. 自主神经症状及体征：低血糖发生时，胰岛素分泌受抑制，升糖激素（胰高血糖素、肾上腺素等）分泌增加，出现交感神经兴奋症状，包括心慌、出汗、乏力、眩晕等症状。b. 中枢神经系统的表现：低血糖发生后，初始大脑皮层受抑制，表现为精神不集中、乏力、头晕、嗜睡、易怒、行为怪异等。继而波及皮层下中枢，出现躁动不安、瞳孔散大，甚至强直性惊厥，锥体束征阳性等。波及延髓时进入昏迷状态，各种反射消失。如果低血糖持续得不到纠正，常不易逆转甚至死亡。

②低血糖的预防：a. 加强观察：熟悉低血糖的临床表现，及时发现无症状的低血糖反应或者低血糖昏迷，以免造成严重后果。b. 用药护理：选择半衰期短、作用相对较弱、低血糖风险低的降糖药物，从较小剂量开始，根据血糖及时调整剂量。应用胰岛素者，注射后30 min内必须进餐，以免发生低血

糖。注射部位要经常更换，以防注射部位肌肉萎缩或增生，影响胰岛素的吸收。c. 规律饮食：注意饮食与用药时间的匹配，在应用降糖药物后，按规定时间及时进食。d. 合理运动：老年糖尿病患者应根据病情来决定活动量，运动量以微微有汗、微微气喘和微微发热为宜。活动时间应餐后 1 ~ 1.5 h 开始，对肥胖患者减轻体重有利。在短效胰岛素注射后 2 ~ 3 h 即药物作用最强时，应减少运动防止低血糖发生。运动时，身边要备一些面包、水果糖等，以便在出现心慌、出汗、手抖、脉搏加快等低血糖症状时，能及时进食。e. 合理控制血糖：制订合理的、个体化的血糖控制目标，老年患者血糖控制目标应适当放宽，一般空腹血糖控制在 6.7 ~ 8.3 mmol/L，餐后 2 h 血糖控制在 8.9 ~ 11.1 mmol/L 即可。

③低血糖的急救：轻症低血糖，可立即服用糖水或含糖的果汁、饮料，即能迅速消除症状。美国营养协会在糖尿病的正确饮食中提出 15/15 指导方针：15 g 碳水化合物常常会在 15 min 内可将血糖水平提高 2.8 ~ 4.2 mmol/L。怀疑患者发生低血糖时，应该立即监测血糖，当血糖在 2.8 ~ 3.9 mmol/L 时，服 15 g 碳水化合物，若血糖在 2.2 ~ 2.8 mmol/L 时，服 20 g 碳水化合物。15 min 后监测血糖。如果血糖仍低于 3.9 mmol/L，再服用 15 g 碳水化合物，确保血糖超过 3.9 mmol/L。如患者神志已发生改变，应该用 50% 葡萄糖 40 ~ 60 mL 静脉注射，更严重时，可用 10% 葡萄糖持续静脉滴注。必要时加用氢化可的松 100 ~ 200 mg，防止意外的发生。有条件者可用胰高血糖素 1 mg 肌内注射。

（2）糖尿病足：糖尿病足即糖尿病患者由于合并神经病变及各种不同程度的下肢血管病变而导致的下肢感染，溃疡形成和（或）深层神经病变、血管病变、感染被认为是糖尿病足的三大主要发病因素。老年人是糖尿病足的高危人群，糖尿病足多发生于糖尿病起病后 10 年。40% ~ 86% 的糖尿病足发病年龄 ≥ 65 岁，且截肢率随着年龄的增长而增长。国际糖尿病足临床共识特别强调足病重在预防，有效的预防可使足病截肢率下降超过 50%。

①足部清洁：每日清洁足部，水温 < 40℃，洗脚时间小于 30 min。洗脚前用手试水温，若对温度不敏感，可请家人代试。洗净后用柔软、吸水、浅色干毛巾轻轻擦干足部，特别是趾缝之间。足部皮肤干燥，可适量涂抹润肤膏。

②趾甲修剪：趾甲应平剪，切忌剪得过多。

③鞋袜的选择：鞋以底厚、柔软、透气、圆头、平跟为宜，每次穿鞋前需要用手摸、用眼睛看，检查鞋子里是否有异物，是否有磨脚的破损处。买鞋时应于傍晚，此时脚的尺码最大。袜以柔软的棉质材料为宜，且袜口不要太紧。每日更换，有破损时及时丢弃。

④自我检查：每天检查有无皮肤皲裂、水疱、小伤口、鸡眼、脚趾有无变形、皮肤有无红肿等。并检查足背动脉搏动、皮肤温度是否正常，若发现问题，立即就医。

五、骨骼肌肉系统疾病

（一）腰椎间盘突出

腰椎间盘突出是骨科的一种常见病、多发病，我国 60 ~ 70 岁年龄段发病率达 50%。主要因为腰椎间各组成部分（髓核、纤维环、软骨板），尤其是髓核，发生不同程度的退行性病变后，在外界因素的作用下，椎间盘的纤维环破裂，髓核组织从破裂之处突出于后（侧）方或椎管内，从而导致相邻的组织，如脊神经根和脊髓等受到刺激和压迫，产生腰痛伴下肢麻木、刺痛、乏力等一系列临床症状。

老年腰椎间盘突出症的临床特点：①多无明显外伤史，进行过系统的保守治疗；②病程较长，反复发作，症状较重、较多；③有典型的坐骨神经痛，多合并间歇性跛行；④常伴有骨质疏松、椎管狭窄、腰椎不稳等多种疾病。

1. 急性期的康复护理

（1）卧床休息：急性期患者应绝对卧硬板床 2 ~ 3 周，减轻腰椎负担，避免久坐，做好日常生活护理。

（2）牵引治疗：选择硬板床，进行简单的骨盆牵引。用头低足高位，持续骨盆牵引，牵引重量每侧 10 kg，每次持续 1 h，应严密观察牵引绳和滑轮是否起到有效牵引作用，观察皮肤有无损伤，冬季注意保暖，牵引完毕在床上休息 20 min。

（3）缓解疼痛：红外频谱仪对准腰部照射 30 ~ 60 min，距离要适当，以免灼伤。用温热毛巾敷于腰部或者腿部，以促进患者的全身血液循环，加快炎症和水肿的消除，缓解疼痛。

2. 恢复期的康复护理

主要预防腰椎间盘突出症复发。

（1）保暖御寒：在寒冷潮湿季节注意保暖，风寒湿邪侵袭人体患病部位，加之劳累容易诱发。

（2）保持正确姿势：平时注意保持良好姿势，不要久坐、久站、长时间保持一个固定的姿势，蹲下或弯腰提物时，注意保护腰部不负重，采用膝关节弯曲下蹲方法。

（3）康复训练：可逐步进行背肌锻炼，在家人陪伴下倒走。倒走过程中可有效矫正腰部的不合理姿势，减少骨盆前倾和腰椎前凸的同时还能锻炼自身肌肉，使椎间盘突出得到有效缓解和治疗。

（4）注意饮食：老年人由于消化功能减退，宜进食清淡可口，易消化的食物，如多吃水果、蔬菜，尤其宜吃含钙多的食物，调整人体钙量，改善骨质疏松的状况。

3. 术后的康复护理

（1）术后使患者平卧于硬板床之上，待麻醉消失后，即可采取股四头肌收缩训练和直腿抬高，上下肢交替屈伸等训练与活动，避免发生瘢痕或神经粘连。

（2）从术后第 3 天开始，帮助患者取仰卧位，进行上肢后伸、头背后上仰、腰背弓抬高等活动，每次维持 5 ~ 10 s，练习时间约为 15 min。

（3）术后 3 ~ 5 天，患者即可在腰围保护的情况下进行上下床练习，患者成功站立后，护理人员应予以扶持，并维持若干分钟，2 ~ 3 次 / 天，并逐渐增加练习时间。

（4）术后 7 天，可进行腰背侧屈、后伸等活动，2 ~ 10 min/ 次，3 ~ 4 次 / 天，并根据患者的实际情况逐渐增加练习强度和次数，以患者不疲劳、腰痛不加重为前提。

（5）术后 3 个月内，患者不得提取重物、弯腰或进行长时间的行走，禁止使用过软的床垫，站立时要保证腰背直立。

（二）风湿性关节炎

1. 定义

风湿性关节炎是一种常见的急性或慢性结缔组织炎症。风湿性关节炎广义上应该包括类风湿关节炎，可反复发作并累及心脏；临床以关节和肌肉游走性酸楚、重着、疼痛为特征；属变态反应性疾病。风湿热的主要表现之一，是多以急性发热及关节疼痛起病。

2. 分期

根据患者的病程，关节肿胀程度、疼痛、晨僵、血沉、功能活动及 X 线分级情况，将患者分为急性期、慢性期、慢性急性发作期。

（1）急性期：病程 < 1 年，小关节肿胀、疼痛，严重功能活动差，卧床，X 线分级 Ⅰ ~ Ⅱ 级，血沉 > 40 mm/h，晨僵 2 h。

（2）慢性期：病程 > 1 年，疼痛、肿胀一般，晨僵 < 2 h，生活能自理。X 线呈现为 Ⅳ 级以下。

（3）慢性急性发作期：病程 > 5 年，肿胀严重，X 线呈现为 Ⅲ ~ Ⅳ 级，功能严重受损，血沉 > 4 mm/h。

注意关节的保暖，避免潮湿、寒冷而加重关节症状。多做关节部位的热敷，热水泡洗、桑拿。

积极、适度、规律的锻炼对于维护关节的生理功能至关重要。锻炼不仅可以促进关节局部体液循环，使关节周围的肌肉更加有力，而且可以使紧张的肌肉得到放松，缓解肌肉紧张造成的疼痛，还有益于维持关节的活动度，避免关节僵硬失去功能。

3. 功能训练

（1）急性期功能训练：此期护理原则是关节制动，使关节休息，避免负重和过度活动，并注意休息时的体位，尽量避免关节受压，必要时炎症关节可短期夹板固定 2 ~ 3 周。制动期间肌肉应做等长收缩，去除夹板进行主动和被动关节活动度训练 1 ~ 2 次 / 天，枕头不宜过高，床垫不宜过软，膝下不宜垫枕头，以免臀部下沉，引起双髋关节屈曲畸形。为避免双足下垂，卧床时在足部放置支架，并将被服架空，仰卧、侧卧交替，仰卧时前臂保持旋后位，髋关节、膝关节尽量保持伸展位。由于侧卧可以避免颈椎过度向前屈，不适当的体位和不良姿势常常引起肢体挛缩等并发症的发生。因此，患者要注意保持良好的姿势。

（2）亚急性期功能训练：此期护理原则是运动关节，目的是维持关节活动度，主要包括关节活动度的训练，增强肌力的训练，保持伸屈肌力的平衡，在适当卧床休息的同时，应结合全面而主动的运动锻炼，维持和改进关节、肌肉的功能。其包括：①关节训练：每次关节活动应尽量达到最大限度，运动量要适宜，以不影响全身症状的改善为标准，初始1次/天，逐步过渡到2次/天，1~2 h/次；②局部按摩：病变关节及周围软组织应采用一定手法进行按摩，按摩时可将一手平放于受累关节处轻轻按摩，然后逐渐增加力量，待局部肌肉松弛后，用手慢慢轻拉肢体，使之伸屈至正常位置，每个关节按摩10 min左右，也可晨起或入睡前将手、足浸泡于温水中进行活动及按摩。

关节训练方法：①指关节：双手指握拳与手指平伸交替进行。为增加关节活动范围，可让患者将双手放在一平面上（如床头桌面），松拳时尽量使两手贴近平面。②腕关节：两手合拳，反复交替用力向一侧屈伸；单手手腕做旋转动作。③肘关节：手掌向上，两臂向前平举。迅速握拳及屈曲肘部，努力使拳达肩，再迅速伸肘，然后两臂向两侧平举，握拳和屈肘运动如前。④肩关节：一臂由前方从颈旁伸向背部，手指触背，同时另一臂从侧方（腋下）伸向背部，手指触背，尽量使两手手指在背部接触。⑤距小腿（踝）关节：坐位，距小腿关节分别做屈伸及两侧旋转运动。⑥手指关节运动：屈指运动：顺序为远端指间关节 - 近端指间关节 - 掌指关节，尽量屈曲；伸指运动：顺序为掌指关节 - 近端指间关节 - 远端指间关节，尽量伸直关节；对指运动：将双手拇指指尖相对，然后尽量伸直五指并呈扇形散开，按食指、中指、无名指、小指顺序做指尖对指运动。⑦腕关节运动训练：腕关节顺时针、逆时针缓慢旋转各5圈，每次10~15 min，2次/天。双手掌面相合，手指自然交叉。一只手轻轻用力将另一只手压向背屈，左右交替进行，10 min/次，2次/天。⑧膝关节操：平卧位，做膝关节主、被动屈曲训练，5~10 min/次，2次/天。坐于床缘，两腿下垂，双足悬床，似"钟摆"来回摆动膝关节，10~15 min，2次/天。

（3）慢性期功能训练：此期护理原则是预防和纠正畸形，在不使患者感到疲劳的前提下，多进行运动锻炼，恢复体力。休息时要让关节保持良好的姿势，避免跪坐、盘腿坐。坐位高矮要适宜，使两脚能平置于地面，坐时尽量紧靠椅背，行走时上肢肌肉要放松。工作时应采用省力姿势并采用省力动作，经常更换姿势或动作，以免关节劳损或损伤。工作与休息合理安排，用力应以不引起关节明显疼痛为度，以强助弱，多让大关节、强关节为小关节、弱关节代劳，以健全的关节辅助器具协助完成日常生活活动，弥补关节功能缺陷，减轻关节负担；并在物理康复科医生指导下进行治疗，进行步行及日常生活活动锻炼以及职业技术训练等。

4. 生活指导

（1）饮食：指导患者合理调节饮食结构，进食高热量、高维生素、高蛋白等易消化、无刺激的食物，并进食蔬菜、水果等粗纤维食品。适当食用对于疾病有利的食物，避免食用诱发关节炎症的食物，如大量的主食、牛羊肉、牛奶、鸡蛋等。多补充鱼油、橄榄油可通过改变免疫因子和炎性应答而改善症状。

（2）洗浴：每天用温水洗脸、泡脚，使水温保持一定温度，随时添加热水，每次泡15 min；最好用15 g花椒、20 g艾叶、小米30 g水煎后，待水温适宜时一起泡手脚，能促进局部血液循环，减轻疼痛，祛风散寒，对该病效果更佳。

六、银屑病

银屑病俗称"牛皮癣"，是一种易复发的慢性炎症性且顽固难治的皮肤病，病程较长，其原因尚不清楚，精神因素可引起该病的发作和加重。临床表现为初起皮肤上出现淡红色点状斑丘疹，继而逐渐扩大，部分相互融合形成边界清楚的斑片，搔抓有银白色鳞屑脱落，露出光滑的薄膜，并有细小的出血点。根据其临床特征可分为寻常型、关节病型、脓疱型和红皮病型四种类型。

1. 饮食护理

患者鳞屑脱落，常伴蛋白质、维生素及叶酸等物质的大量流失。因此，饮食应以高蛋白、高热量、高维生素、低脂、低胆固醇、易消化食物为主，多进食新鲜蔬菜、水果，勿食用辛辣和鱼虾、牛羊肉、海鲜等刺激性食物，并禁烟酒。老年患者消化功能衰退，饮食量减少，应嘱其细嚼慢咽，少食多餐。

2. 皮肤护理

银屑病患者均有不同程度脱屑、结痂等皮损表现，加强皮肤护理对于防止皮肤感染和促进皮损康复尤为重要。告知患者勤剪指甲，勿用手指或其他硬物搔抓皮肤，可用指腹按压减轻瘙痒，并通过看电视、看书、下棋、散步等方式分散注意力。为防止皮肤感染，嘱老年患者勿用热水用力擦洗，外用药物时慎用乙醇制剂，以防皮肤脱脂干燥。外用药的选择应根据患者不同疾病分期而遵医选择，以免药物使用不当导致病情加重。

3. 环境清洁

病室定期开窗通风，保持适宜温湿度，及时清理脱落的痂皮、皮屑，更换床单、被褥，每日用紫外线空气消毒和消毒液消毒地面各 1~2 次。

参考文献

[1] 孙远标. 康复医学基础与进展[M]. 赤峰：内蒙古科学技术出版社，2018.

[2] 张润洪. 康复医学[M]. 北京：北京大学医学出版社，2019.

[3] 屈云. 实用临床康复医学[M]. 西安：西安交通大学出版社，2017.

[4] 吕志刚. 新编康复医学理论与实践[M]. 北京：科学技术文献出版社，2020.

[5] 李金伟. 实用临床康复医学[M]. 北京：金盾出版社，2018.

[6] 吴化勇. 康复医学与治疗技术[M]. 长春：吉林科学技术出版社，2018.

[7] 杜晓霞，桑德春，刘洁. 康复医学概论[M]. 长沙：中南大学出版社，2019.

[8] 张裴景. 医学康复治疗学[M]. 长春：吉林科学技术出版社，2016.

[9] 兰培敏. 实用临床康复医学精要[M]. 北京：中国纺织出版社，2018.

[10] 谈建新. 新编针灸康复治疗学[M]. 北京：科学技术文献出版社，2017.

[11] 鲁士献. 临床康复医学[M]. 北京：华龄出版社，2016.

[12] 曾海辉. 儿童孤独症康复治疗[M]. 南昌：江西科学技术出版社，2017.

[13] 彭涛，魏海棠. 实用老年康复医学[M]. 武汉：湖北科学技术出版社，2018.

[14] 屠洪，陈晓峰. 现代心血管病康复治疗[M]. 上海：上海交通大学出版社，2019.

[15] 郭丽云. 临床康复医学基础与新进展[M]. 北京：科学技术文献出版社，2019.

[16] 范焕青. 临床康复医学基础与实践[M]. 沈阳：沈阳出版社，2020.

[17] 崔会民. 骨与关节损伤中西医康复治疗学[M]. 天津：天津科学技术出版社，2018.

[18] 孙洁，宋桂芹，朱菊清，等. 神经康复医学理论与实践[M]. 北京：科学技术文献出版社，2018.

[19] 周青蕊. 现代临床疾病康复医学[M]. 西安：西安交通大学出版社，2017.

[20] 谢辉. 实用康复医学与治疗技术[M]. 北京：科学技术文献出版社，2016.

[21] 况春燕，刘兴德，吴强. 冠心病的治疗与康复[M]. 北京：电子工业出版社，2018.

[22] 刘国亮. 骨科常见病的中西医康复治疗[M]. 北京：中医古籍出版社，2015.

[23] 刘陵鑫. 现代临床康复治疗学[M]. 哈尔滨：黑龙江科学技术出版社，2020.

[24] 李成君. 老年疾病预防与康复治疗[M]. 哈尔滨：黑龙江科学技术出版社，2020.